令和4年版出題基準準拠

歯科衛生士国家試験 ポイントチェック⑤

■歯科予防処置論
■歯科保健指導論
■歯科診療補助論

編
歯科衛生士
国家試験対策検討会

JN041392

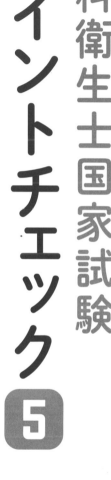

医歯薬出版株式会社

　本書は1996年7月に『ポイントチェック歯科衛生士国家試験対策』として第1版を発刊してから版を重ね，2018年1月に第5版を発刊しました．そして新たに『歯科衛生士国家試験ポイントチェック　令和4年版出題基準準拠』と改称して皆様のお手元にお届けすることになりました．

　本書は，これまで，国家試験を解くための思考過程が自然と備わるように配慮されており，単に覚えているかいないかを判断する単純想起型の問題だけでなく，いわゆる状況設定問題として写真や図などによって，問題の内容からその解釈などを求めてくるような問題への対応までをカバーしています．歯科衛生士国家試験出題基準については，歯科医療チームとしての歯科医師国家試験の出題基準の方向性も加味して，原則として4年に一度の改定が実施されています．「令和4年版 歯科衛生士国家試験出題基準」は，第32回歯科衛生士国家試験（令和5年）から適用します．令和4年版出題基準は，「時代の要請に応える歯科衛生士を確保する観点から，下記の出題について更なる充実を図り，資質向上を促進していく必要がある」として6項目についての記載がなされています．

　（1）高齢化等による疾病構造の変化に伴う歯科診療の変化に関連した，歯科衛生士として必要な高齢者や在宅・施設介護や病棟での対応に関する出題
　（2）地域包括ケアシステムの推進や多職種連携等に関する出題
　（3）口腔機能の維持・向上や摂食機能障害への対応に関する出題
　（4）医療安全や職業倫理等に関する出題
　（5）周術期等口腔機能管理に関する出題
　（6）医療のグローバル化に伴い歯科衛生士としての国際貢献を踏まえた国際保健に関する出題

　なお，近年は災害時の対応も重要となっているが，出題に際しては，学校・養成所における教授内容を考慮する等の一定の配慮が必要である．その他，保健医療・介護の領域で歯科衛生士として必要不可欠な内容について出題する，と記載されています．

　歯科医療現場で中心的な役割が求められてくる歯科衛生士は国家試験の出題の分野も多岐にわたってきているのが現状です．

　本書を活用して効率よく国家試験対策を行い，所期の目的を達成してくれることを願っています．

2023年1月
歯科衛生士国家試験対策検討会

本書の特徴および利用方法

　本書は歯科衛生士国家試験の受験準備，ならびに校内試験対策や授業内容の整理のためにも利用できるように，各科目の内容を簡潔にまとめたものです．本書を効率よく利用していただくために，以下に特徴と効果的な利用方法を列記します．

1. 各科目の要点——SECTION

① 各SECTIONは，"歯科衛生士国家試験出題基準（令和4年版）"の項目をすべて含み，"歯科衛生学教育コア・カリキュラム—教育内容ガイドライン— 改訂版"を加味している．したがって，学校で学習する各科目の範囲全体もカバーしている．また，国家試験に出題される分野を，むだなく系統的に学ぶことができる．

② 出題傾向や重要度を考え，各科目の重要語をカラーで表示してある．

③ 同義語は，適宜（　　）内に示した．

④ 用語は，「歯科衛生学シリーズ」，文部科学省の「学術用語集」および学会の用語を総合して統一するようにしてある．

■ **効果的な利用方法**
　校内試験などの際，授業で学んだことを復習するのに役立ちます．また，短時間で全体を把握するのにも適し，国家試験直前の勉強に活用できます．また，カラーで示された重要語を隠して暗記するのもよいでしょう．

2. 過去に出題された国家試験問題の収載

① 各SECTIONに関連する過去に出題された国家試験問題および解答を付した．

② なるべく直近の国家試験問題を収載した．

■ **効果的な利用方法**
　空いているスペースを利用して，本書に収載されている以外の国家試験問題を自分で付け加えていくことで，どこを重点的に学習すればよいかわかるでしょう．
　また，過去の国家試験問題の解説については，『徹底分析！年度別歯科衛生士国家試験問題集』（医歯薬出版）を参照してください．

歯科衛生士国家試験ポイントチェック⑤

歯科予防処置論/歯科保健指導論/歯科診療補助論
令和4年版出題基準準拠
もくじ

Ⅰ編　歯科予防処置論

1章　総論

2章　歯周病予防処置

3章　う蝕予防処置

Ⅱ 編　歯科保健指導論

1章　総論

2章　情報収集

3章　口腔衛生管理

4章　生活習慣指導

9章　救命救急処置

10章　口腔機能管理

I編

歯科予防処置論

1章 総論

概要

Ⓘ 歯科予防処置の法的位置づけ

1. 歯科予防処置の意義

歯や口の健康づくりは高齢になってからでは十分ではなく，生涯にわたり対応していく必要がある．ライフステージごとの健康課題に取り組む歯科衛生士の役割は重要性を増し，活躍の場も拡がっている．

歯科衛生士が行う歯科予防処置は歯科保健指導と互いに密接な関係があり，人々の健康観を高め，**生活の質（QOL）**を維持・向上させる重要な業務である．

2. 歯科予防処置の内容

1）定義

歯科予防処置とは，「歯および口腔の疾患を予防して健康な状態を維持・増進するために，情報収集・生理・分析とニーズの判断，計画，実践，評価を繰り返すための十分なる技能を身につけて，実践される専門的処置」をいう．

2）法的位置づけ

歯科衛生士法（1948年）における歯科予防処置は，「歯牙および口腔の疾患の予防処置」である（**表1-1**）．すなわち，

（1）歯周病予防のため付着物・沈着物の除去
（2）う蝕予防のための薬物塗布

である．

また，口腔疾患の予防は，セルフケア，プロフェッショナルケア，パブリックヘルスケア（コミュニティヘルスケアということもある）の3つに分類される．歯科衛生士が行う**歯科予防処置はプロフェッショナルケア**である．

Levell & Clark は，**疾病の予防レベルを3段階・5つの手段にまとめた**（**表1-2**）．**歯科予防処置は第一次予防**にあてはまり，歯科医師・歯科衛生士のみ行うことができる**業務独占**である．

Ⅱ 歯周病予防

歯周病：歯周病原菌によって引き起こされる

表1-1 歯科衛生士法に規定されている歯科予防処置

（歯科衛生士法）

第2条

　この法律において「歯科衛生士」とは，厚生労働大臣の免許を受けて，歯科医師（歯科医業をなすことのできる医師を含む．以下同じ．）の指導の下に，歯牙及び口腔の疾患の予防処置として次に掲げる行為を行うことを業とする者をいう．

　　一　歯牙露出面及び正常な歯茎の遊離縁下の付着物及び沈着物を機械的操作によって除去すること．
　　二　歯牙及び口腔に対して薬物を塗布すること．

表1-2　歯周病・う蝕の予防レベル[1)]

	第一次予防		第二次予防		第三次予防
	健康増進	特異的予防	早期発見・即時処置	機能喪失阻止	リハビリテーション
歯周病	健康教育 口腔清掃 健康維持・増進 禁煙	意識された口腔清掃 定期的な予防処置 洗口剤・薬用歯磨剤の使用	定期健診 歯周基本治療 ・スケーリング・ルートプレーニング（SRP） ・咬合調整　など	歯周外科処置 歯の固定	歯周補綴 歯の形態修正 矯正処置
う蝕	口腔衛生教育 栄養指導 育児指導	フッ化物応用 小窩裂溝塡塞 代用甘味料などの間食指導 口腔清掃	精密検査 フッ化ジアンミン銀塗布 MI Dentistry	歯内療法 修復 抜歯	摂食嚥下訓練 補綴装置による喪失歯の機能回復

I編　歯科予防処置論

感染性の炎症性疾患.

歯肉炎：炎症が歯肉に限局しているもの.

歯周炎：炎症が歯周組織に広がり歯周ポケットが形成されたもの.

歯周病の進行を防ぐためにも，**第一次予防である歯科予防処置**と，**第二次予防の歯周基本治療**を適切に行うことが重要となる.

1. スケーリング，ルートプレーニング

スケーリングとは，歯面に付着した歯肉縁上および歯肉縁下の細菌性プラーク，歯石，その他の沈着物をスケーラーなどの器具を用いて機械的に除去することである.便宜上，**歯肉縁上スケーリング**と**歯肉縁下スケーリング**に分けることがある.

ルートプレーニングとは，細菌の内毒素などによって汚染された病的な歯質（主にセメント質）を，各種スケーラーで除去して滑沢な根面をつくり出し，歯肉と根面との付着を促すことである.なお，スケーリングとルートプレーニングは **SRP（スケーリング・ルートプレーニング）** として一連の動作として行われる.

2. スケーリングとルートプレーニングの法律上の位置づけ

歯科衛生士が歯科予防処置としてスケーリングを行う対象は，歯面および正常な歯肉の遊離縁下であり，歯肉縁上スケーリングを意味する.しかし，歯科衛生士は炎症のある深い歯周ポケット内のスケーリング（歯肉縁下スケーリング）やルートプレーニングも行う.法律上，歯周基本治療として行うスケーリングやルートプレーニングは歯科予防処置の範囲ではなく歯科診療の補助である.しかし，スケーリングとルートプレーニングは SRP として一連の動作で行われ，その目的は歯周組織の健康の維持と回復であり，別々の処置ではない.SRP は，全身状態の把握と口腔内診査などのアセスメントや口腔衛生指導を行い，SRP を行ったあとに PMTC を行うなど，歯科予防処置・歯科保健指導・歯科診療補助を一連の流れの中で同時に行う.

ただし，法律で規定される範囲があるため，その位置づけは確認しておく必要がある.

Ⅲ　う蝕予防

う蝕とはミュータンスレンサ球菌群による感染症である.う蝕予防には，①**フッ化物応用**，②**フッ化ジアンミン銀塗布**，③**小窩裂溝塡塞（フィッシャーシーラント）** がある.

1. フッ化物応用

う蝕予防のためのフッ化物応用は**第一次予防の特異的予防**にあてはまり，**全身応用**と**局所応用**に大別される.全身応用には**水道水フロリデーション**，フッ化物サプリメント，フッ化物添加食品の利用などがあり，経口摂取されたフッ化物が歯の形成時にエナメル質に取り込まれることで歯質内のフッ化物量が増加する.た

だし，う蝕予防を目的とした全身応用は，現在の日本では実施されていない．局所応用には**フッ化物歯面塗布**，**フッ化物洗口**，**フッ化物配合歯磨剤**の使用があり，これらは萌出後の歯のエナメル質表面にフッ化物を直接作用させ，**歯質強化**や**再石灰化の促進**を行うものである．なお，フッ化物洗口とフッ化物配合歯磨剤については，個人で行うセルフケアや学校で行うパブリックヘルスケアに分類される．

2. フッ化ジアンミン銀塗布

フッ化ジアンミン銀溶液は**初期う蝕の進行抑制**や**二次う蝕の抑制**に用いられ，**第二次予防の早期発見・即時処置**にあてはまる．フッ化物イオン濃度 45,000 ppm の透明な溶液であり，苦味が強い．銀の沈着により塗布部が黒変するため，永久前歯への使用は避け，必要箇所以外には付着させないよう注意する．歯髄に対して為害作用があるため，深部う蝕への使用は避けるか薄めて使用する．

3. 小窩裂溝塡塞

小窩裂溝塡塞は，**第一次予防の特異的予防**にあてはまる．深い小窩裂溝を有する萌出間もない健全歯に行うもので，小窩裂溝を塡塞材で封鎖してう蝕の発生を防ぐ．

なお，小窩裂溝の白斑や黒褐色の着色など，初期う蝕が進行し将来のう蝕リスクが高いと判断される場合にも応用される．この場合，第二次予防の早期発見・即時処置に該当し，歯質の切削を伴う処置は歯科衛生士の業務範囲ではない．

4. MI Dentistry（Minimal Intervention）

FDI（国際歯科連盟）が 2000 年に提唱したう蝕治療のあり方で，**必要最小限の介入（侵襲）**を意図した歯科医療のことである．**第二次予防の早期発見・即時処置**にあてはまる．う蝕の治療について，再石灰化と予防管理を優先させ，修復の際には歯質保存的な接着修復を優先するものである．フッ化物を応用した再石灰化の促進やう蝕原因菌の除去，再発防止のためのう蝕管理など，MI Dentistry のなかで歯科衛生士の

果たす役割は大きい．

5. 根面う蝕に対する予防

う蝕は，ライフステージによっても発病する種類が異なり，特に成人期から老年期にかけては，**根面う蝕**に注意が必要である．根面う蝕の予防の基本は，**セルフケアとしてのフッ化物配合歯磨剤**である．さらに，**プロフェッショナルケアとしてのフッ化物バーニッシュ（22,600 ppm）**の定期的な応用（3 週間～1 カ月間隔）や職場等での**フッ化物洗口**を組み合わせて行う．これにより，再石灰化による**リバーシブル（健康な状態に戻す）**効果を得ることができる．

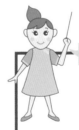

国試に出題されています！

問 歯科衛生士が行う歯科予防処置はどれか．1つ選べ．（第30回/2021年）

a う蝕活動性の診断
b 摂食嚥下機能の指導
c 歯石除去後の歯面研磨
d 歯周ポケット内への薬物塗布

答 c

SECTION 2　対象者の把握

Ⅰ　全身状態

歯科予防処置において，スケーリングなど出血を伴う処置では，場合によって全身に大きな影響を及ぼす可能性がある．治療内容の検討および感染や合併症の予防が必要となるため，できるだけ多くの正確な全身状態に関する情報を収集することが重要である．

1. 菌血症の予防
1) 菌血症
血液中から細菌が一過性に検出されるが，全身症状に現れていない状態をいう．全身疾患を有する場合は重篤な合併症を引き起こす可能性がある．

2) 発生頻度と重症度
歯周病患者では菌血症の発生は高くなるが，健常者であれば重症化する可能性は低い．しかし，**リウマチ熱**や**心疾患**などを有する場合は，菌血症により**感染性心内膜炎**を引き起こして重篤な状態に陥る可能性もある．

3) 対策
・バイオフィルムの除去．
・除去した歯石や汚染物の残渣を洗浄する（水，3％オキシドール，0.05％ポビドンヨードなど）．

2. 女性ホルモンの影響
女性ではホルモンの変調による影響がみられる．

	口腔その他に現れる症状	原因など
思春期	歯肉炎	女性ホルモンの関連
妊娠期	**妊娠性歯肉炎**，う蝕	ホルモンバランスの変化，妊娠悪阻（つわり）による口腔衛生管理の不良
	早産・低体重児出産	歯周病
閉経後	**骨粗鬆症**	エストロゲンの減少

3. 糖尿病
歯周病原菌や歯周病による炎症性物質は，全身にさまざまな影響を及ぼす．**糖尿病患者**は，**インスリン不足**による**慢性高血糖**と種々の**代謝障害**を生じており，一般的に感染症に対する抵抗力が低下し，創傷治癒遅延を伴う．そのため，糖尿病で血糖コントロール不良の場合，歯周病関連細菌により感染しやすくなり，炎症によって歯周組織が急激に破壊され，歯周病の進行や重症化につながる．

また，歯周炎はインスリン抵抗性を増大し，HbA1c の悪化に関与するため糖尿病を悪化させる．

4. 口腔乾燥
う蝕は，唾液の分泌量や質が大きく影響する疾患である．そのため，**口腔乾燥**の徴候がないか把握することが重要である．**Sjögren〈シェーグレン〉症候群**，**放射線治療障害**，**服用薬**，**ストレス**，**加齢**などが唾液分泌量低下の原因として知られている．

5. 服用薬
薬の種類や量の変化は，患者の全身状態を知る重要な指標である．処置前には必ず**お薬手帳**

などで，服用している薬剤を確認する．

なお，唾液の減少は，全身疾患の直接的な症状ではなくても，服用する**薬の副作用**として現れることも多いため，処方薬の確認が必須である．

服用している薬剤	口腔内の症状，留意点	疾患名
抗てんかん薬，カルシウム拮抗薬	**歯肉増殖症**	てんかん
ビスホスホネート（BP）製剤，抗RANKL製剤	**顎骨壊死**	骨粗鬆症
ワルファリンカリウム	出血傾向に注意	心疾患，脳血管疾患

6. モニタリング

処置を行う際は**血圧，心拍数，SpO₂**（経皮的動脈血酸素飽和度）を測定し，治療中も**バイタルサイン**をチェックして合併症の予防に努める．特に**高血圧，脳血管障害，心疾患，呼吸器疾患**の既往のある患者や歯科治療に対して恐怖のある患者，緊張しやすい患者に対しても測定する必要がある．

Ⅱ 生活習慣

う蝕と歯周病は**生活習慣病**として位置づけられている．生活習慣は，文化や地域，学校，職場などの集団的・社会的要因よっても影響を受ける．そのため，個人だけではなく集団に対しても健康に関する情報提供を行い，歯科保健指導を実施することも必要である（**ポピュレーションアプローチ**）．

また，う蝕や歯周病のリスクの高い個人に対しては，歯科衛生士がその個人に合った歯科保健指導を行う（**ハイリスクアプローチ**）．

1. 歯周病と生活習慣

歯周病に大きく影響する生活習慣や生活習慣病には，**メタボリックシンドローム，肥満，糖尿病，喫煙，高血圧，ストレス**などがある．

例：長期的な喫煙習慣→歯肉の色素沈着，**テンションリッジ（堤状隆起**），組織の再生

能力の低下

高血圧患者→降圧薬の服用による**歯肉増殖**

歯科衛生士は，**全身的なリスクファクター**が歯周病に対してどのような影響を及ぼしているかについて理解し，口腔内全体をみる目を養わなければならない．そして，食生活指導（栄養指導），糖尿病患者の口腔衛生管理，**禁煙支援，ストレスマネジメント**（ストレスを管理すること）などを行い，健康によい生活習慣を身につけるよう定期的に継続したサポートすることが重要である．

2. う蝕と生活習慣

う蝕発症の重要な要因の1つに**食生活習慣**があげられる．砂糖の摂取量や摂取頻度，唾液分泌を促進させる食事，食物の粘性や硬さなど，食物にかかわる多くの因子がう蝕の発症に大きく関与している．歯科衛生士は**シュガーコントロール**や**甘味習慣の改善**のために食生活指導を行い，支援する必要がある．なお，歯磨き習慣や日常的なフッ化物の使用も，う蝕の発症にかかわる重要な生活習慣因子である．

Ⅲ ライフステージの特徴

歯科衛生士は，生涯にわたる健康の保持増進を支援する専門家であるため，ライフステージの各段階において適切な健康づくりを行わなければならない．口腔疾患の予防における各ライフステージの特徴を**表1-3**に示す．

表1-3　ライフステージの特徴

	口腔への症状	特徴	指導するポイント
妊産婦期	・妊娠性歯肉炎 ・う蝕	・ホルモンバランスの変化で唾液分泌量に変動が起こりやすい. ・妊娠悪阻（つわり）で口腔環境が変わり口腔衛生管理が不良になる.	・自分に合った口腔清掃法を習得させる. ・妊産婦健診を受診するように支援する. ・胎生6〜7週頃は, 胎児の口腔の発達のために, タンパク質, ミネラル, ビタミンA, C, Dの過不足ない摂取について理解させる. ・歯科治療は妊娠中期（安定期）に行う. ・アルコールによる**早産・低体重児出産, 乳幼児突然死症候群（SIDS）**のリスクについても理解を促す.
新生児期乳幼児期	・乳歯う蝕の増加	・口腔機能を発達させ, 食べる準備をする時期	・保護者には食べる機能の発達や乳歯の萌出について理解させる. ・間食の正しい与え方を指導する. ・萌出してきたらガーゼや綿棒で拭い, 慣れてきたら歯ブラシを口に入れる. 臼歯の萌出が見られたら就寝前の歯磨きを行う. ・**フッ化物配合歯磨剤やフッ化物洗口**（ブクブクうがいのできる4歳頃〜）の併用をすすめる. ・保護者自身の口腔清掃も意識する.
学童期	・CO ・GO ・永久歯う蝕 ・歯肉炎	・乳歯から永久歯への交換期	・口腔疾患の予防・早期発見と生活習慣の改善. ・第一大臼歯の磨き方の指導. ・かかりつけ歯科医による定期健診やフッ化物洗口の併用継続 ・保護者による仕上げ磨き
青年期	・臼歯部う蝕 ・歯肉炎 ・侵襲性歯周炎（若年性歯周炎）	・第三大臼歯の萌出 ・口腔疾患の予防が個人に委ねられる.	・健康的な生活習慣の確立 ・喫煙と全身の健康 ・定期的な歯科受診
成人期	・根面う蝕 ・二次う蝕 ・歯周病	・家庭を形成して子どもを産み育て, 親の介護を行う時期 ・口腔内の個人差が大きくなる.	・細菌性プラークとともに喫煙や糖尿病などのリスクファクターとの関係を理解させる. ・定期的な歯科受診とプロフェッショナルケア ・生活習慣の見直し ・セルフケアの重要性
老年期	・歯周病や根面う蝕による歯の喪失	・全身的な健康問題 ・歯の喪失による咀嚼機能の低下, QOLの低下.	・口腔機能の維持・向上 ・摂食嚥下機能障害を理解させる. ・定期的な歯科受診とプロフェッショナルケア ・生活習慣の見直し ・セルフケアの重要性

I編

歯科予防処置論

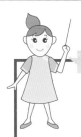

国試に出題されています！

問　50歳の男性. 歯周疾患検診で歯科受診を勧められ, 来院したところ慢性歯周炎と診断された.
初診時のアセスメントでのSubjective dataはどれか. 2つ選べ.（第31回/2022年）

a　喫煙状況
b　歯の動揺度
c　口腔清掃方法
d　歯肉出血スコア

答　a, c

歯・口腔の健康状態の把握

Ⅰ 歯・口腔

口腔は，歯だけでなく，**口腔前庭（口唇，頬と歯列弓の間）**と**固有口腔（歯列弓の内側にある空間）**（**図1-1**），歯肉，舌，各種小帯，口蓋，顎関節，咽頭・喉頭，唾液腺などからなる（**図1-2**）．

人の歯は，**エナメル質，象牙質，セメント質，歯髄**からなる（**図1-3**）．エナメル質は歯冠表面を，セメント質は根面を被覆しており，その内部には象牙質と歯髄がある．なお，エナメル質とセメント質の接する位置を**セメント-エナメル境**という．

歯科予防処置，歯科保健指導を適切に実施するためには，それぞれの構造を理解しておく必要がある（詳細は『ポイントチェック①』参照）．

Ⅱ 歯周組織

歯周組織は，**歯肉，歯根膜，歯槽骨，セメント質**から構成され，歯の周囲を支持している（**図1-3**）．

1. 歯肉（図1-4〜6，表1-4）

正常な歯肉は淡いピンク色を呈しており，その表面は角化して硬く引き締まっている．炎症の存在により赤く軟らかみを帯びる．**メラニン色素沈着**が存在すると茶褐色もみられるが，病的なものではない．歯肉歯槽粘膜境を介して歯槽粘膜へ移行する．解剖学的に**歯間乳頭，遊離歯肉（辺縁歯肉），付着歯肉**に分けられる．

1) 歯間乳頭（歯間部歯肉，乳頭部歯肉）

歯間空隙を満たす遊離歯肉で，正常な歯間乳頭は三角形，ピラミッド状の形態を有する．炎症の存在により丸みを帯びて腫脹する．陥凹型（クレーター型）を呈する場合もある．大臼歯部

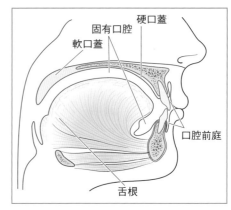

図1-1 口腔前庭と固有口腔

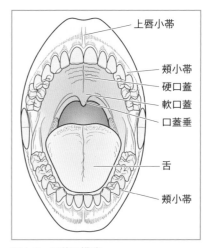

図1-2 口腔の構造

では，近遠心側からみると鞍状を呈している．歯の接触点直下は歯肉の**コル（鞍部）**とよばれ，非角化性の上皮のため細菌性プラークによる炎症が起こりやすい．

2) 遊離歯肉

歯頸部周囲を取り囲む辺縁の粘膜で**辺縁歯肉**ともよばれ，歯とは付着していない．健康な遊離歯肉は**ナイフエッジ状**（歯頸線に沿ってルー

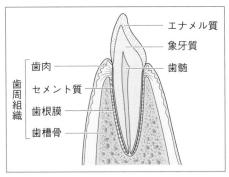

図 1-3　歯・歯周組織の名称

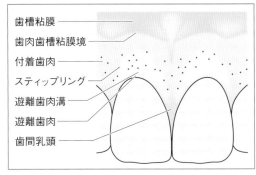

図 1-4　歯肉の名称

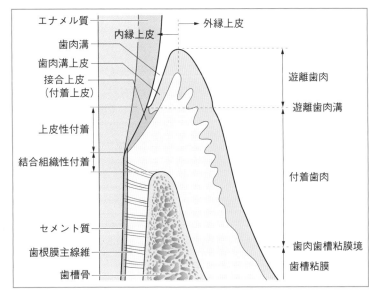

図 1-5　歯周組織の模式図

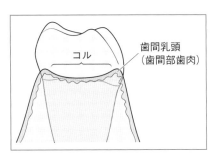

図 1-6　コル（鞍部）

表 1-4　正常歯肉と炎症歯肉の臨床所見の違い[2]

項目	正常歯肉	炎症歯肉
歯肉の色調	淡いピンク色	赤色ないし暗赤色
歯肉の表面	スティップリングあり	スティップリング消失
歯肉の硬さ	引き締まって硬い	腫脹して軟らかい
歯肉の外形	歯頸部にそっており薄い	丸みを帯びてふぞろい

プ状をしており先端は尖っている）である．炎症により**フェストゥーン**（ロール状）や**クレフト**（裂溝型），退縮型を示す．これらは不適切なブラッシングでも引き起こされる．遊離歯肉と

歯の間には**歯肉溝**とよばれる隙間がある．また，遊離歯肉を表面から見ると，遊離歯肉と付着歯肉の境には**遊離歯肉溝**とよばれる溝がある．

3) 付着歯肉

歯および歯槽骨に付着する歯肉で，<u>非可動性</u>である．健康な付着歯肉は硬く弾力性があり，結合組織中の歯肉線維が上皮を引っ張るため，表面にミカンの皮のような小さなくぼみをつくる．これを**スティップリング**とよぶ．スティップリングは炎症により消失するため，健康な歯肉の目安の1つとなっている．

2. 歯根膜

歯根周囲を取り囲んで歯と歯槽骨を結びつけているコラーゲン線維に富む線維性結合組織である．この線維は**シャーピー線維**として，一方がセメント質へ，他方が歯槽骨へ埋入している．歯を歯槽骨へ保持し，歯に直接加わる力を吸収・緩和する役割を担っている．また，血管，神経が入っており，触・圧・痛覚を受容し，歯の固有感覚を感じる．

3. 歯槽骨

歯根膜を介して歯を支えるために歯根を取り囲んでいる顎骨の一部で，ここに埋入した歯根膜線維をシャーピー線維とよぶ．

4. セメント質

歯根の周囲を覆う，厚さ 20〜50 μm の硬組織である．ここに埋入した歯根膜線維をシャーピー線維とよぶ．

Ⅲ 付着物・沈着物

う蝕や歯周病などに関わる口腔内の付着物・沈着物にはさまざまな種類と特徴がある．

1. ペリクル（獲得被膜）

<u>歯の表面に形成される薄膜</u>で，**唾液由来のタンパク質**や**糖タンパク質**が直接吸着したものである．無色透明の 1 μm 未満の薄膜である．<u>口腔内細菌を含まず，無細胞</u>である．ペリクルは歯面に強固に付着しているため，通常のブラッシングでは除去できない．また，機械的研磨で除去しても，唾液が接触すると，ただちに形成される．ペリクル上に細菌が付着してプラークが形成される．一方，酸による脱灰から歯面を保護する役割もある．

2. マテリアアルバ（白質）

白色または黄白色の無構造の軟らかい物質で，不潔な口腔内や自浄作用の行き届かない部位，咬合に関与しない歯などに認められる．食事を行っていない場合も形成される．歯面だけではなく，歯肉や粘膜，プラークの上にも付着する．剥離上皮，白血球，細菌塊などを含む．付着が弱いため，スプレー洗浄や強い洗口でも除去できる．

3. プラーク

歯の表面にペリクルが形成されると，その上に細菌が付着しプラークの形成が始まる．プラークは，<u>細菌とその産生物からなる構造物</u>である．歯間隣接面や小窩裂溝，歯肉溝や歯周ポケット内部など，清掃困難な部位や自浄作用の及びにくい部位に形成されやすい．

1) 成分

プラークの化学的組成は，<u>重量の80％が水</u>で，残りは細菌とその代謝産物，唾液などに由来するさまざまな物質であり，フッ素などの微量元素も存在する．有機成分の約70％が細菌で，約25％がグルカンやムタンなどの基質（菌体外マトリックス），約5％が血球成分などのタンパク質である．プラークは，湿重量1gあたり $1.0〜2.5×10^{11}$ 個の細菌を含み，ショ糖の存在下で pH が低下する．

2) 分類（図1-7）

歯肉辺縁を境に，歯冠側の歯面に付着する**歯肉縁上プラーク**と，歯根側（歯肉溝内や歯周ポケット内）に存在する**歯肉縁下プラーク**に大別される．

(1) 歯肉縁上プラーク

一般的に *Streptococcus* などの**通性嫌気性のグラム陽性球菌**が主体である．成熟した歯肉縁上プラークには，通性嫌気性のグラム陽性桿菌である *Actinomyces* や偏性嫌気性のグラム陰性球菌である *Veillonella* や偏性嫌気性のグラム陰性桿菌である *Fusobacterium* が増加する．

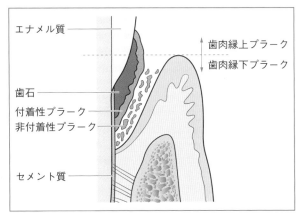

図 1-7　歯肉縁上プラークと歯肉縁下プラーク

(2) 歯肉縁下プラーク

歯肉縁下プラークは，**付着性プラーク**と**非付着性プラーク**に分けられる．

①付着性プラーク

根面もしくは歯肉内上皮に付着し，歯石形成や根面う蝕の原因となる．**グラム陰性菌が主体**である．

②非付着性プラーク

付着性プラーク上に緩く付着したり，<u>歯周ポケット内に浮遊</u>している．**偏性嫌気性グラム陰性桿菌**が増加し，成熟とともに**運動性の桿菌**や**紡錘菌**，**スピロヘータ**が増加する．これにより，炎症が増悪して歯周病が進行する．

(3) デンチャープラーク

義歯に付着したプラークをデンチャープラークという．デンチャープラークには *Candida albicans* が多く検出され，カンジダ症や口内炎の原因となることがある．

3) バイオフィルム

プラークの病原性は，**バイオフィルム**としての特徴によるものである．バイオフィルムでは，細菌が個々に浮遊しているのではなく，**細菌集団の塊**として強固に存在する．そのため，抗菌物質や唾液中の成分は内部へ到達できない．バイオフィルムの表層は好気的であるが，歯面側は嫌気層となる．これらの環境により病原性が増強し，炎症やう蝕の原因となる．

4. 歯石

<u>歯石はプラークが石灰化したもの</u>である．歯石の表面は粗糙で多孔質なため，プラークが付着しやすい．

1) 成分

歯石は，約80%が無機物で，残りの20%が有機物と水分である．無機物の大部分は**リン酸カルシウム**で，そのほか炭酸カルシウムやリン酸マグネシウムである．有機物は細菌由来が主体であり，タンパク質や脂質，水分が含まれる．

2) 分類

付着部位により，**歯肉縁上歯石**と**歯肉縁下歯石**に分けられる．

(1) 歯肉縁上歯石

歯肉辺縁より歯冠側に層状に沈着し，**唾液腺開口部**である下顎前歯部舌側や上顎大臼歯部頬側に好発する．咬合面の小窩裂溝部や対合歯のない歯にも沈着する．一般的に白色や黄白色で比較的軟らかく脆いため，専用の器具で容易に除去できる．**唾液由来のカルシウム成分**で形成され，表面はプラークで覆われている．形成には個人差もあるが，その速度は速く，プラーク形成1日目から2週間ほどで形成が開始される．沈着することで歯肉を圧迫するが，歯肉溝を拡げることはない．

(2) 歯肉縁下歯石

歯肉溝や歯周ポケット内に沈着し，**歯肉溝滲出液**のカルシウムやリンに由来する．ヘモグロビンを含むため<u>暗褐色や暗緑色</u>を呈する．根面

に強固に沈着し，直視できないポケット内に形成されるため，歯肉縁上歯石よりも除去が困難である．歯周ポケット内に生息する歯周病原菌の停滞場所となるため，歯肉縁上歯石に比べて歯肉に対する為害性は大きい．

5. 外来性色素沈着物

歯の表面のペリクル上に沈着する着色で，**ステイン**ともよばれる．紅茶やコーヒーなどの飲食物やタバコのタール，クロルヘキシジンなどの薬品，金属製粉塵色素などが原因となる．これらは一度沈着するとブラッシングなどのセルフケアでは除去することは難しい．機械的な歯面研磨などのプロフェッショナルケアにより効果的に除去できる．基本的に病的なものではないが，審美的に問題があり，プラーク付着の足がかりとなる．

6. 舌苔

舌背から舌根にかけて付着する黄白色や茶色，灰色の堆積物である．細菌，剝離上皮細胞，白血球，唾液成分などで構成される．歯周病，う蝕，喫煙などで増加する．通性嫌気性グラム陽性菌だけではなく偏性嫌気性菌も多く，口臭の原因となる．舌ブラシなどで除去する必要がある．

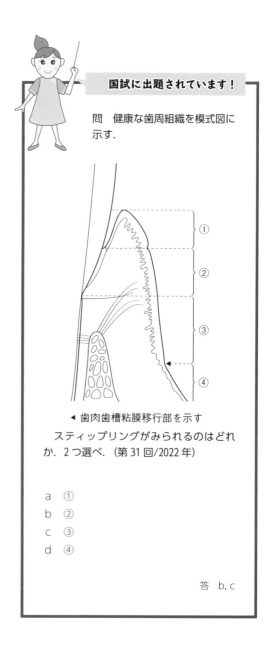

国試に出題されています！

問　健康な歯周組織を模式図に示す．

◀ 歯肉歯槽粘膜移行部を示す

スティップリングがみられるのはどれか．2つ選べ．（第31回/2022年）

a　①
b　②
c　③
d　④

答　b, c

SECTION 4

プラークコントロール

歯周病は**口腔細菌，宿主，環境**の3つが，また，う蝕は**口腔細菌，醱酵性糖質，宿主**の3つが基本的要因としてあげられる．直接原因である歯面に付着したプラーク，すなわち口腔細菌を口腔清掃により除去し，再付着を防ぐことは歯周病およびう蝕予防の基本となる．

プラークコントロールの種類を**表1-5**に示す．また，口腔清掃の種類については『ポイントチェック②』を参照のこと．

Ⅰ　歯周病予防

1．セルフケア

患者自身が行う口腔清掃法であり，歯周病予防の主体となる．手用歯ブラシや電動歯ブラシを用いた**ブラッシング**，デンタルフロスや歯間ブラシを用いた**歯間部清掃**などさまざまなものがある．対象者に適した道具の選択や正しく磨けるよう，**ブラッシング指導（TBI：Tooth Brushing Instruction）**が必要である．

また，**化学的清掃法**では薬剤を添加した歯磨剤や洗口剤を用いてプラークの形成抑制や病原性の減弱，歯石沈着の抑制の効果を得る．しかしバイオフィルムであるプラークに薬剤が浸透するのは難しく，化学的清掃法のみでプラークを除去することは不可能であるため，**機械的清**

掃法の補助的な役割を担うものとして考える．

2．プロフェッショナルケア

セルフケアでは除去しきれない歯肉縁上・縁下のプラークコントロールを専門家である歯科医師や歯科衛生士が行う．歯肉縁上プラークのコントロールとしては**術者磨き**や**PMTC，スケーリング**などがあげられる．なお，スケーリングは，プラークの蓄積因子（**プラークリテンションファクター**）の1つである歯石とともに表面に付着したプラークも除去する．歯肉縁下プラークのコントロールとしては**ルートプレーニング**やイリゲーションなどがあげられる．

Ⅱ　う蝕予防

1．セルフケア

歯周病と同様，ブラッシングや歯間部清掃などの毎日家庭内で行う**機械的清掃**がう蝕予防においても主体となる．

2．プロフェッショナルケア

スケーリングやPMTCなど，歯肉縁上および歯肉縁下（1〜3 mm）のプラークを専門家により機械的に取り除く．

表1-5　プラークコントロールの種類

名　称		対象物	使用器具
セルフケア		プラーク	セルフケア器具
プロフェッショナルケア	術者磨き	プラーク	セルフケア器具
	PMTC	プラーク	機械的清掃用具
	スケーリング	歯石，プラーク	手用スケーラー エアスケーラー 超音波スケーラー
	ルートプレーニング	病的セメント質や象牙質	手用スケーラー

2章 歯周病予防処置

SECTION 1

基礎知識

Ⅰ 歯周病と生活習慣の関連

歯周病は生活習慣病の1つであり，食習慣，歯磨き習慣，喫煙などと関係がある．歯科衛生士が患者個々の生活習慣を把握し，指導していく必要がある（**表 2-1**）．

Ⅱ 歯周病と全身疾患の関連

歯周病原菌，歯周病に罹患した歯周組織の慢性炎症が原因となり産出されたサイトカインが血流を介して全身の臓器に影響を与え，疾患発症の一要因になる．歯周病を予防あるいはコントロールすることは，歯や口腔の健康を守るのみならず，全身の健康を守ることにつながる（**表 2-2**）．

表 2-1　歯周病と生活習慣病との関係

生活習慣	生活習慣病
食生活	2 型糖尿病，肥満，高脂血症，高尿酸血症，循環器病，大腸癌，歯周病など
運動習慣	2 型糖尿病，肥満，高脂血症，高血圧症
喫煙	肺扁平上皮癌，循環器病，慢性気管支炎，脳血管障害，肺気腫，歯周病など
飲酒	アルコール性肝障害，（歯周病）

（公衆衛生審議会答申，1996 年より）

表 2-2　歯周病と全身疾患との関連[3]

	疾患
歯周病と相互関係があると考えられる全身疾患	
歯周病のリスクファクターになりうる全身疾患	糖尿病 骨粗鬆症
歯周病がリスクファクターになりうる全身疾患	心臓血管障害（冠状動脈疾患，心内膜炎） 糖尿病 誤嚥性肺炎 低体重児・早産
全身疾患の症状が歯肉や口腔に現れることがある．	白血病，後天性免疫不全症候群，皮膚科疾患
全身疾患治療薬剤（抗てんかん薬，降圧薬，免疫抑制薬など）の副作用として現れることがある．	歯肉増殖症
精神的な問題点から症状が発現することがある．	自臭症，ブラキシズム，顎関節症，壊死性潰瘍性歯肉炎・歯周炎

I編 歯科予防処置論

1. 歯周病と糖尿病

歯周病は糖尿病の第6の合併症であり，医科と歯科との連携が必要である．糖尿病患者の歯周病罹患率が高い原因は，糖尿病による組織免疫抵抗力の低下である．歯周組織が歯周病原菌に対して易感染性となることや，高血糖による創傷治癒能力の低下があげられる．

2. 歯周病と心臓血管疾患

歯周病の慢性炎症が，心臓の冠状血管病や心臓発作に対するリスクを増加させる．原因は，歯周ポケット内のプラーク中の歯周病原菌が，心筋に酵素や栄養を供給する冠状血管にアテローム動脈硬化症を発症させる．

3. 歯周病と誤嚥性肺炎

プラーク中の歯周病原菌の肺への誤嚥が誤嚥性肺炎を起こす．歯科衛生士は口腔内の清潔感，摂食嚥下作用をよく観察する必要がある．

4. 歯周病と早産・低体重児出産

中等度・重度歯周病の母親から生まれてくる子どもが低体重児になるリスクが高く，母親の歯周組織の状態が出産状態と関連することが考えられる．歯科衛生士は妊婦に口腔衛生の大切さを伝える必要がある．

Ⅲ 歯周病の分類

歯周病の分類はいくつかあるが，本書では日

表2-3 歯周病の分類

Ⅰ. 歯肉病変 Gingival lesions	
1．プラーク性歯肉炎[2]	1）プラーク単独性歯肉炎[2]
	2）全身因子関連歯肉炎[2]
	3）栄養障害関連歯肉炎[2]
2．非プラーク性歯肉病変	1）プラーク細菌以外の感染による歯肉病変
	2）粘膜皮膚病変[2]
	3）アレルギー性歯肉病変[2]
	4）外傷性歯肉病変[2]
3．歯肉増殖	1）薬物性歯肉増殖症
	2）遺伝性歯肉線維腫症

Ⅱ. 歯周炎 Periodontitis[1]	
	1）全身疾患関連歯周炎
	2）喫煙関連歯周炎
	3）その他のリスクファクターが関連する歯周炎
1．慢性歯周炎[2]	
2．侵襲性歯周炎[2]	
3．遺伝疾患に伴う歯周炎[2]	

Ⅲ. 壊死性歯周疾患[1,2] necrotizing periodontal diseases	
1．壊死性潰瘍性歯肉炎[2]	
2．壊死性潰瘍性歯周炎[2]	

Ⅳ. 歯周組織の膿瘍[2] Abscesses of periodontium	
1．歯肉膿瘍[2]	
2．歯周膿瘍[2]	

Ⅴ. 歯周-歯内病変[2] Combined periodontic-endodontic lesions	

Ⅵ. 歯肉退縮 Gingival recession	

Ⅶ. 咬合性外傷[2] Occlusal trauma	
1．一次性咬合性外傷[2]	
2．二次性咬合性外傷[2]	

[1]：いずれも限局型，広汎型に分けられる.

[2]：米国歯周病学会の新分類（1999）と全く同一の疾患名を示す．これ以外については本学会で定義したものである.

（日本歯周病学会 2015）

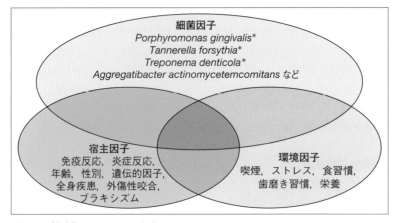

図 2-1　歯周病のリスクファクター
歯周病のリスクファクターは細菌因子，宿主因子，環境因子の 3 つに分類される.
＊は歯周炎の発症・進行に密接に関連する細菌群として Red Complex（レッドコンプレックス）といわれる（詳細は，『ポイントチェック③』を参照）.

本歯周病学会に基づいた分類を用いる（**表2-3**）. 2018 年の新国際分類については，「ポイントチェック③」を参照のこと.

Ⅳ　歯周病のリスクファクター

　歯周病のリスクファクターとして考えられている細菌因子，宿主因子，環境因子などが関連しあって，歯周病を発症・進行させる（**図2-1**）.

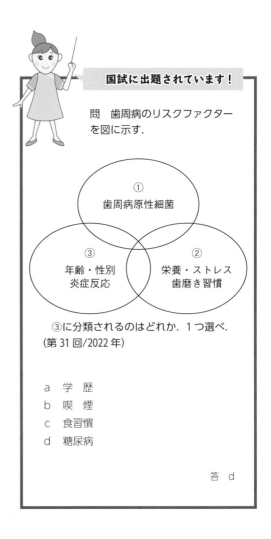

国試に出題されています！

問　歯周病のリスクファクターを図に示す.

① 歯周病原性細菌
③ 年齢・性別 炎症反応
② 栄養・ストレス 歯磨き習慣

③に分類されるのはどれか. 1 つ選べ.
（第 31 回/2022 年）

a　学　歴
b　喫　煙
c　食習慣
d　糖尿病

答　d

SECTION 2

情報収集と評価

 口腔内写真・エックス線画像の観察と評価

1. 口腔内写真

　歯周病は，歯や骨などの硬組織とともに，歯肉の状態，粘膜の状態，大きさ，形，色，質感などが変化する病気なので，エックス線写真では写らない口腔軟組織を中心とした視覚的な記録が治療前の検査・診断，および治療効果の判定にきわめて重要なものとなり，また，患者指導の説明媒体として用いることで，患者の動機づけにつながる．

1) 口腔内写真から読み取れること

①歯肉の色（淡いピンク色，発赤，メラニン色素沈着）

②歯肉の形態（退縮，腫脹，肥厚）

③歯肉の質（浮腫性，線維性）

④歯肉の硬さ・緊張度（軟らかい，硬い，引き締まっている）

⑤付着歯肉の幅の程度（正常，狭い，広い）

⑥歯肉の損傷（擦過傷，クレフト）

⑦歯根露出状態（歯頸線の位置）

⑧歯面の状態（プラーク，歯石，外来性沈着物）

⑨歯質の損傷（摩耗，くさび状欠損）

⑩歯列の状態（正常，叢生，転位，捻転，離開など）

⑪補綴装置の状態（適合，不適合，破損）

　歯周治療では，口腔内写真の撮影は，1回だけで終わるのではなく，初診時，SRP後，ブラッシング指導実施後，メインテナンス，SPT時に経時的，定期的に行うことで，患者の口腔内状態の変化，指導や処置の評価を行う際に役立つ．

2) 規格枚数の例

　5枚法と9枚法がある．

(1) 5枚法：口腔内写真撮影の基本枚数．用途は初診時，治療の経過観察時．

(2) 9枚法：歯周病患者の経過観察時に用いられる．

2. エックス線写真

　歯周治療で用いられるエックス線写真は，デンタルエックス線写真とパノラマエックス線写真がある．まれにCTが使われることもある．

(1) パノラマエックス線写真：1枚に全顎が写るため，治療計画の立案に用いる．

(2) デンタルエックス線写真：歯槽骨や歯の形態が読影できるため，歯周治療にはデンタルエックス線写真が適している．

　エックス線写真から読み取れる情報を**表2-4**に示す．

表2-4　エックス線写真から読み取れる情報

歯の硬組織	①歯冠や歯根の長さや形態の異常 ②歯冠と歯根の比 ③歯根の近接程度 ④根間の離開度とルートトランクの長さ ⑤う蝕，修復物，補綴装置の状態 ⑥隣接面の歯石沈着の状態
歯周組織の骨	①歯槽骨吸収の程度と吸収の形 ②歯槽硬線の肥厚，消失，断裂の状態 ③歯根膜腔の幅 ④骨梁の状態 ⑤槽間中隔，根分岐部の状態 ⑥根尖周囲の骨の状態

3. 歯周病の進行状態の指数

1) PI（Periodontal Index）

　進行した歯周病の状態を評価する指数．評価は臨床検査にエックス線検査を併用する．

(1) 対象歯

　全歯（第三大臼歯を入れる場合と除く場合がある）．

(2) 評価内容

　歯肉の炎症・歯槽骨の喪失について評価．

(3) 判定基準

スコア	一般集団検診の場合	エックス線検査を併用する場合
0	変化なし：歯周組織に明らかな炎症や支持組織の破壊に基づく機能消失がいずれも認められない	エックス線所見では異常なし
1	軽度の歯肉炎：遊離歯肉に明らかな炎症を認めるが，歯周全域には波及していない	
2	歯肉炎：歯の全周囲にわたる歯肉の炎症があるが，上皮性付着の明らかな破壊は認められない	
4	一般集団検診に用いない	歯槽骨頂に初期ののこぎり状吸収がみられる
6	歯周ポケットを伴う歯周炎：歯周ポケットの形成がみられる．咀嚼機能の障害は認められない	歯根長の1/2以内の水平性骨吸収
8	咀嚼機能の障害を認める破壊程度の強い歯周炎過度の動揺による咀嚼機能障害がある	歯根長の1/2以上の骨喪失，歯根膜空隙の明瞭な拡大を伴った骨縁下ポケットがある．歯根の吸収や根尖の不明瞭化が認められる（疑わしいときは低いスコアを採用する）

2) PDI（Periodontal disease Index）

　歯周病の破壊の程度を示す指数（アタッチメントロスを測定する）．

(1) 対象歯

$$\dfrac{6}{4}\ \dfrac{\ \ \ }{1}\Big|\dfrac{1}{\ \ \ }\ \dfrac{4}{6}\ \text{の6歯}$$

(2) 評価内容

　歯肉の炎症・アタッチメントロスについて評価

(3) 判定基準

スコア	＜PDI＞判定基準
0	炎症を認めず
1	軽度あるいは中等度の炎症を認めるが，歯周全域には及ばない
2	高度の炎症が歯周全域に広がる
3	明らかな発赤・出血傾向・潰瘍形成を伴う非常な高度の炎症 （0～3：ポケット底がすべてエナメル質にあるもの）
4	CEJからポケット底が3mm以内のもの
5	CEJからポケット底が3～6mm以内のもの
6	CEJからポケット底が6mm以上のもの

（Ramfjord, S. P.：Indices for prevalence and incidence of periodontal disease. J. Periodontaol., 30：51, 1959.）

Ⅱ　歯・歯周組織の検査と評価

1. 歯肉の炎症の評価

1) 歯肉の炎症の指数

(1) PMA指数（PMA Index）（図2-2）

　歯肉炎が歯間乳頭部に始まり辺縁歯肉，付着歯肉へと広がるという臨床所見をもとに歯肉炎の広がりを表す指数．

①対象歯

前歯部 $\dfrac{3}{3}\ \Big|\ \dfrac{3}{3}$ または全歯 $\dfrac{7}{7}\ \Big|\ \dfrac{7}{7}$

　臨床では前歯部唇側の歯肉を対象とする場合が多い．

②判定基準

　歯肉を歯間乳頭（P），辺縁歯肉（M），付着歯肉（A）の3部位に分け，各部位に炎症があれば1，なければ0とし，P, M, Aの値を合計する．

P：Papillary Gingiva
　歯間歯肉部（該当乳頭部の近心をとる）
M：Marginal Gingiva
　歯肉辺縁部（歯頸線から約1～1.5mmの範囲）
A：Attached Gingiva
　付着歯肉部（歯槽粘膜に移行するまで）

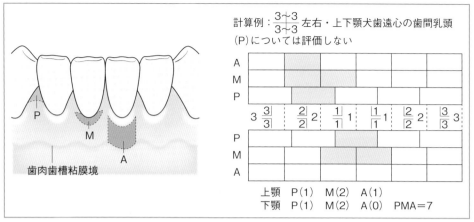

図 2-2　PMA の観察部位と計算例

前歯部 $\dfrac{3}{3} \dashv \dfrac{3}{3}$ であれば最大値 34，全歯

$\dfrac{7}{7} \dashv \dfrac{7}{7}$ であれば最大値 82，

最小値はともに 0 である．

(2) 歯肉炎指数（GI；Gingival Index）

Löe と Silness（1967 年）による指標．歯肉炎の広がりの程度と炎症の強さを評価する．

①対象歯

$\dfrac{6}{4} \dfrac{2}{2} \Big| \dfrac{4}{2} \dfrac{}{6}$ の 4 歯面

〔頰（唇）側，舌（口蓋）側，近心，遠心〕

②判定基準

歯周プローブによる出血は，歯肉辺縁に沿って擦過して評価する．

スコア	＜GI＞判定基準
0	正常な歯肉：スティップリングがみられる
1	軽度の歯肉炎：わずかな色調の変化および組織の変調がある．プロービングで出血しない
2	中程度の歯肉炎：発赤，浮腫，腫脹，光沢化，プロービングによる出血がある
3	高度の歯肉炎：著明な発赤，腫脹がみられ，自然出血傾向と明らかな炎症が認められる

③計算方法

・1 歯あたりの GI ＝ $\dfrac{4 \text{部位のスコアの合計}}{4}$

・個人の GI ＝ $\dfrac{1 \text{歯あたりの GI の合計}}{\text{被検歯数}}$

・集団の GI ＝ $\dfrac{\text{個人の GI の合計}}{\text{被検者数}}$

臨床的評価として，

GI のスコア：0.1〜1.0 は軽度

　　　　　　　1.1〜2.0 は中等度

　　　　　　　2.1〜3.0 は高度の歯肉炎と判定することもある．

2. プロービング
1) プロービングポケットデプス (PPD)
プロービングポケットデプスの測定は，歯肉辺縁からポケット底部までの深さの測定を意味する．
(1) プロービングとは
歯周プローブを使用して歯周ポケットの検査を行うことをプロービングという．歯周ポケットの深さ，結合組織性付着の喪失と出血の有無について把握できる．
(2) 歯周プローブ (ポケット測定器)
垂直的測定用と水平的測定用（ファーケーションプローブ）があり，歯周ポケットの検査に必要である．
(3) プロービングから得られる情報
①歯周ポケットの深さ
プローブ挿入時の歯肉辺縁部からプローブ先端部までの距離を**プロービングポケットデプス (PPD)** という．
②クリニカルアタッチメントレベル (CAL)
セメント-エナメル境（Cement-Enamel Junction；**CEJ**）からポケット底部の距離をいう．アタッチメントレベルは CEJ を基準点としており，CEJ の位置は定点であるため変化しない．歯肉退縮，歯周病の進行や改善などの経時的変化を把握しやすい．アタッチメントレベルが根尖側に移動することを**アタッチメントロス（付着の喪失）**，歯冠側に移動することを**アタッチメントゲイン（付着の獲得）**という．アタッチメントレベルの測定は，プロービングポケットデプスの測定と同時に行える．
③プロービング時の出血 (BOP)
プローブの刺激によって起こるポケット底部付近からの出血の有無を評価する．出血量にかかわらず，出血すれば BOP（＋），出血しなければ BOP（－）．同時に，**歯肉出血指数**（GBI；Gingival Bleeding Index）もとることができる．
2) 歯肉出血指数 (GBI；Gingival Bleeding Index)
プロービングを行い30秒以内に出血が出た部位をプラスとし，歯周溝内の炎症状態を評価する指標である．

①対象歯
各歯，近心隅角，中央部，遠心隅角の3点を頬側，舌側に分けて行う．
②判定基準
歯肉溝をプロービングし出血の有無を評価する．
③計算方法
$$GBI（\%）=\frac{出血歯面数}{被検歯面数}\times100$$

3) 地域歯周疾患指数 (CPI：Community Periodontal Index)（図2-3）
歯周治療の必要性を評価する指標．
(1) 特色
①CPI プローブを用いて歯肉出血と歯周ポケットの2つの指標で評価する．
②15歳以上が適用である．
③集団保健指導に活用できる．
(2) プローブ操作
①専用の **CPI プローブ**を使用する．
②CPI プローブ：先端が 0.5 mm の球状で，先端から 3.5 mm と 5.5 mm の間に黒いバンドがある．先端から 8.5 mm と 11.5 mm の部位に刻みが入っている．
③プロービング圧は 20 g 以下．
④現在歯すべてが対象であり，全周にわたって診査する．
(3) 評価基準
①歯肉出血のスコア：出血反応の有無を評価する．
②歯周ポケットのスコア：CPI プローブを使用し，歯肉と歯の間に 20 g 以下で挿入したときの値をみる．

表2-5に歯周病の指数評価目的と種類をまとめた．
4) プロービングの基本原則
(1) 持ち方
ペングリップ（執筆状変法）で軽く把持する（図2-4）．
(2) 固定点
測定部位に近い歯に置く．測定部位の移動とともに移す．

I編 歯科予防処置論

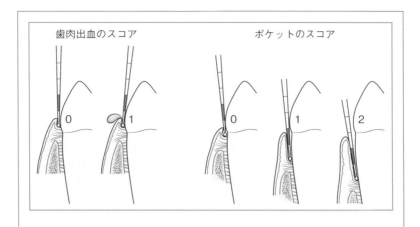

歯肉出血のスコア		ポケットのスコア	
スコア	基準	スコア	基準
0	健全	0	健全
1	プロービングによる歯肉出血	1	ポケットの深さ 4〜5 mm
※除外歯および歯がない場合は，両者とも以下のスコアを記入する． 9＝除外歯，X＝歯の存在なし		2	ポケットの深さ 6 mm 以上

図 2-3　CPI（WHO，2013）

表 2-5　歯周病の指数評価目的と種類

口腔清掃度の評価	歯肉の炎症の評価	歯周病の進行状態の評価
1．口腔衛生指数（OHI） 2．簡易型口腔衛生指数（OHI-S） 3．プラーク指数（PℓI） 4．プラークコントロールレコード（PCR）	1．歯肉炎指数（GI） 2．PMA 指数（PMA Index） 3．歯肉出血指数（GBI）	1．PI 2．PDI 3．CPI

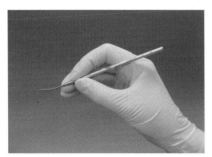

図 2-4　歯周プローブの持ち方[4]

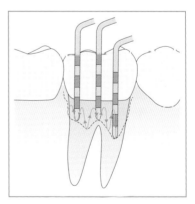

図 2-5　ウォーキングプロービング[4]
ポケット底部を意識しながら動かす．

（3）挿入・動かし方

　プローブの先端を歯軸と平行に挿入し，ポケット底部まで到達させ，1〜2 mm の間隔で上下に動かす（**ウォーキングプロービング，図 2-5**）．

(4) 隣接面の測定

　歯軸の方向ではなく，頬側と舌側から傾けて挿入することが必要である（**図2-6**）.

(5) プロービング圧

　プロービング圧は15〜25 g程度. ただしCPIプローブに関しては20 gを超えてはならない.

(6) 目盛りの読み方

　目盛りの間隔を把握し，歯肉縁上に出ている目盛りをポケットデプスとする. また，目盛りの中間に歯肉辺縁がきたときは，深いほうの目盛りを読む.

(7) 測定部位（図2-7）

　ポケットデプスの測定は，歯の周囲の状態がわかるように，各歯の全周について行う.

　①**4点法**：頬側面の近心隅角，中央部，遠心隅角の3点と舌側面の中央部の1点の4カ所を測定する.

　②**6点法**：近心隅角，中央部，遠心隅角の3点を頬側，舌側に分けて測定する.

3. 根分岐部病変の検査

　ファーケーションプローブという専用のプローブを用いて行う（**図2-8**）.

[Lindhe & Nyman の水平的分類]（図2-9）

Ⅲ　情報収集と評価

1. プラーク・歯石の検査

1) PCR（Plaque Control Record）

　歯頸部(歯肉辺縁部に隣接する歯面)のプラークの付着の有無を評価する. 個人の歯科保健指導に用いることが多い.

(1) 対象歯

　第三大臼歯を含む全歯.

(2) 判定基準

　1歯を4歯面（頬側，舌側，近心，遠心）に分け染色された歯頸部の歯面数をカウントする.

(3) 計算方法

$$PCR = \frac{プラークが付着している歯面数}{被検歯面数} \times 100 （\%）$$

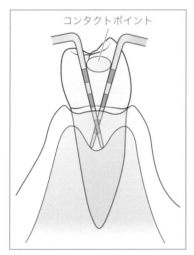

図2-6　隣接面での測定[4]

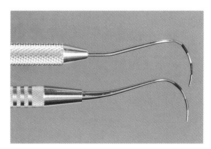

図2-8　ファーケーションプローブ[3]

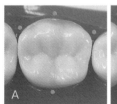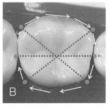

図2-7　歯周プローブによる測定部位[4]
A：4点法，B：6点法

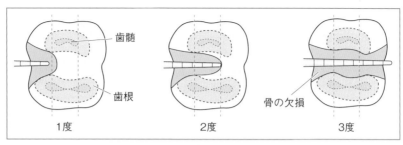

図2-9　Lindhe & Nyman の水平的分類[1]
1度：プローブが分岐部に入るが，歯冠幅径の1/3以内である．
2度：プローブが分岐部に歯冠幅径の1/3以上入るが，貫通しない．
3度：プローブが頬舌的または近遠心的に分岐部を貫通する．

I 編　歯科予防処置論

2) OHI (Greene と Vermillion の Oral Hygiene Index)

　歯面に付着しているプラーク（**DI**：Debris Index）と歯石（**CI**：Calculus Index）の付着・沈着面積を観察し，口腔衛生状態を評価する．

(1) 対象歯

　第三大臼歯を除く完全に萌出した歯．

(2) 判定基準

　以下のとおりである．

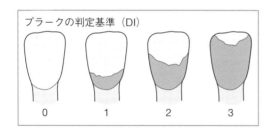

プラークの判定基準（DI）

スコア	＜DI＞判定基準
0	プラーク付着やほかの外来性沈着物（色素も含める）が認められない
1	歯面の1/3以下を覆うプラークまたは外来性沈着物が存在する
2	歯面の1/3〜2/3にプラークが付着している
3	歯面の2/3以上にプラークが付着している

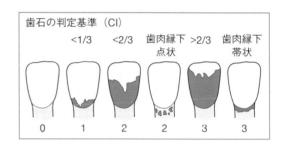

歯石の判定基準（CI）

スコア	＜CI＞判定基準
0	歯石が認められない
1	歯面の1/3以下に歯肉縁上歯石が沈着している
2	露出歯面の1/3〜2/3に歯肉縁上歯石が沈着している．あるいは歯頸部付近に歯肉縁下歯石が点状に沈着している
3	露出歯面の2/3以上に歯肉縁上歯石が沈着している．あるいは歯肉縁下歯石が帯状に沈着している

(3) 計算方法

　口腔内を6分割 $\dfrac{7-4\,|\,3-3\,|\,4-7}{7-4\,|\,3-3\,|\,4-7}$ に分け，その頬舌側についてそれぞれの中で最も付着量の高い値を示す歯を選ぶ．

　プラーク指数（DI）＝

$$\frac{プラークのスコアの合計}{被検区分数}$$

　歯石指数（CI）＝

$$\frac{歯石のスコアの合計}{被検区分数}$$

OHI＝プラーク指数（DI）＋歯石指数（CI）

OHI の最高値12，最低値0

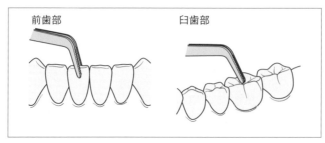

図2-10　歯の動揺度の検査

3) OHI-S (Oral Hygiene Index-Simplified)

OHIを簡略化したもの．対象歯が特定されている．

(1) 対象歯

$\dfrac{6\ 1}{6}\bigg|\dfrac{6}{1\ 6}$ の6歯

$\dfrac{6\ 1}{}\bigg|\dfrac{6}{1}$ は唇頬側を，$\overline{6|6}$ は舌側のみを観察する．

(2) 判定基準

OHIと同じ．

(3) 計算方法

プラーク指数（DI-S）＝$\dfrac{\text{プラークのスコアの合計}}{\text{被検歯面数}}$

歯石指数（CI-S）＝$\dfrac{\text{歯石のスコアの合計}}{\text{被検歯面数}}$

OHI-S＝プラーク指数（DI-S）＋歯石指数（CI-S）

OHI-Sの最高値6，最低値0

4) PℓI (Plaque Index)

歯肉辺縁に接した歯面のプラークの付着量を示す指数．

(1) 対象歯

$\dfrac{6\ 2}{4}\bigg|\dfrac{4}{2\ 6}$ の6歯　各歯の歯頸部を近心，遠心，頬側，舌側に分ける．

(2) 判定基準

スコア	＜PℓI＞判定基準
0	プラークなし
1	肉眼ではプラークの付着が確認できない．プローブや歯垢染色剤を用いてわかる程度の付着状態
2	肉眼でプラークの存在を確認でき，中等度のプラークが歯肉辺縁に付着
3	多量（厚さ1～2mm）のプラークが歯肉辺縁に付着

(3) 計算方法

$\mathrm{P}\ell\mathrm{I}＝\dfrac{\text{被検歯面における0～3の評価値の合計}}{\text{被検歯の全歯面}}$

2. 動揺度の検査

1) 歯の動揺度

支持組織の量と質によって変化する．

2) 動揺度の測定

ピンセットを使用する．前歯はピンセットで切縁をはさんで唇舌的に動かす．臼歯はピンセットを閉じて咬合面に押し当てて頬舌的・近遠心的に動かす（**図2-10**）．

3) Millerの分類（図2-11）

3. 検査結果の評価

歯周病の検査は，原因となる口腔細菌検査，口腔細菌の感染を受けた宿主の検査である．歯肉に関しては，視診，触診で検査を行い，歯周組織に関しては，器具やエックス線写真にて検査を行う．検査結果は，必ず診療録に記録する．

1) 歯肉

(1) 色調

炎症による歯肉の発赤を検査する．色調変化の範囲は，歯間部歯肉→辺縁歯肉→付着歯肉→歯槽粘膜へと拡大する．

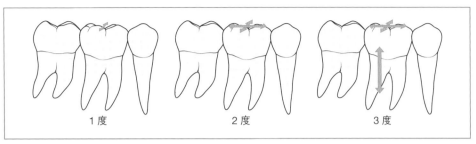

図 2-11　Miller の分類
0 度：生理的な動揺の範囲（0.2 mm 以内）
1 度：唇（頬）舌（口蓋）的にわずかに動揺（0.2〜1 mm）
2 度：唇（頬）舌（口蓋）的，近遠心的に中程度動揺（1〜2 mm）
3 度：唇（頬）舌（口蓋）的，近遠心的に動揺（2 mm 以上），または垂直的に動揺

①正常：淡いピンク
②炎症：鮮紅色→赤紫色→暗赤色に変化する

(2) 形態

炎症による歯肉の形態変化を検査する．

①正常

歯間乳頭はシャープである．付着歯肉にはスティップリングが存在する．

②炎症

炎症により浮腫性の腫脹．炎症が消息すると歯間部に**ブラックトライアングル**ができ審美障害となる．

③服用による変化

以下の薬物の副作用により乳頭部，付着歯肉が線維性の腫脹を起こす．

・抗てんかん薬（フェニトイン）
・降圧薬（ニフェジピンなどのカルシウム拮抗薬）
・免疫抑制薬（シクロスポリン）

④その他

習慣による歯肉形態異常

歯肉形態の異常	関連する習慣
テンションリッジ	口呼吸・喫煙
クレフト	不適切なブラッシング
フェストゥーン	咬合性外傷

2) プロービング・プロービング時の歯肉出血

正常：プロービングデプスは 3 mm 以内で歯肉からの出血なし．

3) アタッチメントレベル

正常：接合上皮はセメント-エナメル境より上部に付着．

4) 歯の動揺度

正常：生理的範囲（0.2 mm）で動揺．

5) 口腔清掃状態

正常：PCR で 20%以下．

6) 根分岐部病変の検査

正常：根分岐部病変なし．

7) エックス線写真検査

正常：歯根膜腔が均等に確認できる．

8) 咬合検査

咬耗，動揺度，ブラキシズム，顎関節症状の有無．咬合紙を使用し，早期接触，中心咬合時の接触，下顎側方運動時の接触を検査する．

9) 食片圧入の検査

デンタルフロス，コンタクトゲージを用いて検査する．

10) スタディモデル

歯や歯列，歯肉の形態を検査する．

11) 口腔内写真

肉眼による観察記録となるため，患者説明と患者理解を得るための大切な検査である．

12) 唾液検査

(1) サリバスター[R]潜血用

正常（−）白色．ヘモグロビン濃度 0

(2) ペリオスター[R]「サンスター」

正常（−）陰性．

4. 歯周病予防計画

検査結果をもとに，症状の改善に必要な処置内容を推定し，予防計画を立案する．立案後，歯周病の検査用紙，口腔内写真，エックス線写真，スタディモデルなどを使用し，現在の病状

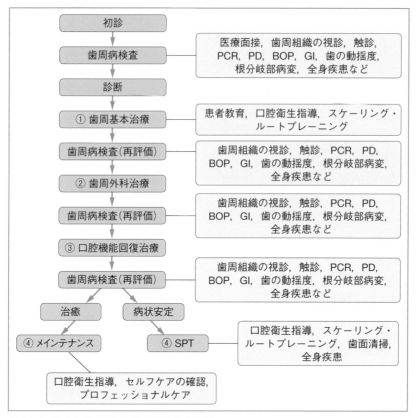

図 2-12　歯周治療の流れと歯科衛生士の役割

について患者に説明し，同意を得る.

　歯周治療は大きく分けて，①歯周基本治療，
②歯周外科治療，③口腔機能回復治療，④メイ
ンテナンス・SPT の 4 つに分けられる．歯周治
療の流れと歯科衛生士の役割（**図2-12**）を示す.

SECTION 3

スケーリング・ルートプレーニング

Ⅰ　使用機器・器具の種類と特徴

　スケーリングとルートプレーニングは SRP（スケーリング・ルートプレーニング）として一連の動作として行われる．

　SRP に用いる器具には，**手用スケーラー**と，機械的器具である**超音波スケーラー**，**エアスケーラー**がある．

1.　手用スケーラー

1)　構成（図2-13）

　手用スケーラーは，**刃部（作業部），頸部，把柄部**の3つによって構成される．

(1) 刃部（作業部，ブレード）

　実際に作業を行う機能部である．内面と側面の接合部に**切縁（カッティングエッジ）**があり，刃部先端1〜2 mm を作業部とする．

(2) 頸部（シャンク）

　刃部と把柄部を連結している部分をいう．前歯部用ではストレートタイプ，臼歯部用では複屈曲（コントラアングルタイプ）を有している．頸部は，作業部を目的の部位に到達させる形態に設計されており，沈着する歯石の状態や操作方法に合わせて太さ，厚さ，硬さなど種々のタイプがある．刃部に近接する頸部を**第1シャンク（ローワーシャンク）**という．

(3) 把柄部（ハンドル）

　術者がスケーラーを把持する部分をいう．太さ，重さ，材質などさまざまな種類がある．

2)　種類と特徴（図2-14）

(1) シックル型スケーラー（鎌型スケーラー）

①使用目的

　主に歯肉縁上歯石の除去に使用する．外来性色素沈着物の除去，プラーク除去にも使用する．浅い歯肉縁下の歯石が歯肉縁上と連続している場合に使用することもあるが，先端が尖っているため歯肉縁下に挿入する際は注意が必要である．

②形態

　刃部断面は三角形で両側に切縁があり，先端に向かい細く尖っている．刃部内面と第1シャンクのなす角度は90°で，内面と側面が交わる内角は70〜80°である．

　先端に向かい刃部が円状に彎曲する**カーブドシックル型**と，刃部内面が先端まで直線状の**ストレートシックル型（ジャケットスケーラー）**の2種類に分けられる．

③使用方法

　歯石の下端にスケーラーの刃部先端1〜2 mm を置き，側方圧をかけて垂直方向に1〜3 mm 程度の引く（Pull）ストロークで歯石を除去する．スケーラー内面を歯面に対して70〜85°の角度で当てる．始点，終点のはっきりした動きで操作する．

(2) キュレット型スケーラー（鋭匙型スケーラー）

①使用目的

　主に歯肉縁下のスケーリング，ルートプレー

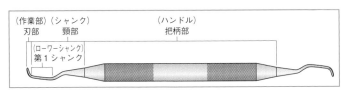

（作業部）（シャンク）　　　　　（ハンドル）
刃部　　頸部　　　　　　　　　　把柄部
（ローワーシャンク）
第1シャンク

図2-13　手用スケーラーの構成

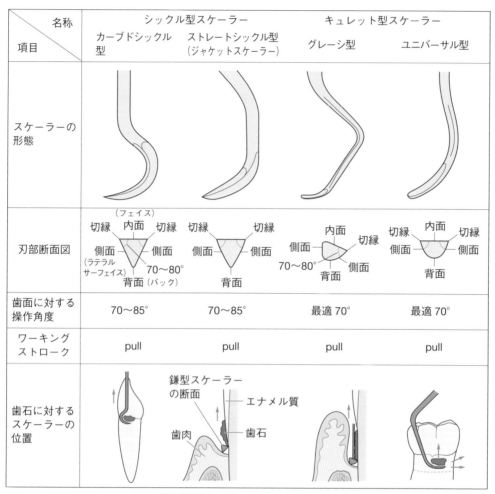

図 2-14　手用スケーラーの刃部形態と特徴[5]

ニング（根面の滑沢化）に使用する．歯肉縁上歯石の除去や不良肉芽組織の掻爬除去，スケーリングの仕上げにも使用する．

②形態

先端や背面は丸く，断面が半円形のため，歯肉縁下に挿入しやすい．刃部内面と側面が交わる内角は 70〜80° である．刃部内面と第 1 シャンクのなす角度により，**ユニバーサル型**と**グレーシー型**に分けられる（表 2-6，図 2-15）．

③使用方法

刃部の先端 1/3 が常に歯面に適合するようにスケーラーを当て，垂直や斜め方向に引く（Pull）ストロークで歯石を除去する．操作する際は，刃部内面を歯面に対して 0° にして歯肉縁下へ挿入し，刃部内面と歯面を 70° の操作角度

にして歯石を除去する．

2. 超音波スケーラー

1) 使用目的

スケーリングを効率よく行う目的で開発され，歯肉縁上の歯石を迅速に除去する．歯肉縁下の複雑な部分には手用スケーラーと併用して使用する．深い歯周ポケットや根分岐部への到達性がよく，歯肉縁下の SRP も効果的に行える．

2) 原理

高周波電気エネルギーを速い振動の超音波機械振動に変換し，チップで発生した振動を歯石に伝えて粉砕し，歯面から剥離する．一般的には**毎秒約 25,000〜50,000 回振動**を繰り返して

表2-6 キュレットの種類と比較

比較項目	グレーシー型キュレット	ユニバーサル型キュレット
使用部位	・特定部位専用：特定部位の処置用にデザインされ，セット組で使用する．	・1本で1/4顎すべての部位に使用できる． ・すばやく大量の歯石を除去できる．
特徴	・使用目的によりバリエーションがある．	・すばやく大量の歯石を除去できる．
頸部に対する刃部内面の傾斜角度	・刃部が傾いている：刃部内面はシャンクに対して70°の角度（オフセットブレード）． 第1シャンク　70°　切縁	・刃部が傾いていない：刃部の内面はシャンクに対して90°の角度． 第1シャンク　切縁　90°　切縁
使用する切縁（カッティングエッジ）	・片側の切縁のみ．外側下方の切縁を使用．	・刃部両端の切縁が使用できる． ・2つの切縁は平行である．
切縁の彎曲の仕方	・2面に彎曲：刃部は上向きに彎曲し，側方にはひねりがある． 内面　切縁	・1面だけが彎曲：刃部は上向きに傾いているが，側方には傾いていない． 内面　切縁　背面
種類	・刃部や頸部の長さ・幅・太さによっていくつかの種類に分けられる（図2-15）．	・コロンビア型，マッコール型，イエテボリ型（M23A）．

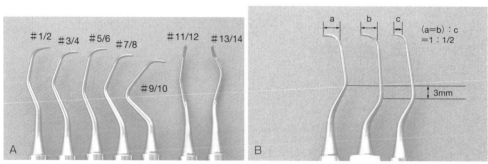

図2-15　グレーシー型キュレット[3]
A：グレーシー型キュレット（#1～#14）
B：グレーシー型キュレットの頸部と刃部の寸法（左からスタンダード，アフターファイブ，ミニファイブ）

作動する．

3) キャビテーション効果

　超音波振動によって多量の熱が生じるため，冷却水が必要となる．水はチップ先端で微細な噴霧状となる．この噴霧状の水滴は内部が真空であり，その気泡が瞬時に破裂する際にエネルギーを発散する．これを**キャビテーション（真空泡沫現象）**という．

4) 構成

　超音波発生装置である本体の発振器と，電気エネルギーを機械的振動に変える変換器（ハンドピース），振動を伝えるインサートチップ，給水システムと作動スイッチ（フットコントローラー）で構成される．

(1) マグネット方式

　磁歪振動子：振動方向は楕円形や前後左右

（2）ピエゾ方式

　電歪振動子：振動方向は前後で軸方向に直線
　　　　　　　的

5）利点と欠点

（1）利点

- ・短時間で歯石除去操作ができ，**フェザータッチ**（40～80 g の軽圧）で行えるため，術者・患者ともに疲労が少ない．
- ・手用スケーラーよりも歯質切削量が少なく，根面や周囲軟組織の損傷も少ない．
- ・細くて長いインサートチップを用いることで，複雑な形態や深い歯周ポケットへの到達性がよく，機械的振動により歯石除去効果も高い．
- ・キャビテーション効果や，薬液による抗菌作用がある．
- ・注水による術野の確保とイリゲーション効果がある．

（2）欠点

- ・インサートチップ自体が振動しているため，歯石の触知が難しい．
- ・**オーバーインスツルメンテーション**（過度の器具操作）により，歯質や周囲軟組織を損傷する．
- ・**ペースメーカー**を装着している患者には，誤作動を招くおそれがあるため使用を避ける．
- ・**エアロゾル**（固体状あるいは液体状の生物学的汚染物質で，長期にわたり空気中に浮遊する微粒子）による感染防止のため，伝染性疾患や感染症の患者にはできるだけ使用を避ける．

6）注意事項

　誤った操作方法で使用すると，歯質や周囲軟組織，修復物・補綴装置などに大きな損傷を与える．

- ・手指の感覚による仕上げが必要な場合もあるため，手用スケーラーとの併用が望ましい．
- ・陶材などの修復物辺縁やインプラント周囲では，破折や脱離の可能性があるため，安全な**プラスチックチップ**や**ソフトメタルチップ**を適切な振動数で用いる．

- ・チップの破損が生じた場合は，速やかに口腔外へ除去する．誤嚥の可能性がある場合は，歯科医師に報告し，指示を仰ぐ．
- ・使用時は全身の健康状態をよく確認する．（易感染性患者，呼吸器系リスクのある疾患，嚥下困難の患者など）
- ・脱灰した部位は破壊されやすく，露出象牙質も知覚過敏を生じさせるため使用しない．
- ・超音波特有の音や振動があるため，閉経期の女性や神経過敏症などの患者には不快感を与える場合がある．
- ・小児では，超音波振動に対して高い感受性があり，乳歯や幼若永久歯の歯髄組織にダメージを与えることがある．

3．エアスケーラー

1）使用目的

　超音波スケーラーと同様に機械的に歯石を除去する．

2）原理

　エアタービンの圧縮空気を応用してチップを微振動させ，歯石を粉砕除去する．エアスケーラーの振動数は**毎秒約2,500～7,000回振動**で，超音波と比較すると振動数は少ないため歯石除去効率はやや劣る．

3）構成

　エアタービンの圧縮空気を振動子のノズルから流すことでハンドピース内の振動体に楕円軌道の振動が生じる．この振動が振動子に伝達され，振動子に直結されているチップの先端に振動が生じる．

4）利点と欠点

（1）利点

- ・エアタービンの圧縮空気を利用するため安価で，手軽に導入できる．
- ・振動数が低いため過熱の心配がなく，疼痛や刺激および歯面への損傷が少ない．
- ・チップの過熱がないため冷却水は少なく，術野の確保が容易である．
- ・手用スケーラーに近い感覚で使用できる．
- ・歯肉縁下ポケットに使用可能である（縁下用チップあり）．

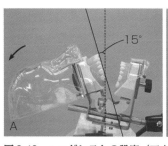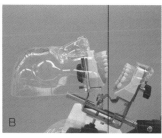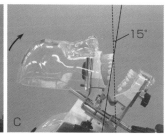

図2-16 ヘッドレストの設定（マキシラアングル）[4]
A：上顎位．B：基準位．C：下顎位．

(2) 欠点
- ・超音波スケーラーに比べると振動数が少ないため，歯石除去効率が劣る．

5) 注意事項
- ・エアロゾルが発生するため，感染予防対策に注意が必要である．
- ・基本的には超音波スケーラーと同様である．口腔内や全身の健康状態をよく確認してから使用する．

Ⅱ 操作方法

スケーリング・ルートプレーニングを行う際は，一般的に**患者水平位**で行う．

1. 環境の基本設定

1) 術者の姿勢
- ①両足が床につき，膝の角度が90°程度になるようにスツールの高さを調整する．両足の間隔は腰幅程度に開く．
- ②術者の中心に施術部がくるように位置させる．
- ③術者の肘を90°に曲げた手元に患者の頭部がくるよう高さを合わせる．
- ④背筋を伸ばし，肩が上がらないようにして椅子に深く腰掛ける．

2) 患者頭部

(1) ヘッドレスト（マキシラアングル，図2-16）

①基本設定

上顎咬合平面を床面に対して垂直にする（**基準位**）．

②操作部が上顎の場合

ヘッドレストを下げ（**上顎位**），患者の顎を少し上げる．

③操作部が下顎の場合

ヘッドレストを上げ（**下顎位**），患者の顎を引く．

(2) 患者の顔の向き（ヘッドローテーション，図2-17）

基本的には患者の顔は真上を向いた状態である．施術部位によって，術野の確保がしやすいよう患者に左右を向いてもらう．左右の傾斜の程度は開口量や歯の傾斜角度によって調整する．

3) 術者のポジション（図2-18）

患者の頭部方向を12時，足の方向を6時として，時計回りに位置づける．

(1) バックポジション（後方位）

11時～1時の位置に座り，術者の足は5時～7時に向く．

(2) サイドポジション（側方位）

患者頭部右側の9時に座り，術者の足は3時に向く．

(3) フロントポジション（前方位）

患者頭部右側頸部近くの8時に座り，術者の足は12時に向く．

2. 手用スケーラーの操作

1) 把持法

(1) 執筆状変法（図2-19）

スケーラーの基本的な把持法である．第1指と第2指でハンドルを把持し，第3指を第2指の先と同側のスケーラー頸部の上部に置き，第4指を第3指に添える．スケーラーの先端を見たとき，第1指と第2指，第3指で三角形になるように把持するとよい．誤った把持法は，確

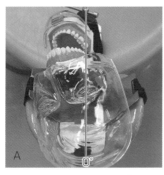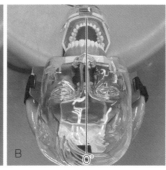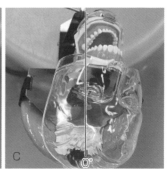

図2-17 患者の顔の向き（ヘッドローテーション）[4]
A：左. B：基準. C：右.

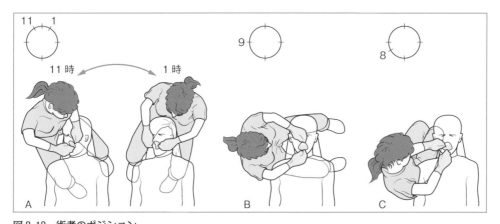

図2-18 術者のポジション
A：バックポジション（後方位）. B：サイドポジション（側方位）. C：フロントポジション（前方位）.

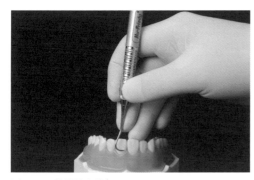

図2-19 執筆状変法[4]

実な操作ができないだけではなく，指や腕の疲労を招くことになる．

（2）掌握状

スケーラー把柄部を第2指から第5指で握る．第1指は固定に用いるためスケーラーは握らずに自由にしておく．チゼルタイプスケーラーで押す操作をする場合に使用することがあ

る．通常のSRP操作では使用しない．

2）固定法

スケーラーを操作するときは，安全で確実な操作のために常に**手指固定**を置く．手指固定は**口腔内固定**と**口腔外固定**に分けられる．

（1）口腔内固定

細かく繊細なスケーリング操作の際は，基本的に第4指で口腔内固定を行う．第3指が第4指とスケーラーの頸部の間にある**ビルドアップ法**は，SRPのために必要な腕の運動にとって不可欠である．第3指と第4指が離れてしまうと，触覚が鈍くなるだけではなく，ストロークを指の屈伸運動のみで行うことになるため，力とコントロール性に欠けてしまう．口腔内固定には次の4種類がある．

①スケーリング施術歯，または隣在歯の切縁もしくは咬合面に置く方法（理想的な固定）．
②同じ歯列弓の反対側の歯面に置く方法．

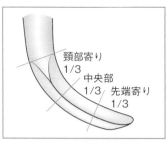

図 2-20 スケーラーの刃部（先端1/3を歯面に適合させる）

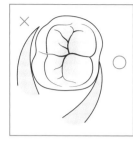

図 2-21 スケーラーの刃部への適合

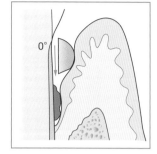

図 2-22 キュレットの歯肉縁下への挿入

③対合の歯列弓上の歯面に置く方法．

④ほかの指の上（スケーラーを把持していない第2指など）に置く方法（**フィンガーオンフィンガーレスト**として用いられるが，投影操作では実施できない）．

(2) 口腔外固定

固定を置くべき隣在歯が欠損している，患者の開口度が狭い，術者の手指が大きいなどの理由で口腔内固定がとれない場合は，**患者の頬に固定を置く**こともある．

①手のひらを上に向ける方法（第3指と第4指の背を患者下顎側面の頬の皮膚の上に置く）．

②手のひらを下に向ける方法（第3指と第4指の腹を患者下顎側面の頬の皮膚の上に置く）．

(3) 保持固定

口腔内固定における反対側の歯列に固定を置く方法や口腔外固定では，固定点とスケーラー刃部との距離が長くなり不安定となる．スケーラーを把持していない手の第1指もしくは第2指をスケーラーの頸部（あるいは把柄部）に当てて支持すると，操作圧やストローク方向をうまくコントロールすることができる．保持固定ではミラーを持つことができないため，術野の確保が必要である．

3) 手の動かし方

スケーラー操作時は，手首をまっすぐにして，前腕と手が同一の水平面上にあるよう位置づける．

(1) 前腕回転運動

手，手首，前腕を右方向へ回転させることによって操作を行う方法．スケーリング時に基本となるストロークである．

(2) 手指屈伸運動

スケーラーを把持する第1指，第2指，第3指を屈伸させることによって操作を行う方法．

(3) 手根関節運動

スケーラーを把持する手根関節（手首の関節）を上下させることによって操作を行う方法．

4) 歯面への適合（図 2-20, 21）

スケーラーは，刃部先端から1～2 mmを常に歯に接触させなければならない．キュレットも同様に刃部先端1/3が常に歯面に適合するように位置づけて操作する．適合は，把持している手の第2指と第3指に対して，第1指をわずかに押したり引いたりして把柄部を回転させて行う．これにより，さまざまな豊隆の歯面に接触させることができる．

5) キュレットの歯肉縁下への挿入（図 2-22）

①キュレットの刃部内面（フェイス）を歯面に対して0°にして歯肉縁下へ挿入する．

②そのまま，歯面に沿って縁下歯石の表面を通過してポケット底部まで挿入し，切縁を歯石の下端に位置づける．

6) キュレットの操作角度（図 2-23）

キュレットのフェイスと歯面を70°の操作角度にして歯石を除去する．歯軸を平行にするように，スケーラーを起こすことでフェイスと歯面の角度が70°になる．操作角度が90°以上になるとセメント質や歯肉組織にくい込むおそれがあり，歯周組織を損傷してしまう．一方，45°以下では，効果的にSRPが行えないだけではなく歯石表面のみを除去するだけで，取り残しの可能性が大きくなる．

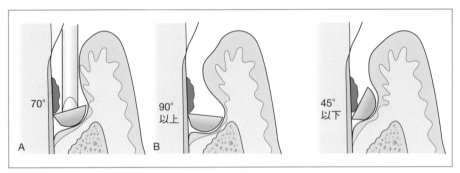

図2-23　ポケット内での操作角度
A：キュレットの歯肉縁下での操作角度
B：SRPの誤った操作角度

(1) ユニバーサル型（図2-24）

　ユニバーサル型キュレットは，第1シャンクに対して刃部内面が90°になっている．そのため，適正操作角度70°をとるには，第1シャンクを歯面に対して20°ほど傾けて操作する．

(2) グレーシー型（図2-24）

　グレーシー型キュレットは，第1シャンクに対して刃部内面が70°に傾いており（オフセットブレード），傾きの下側のみに切縁がある．そのため，第1シャンクを歯面に平行に合わせることで，刃部が自動的に適正操作角度の70°になる．なお，グレーシー型キュレットは特定部位専用のため，各キュレットの使用部位を理解しておく（**図2-25，表2-7**）．

7) 側方圧

　側方圧とは，スケーラーを歯面に当てる際の圧力のことで，操作の目的によって強・中・弱など適切な側方圧は異なる．いずれの場合も，必要以上の側方圧をかけると，過度のセメント質を削るなどの損傷を受け，知覚過敏の原因となる．一方，側方圧が弱いと，歯石の表面だけを滑沢にしてしまう．

(1) スケーリング操作

　多量で強固に沈着している歯石は，**強い側方圧**で除去する．比較的容易に除去できる場合は中等度で側方圧を用いる．いずれも歯石が除去されるに従い徐々に圧を減少させる．なお，弱い側方圧は歯石除去には適さない．

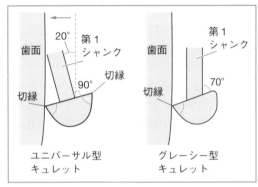

図2-24　ユニバーサル型キュレットとグレーシー型キュレットの使用法

(2) ルートプレーニング，ディプラーキング操作

　弱い側方圧で行う．沈着物があれば中等度の圧から始めて，根面が平滑になるにつれて軽い圧にする．※ディプラーキング：歯周ポケット内のプラーク除去

8) ストローク

　スケーラーやキュレットは，刃部を歯の曲面に合わせて動かし，引き上げたときにスケーラーが浮き上がらないよう，しっかりと止めてストロークを行う．止める操作を怠ったり，刃部が歯の曲面から外れたまま操作すると，周囲軟組織に損傷を与える．また，歯肉縁下では，刃部が歯肉辺縁を超えることのないようストロークする．なお，取り残しがないよう，ストロークは必ず**オーバーラップ**して進める．

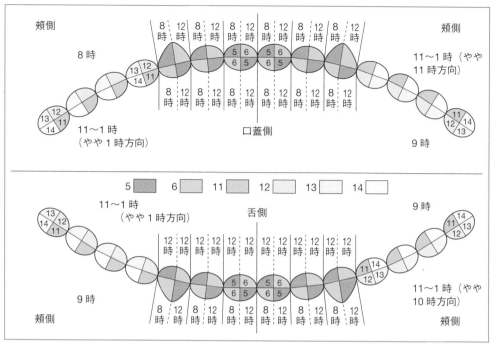

図 2-25 グレーシー型キュレットの使用例

表 2-7 グレーシー型キュレットの使用部位[3]

番号	使用部位
#1/2	前歯部
#3/4	前歯部
#5/6	前歯部，臼歯部
#7/8	臼歯部頰舌側面
#9/10	臼歯部頰舌側面
#11/12	臼歯部近心面および近心方向の隣接歯間部
#13/14	臼歯部遠心面および遠心方向の隣接歯間部

(1) 動きによるストローク

①短いストローク

スケーリング操作では，歯周組織を損傷させないようにストロークを短くし，側方圧をかけて歯石の基底部（下端）から一気に除去する．

②長いストローク

ルートプレーニングの際に用いられ，均等な弱い側方圧で行う．

(2) ストローク方向（図 2-26）

SRP では垂直と斜めストロークを頻用する．水平ストロークは，刃部の先端が根尖方向を向いておりポケット底部を損傷するおそれがある．そのため，深くて狭いポケットや隅角，根分岐部などの垂直や斜めのストロークでは到達性の悪い部位や，補綴装置の辺縁付近などに選択的に用いる．

①垂直ストローク（図 2-26A）

歯冠側に向かって歯軸方向に行う．

②斜めストローク（図 2-26B）

歯冠側に向かって歯軸に対して斜め方向に行う．

③水平ストローク（図 2-26C）

歯頸線と平行のストロークであり，短いストロークで操作する．

3. 超音波スケーラーの操作

1) スケーリング操作

①部位に適応するインサートチップを選択する．

②術前にキャビテーションが起こるか口腔外で確認する．

③歯石の沈着状況に合わせた出力に調節する．

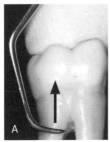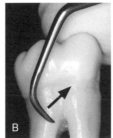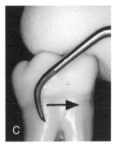

図2-26　グレーシー型キュレットのストローク方向[4]

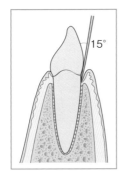

図2-27　チップと歯面の角度

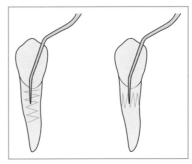

図2-28　根面におけるチップの動かし方

（多量の歯石：最初は強めにし，歯石が除去されて歯面が見えてきたら弱めて軽圧にする）

④ハンドピースを執筆状変法で把持し，やさしく固定をとる．

（歯面に対して力を必要としないため，固定を口腔外や軟組織に求めてもよい）

⑤チップ先端の側面を歯面に対して15°前後の角度で当てる（図2-27）．

（歯面に損傷を与えるため，チップ先端を直角に当てない）

⑥側方圧はフェザータッチ（軽圧）とし，常に移動させて操作する．

⑦ストロークは，垂直（上下），斜め，水平（左右）の3方向を使い分ける，あるいはそれらを組み合わせて行う．

2) ルートプレーニング操作

①専用のインサートチップを選択し，ルートプレーニング用の出力に調整する．

②根面にチップ先端2mm程度の側面を平行に当てる．

③フェザータッチで根面をなぞるように，上下左右のゆっくりとしたストロークで動か

す（図2-28）．

3) 装置の管理

水や薬液のホースの汚れや目詰まりを除去するために，使用後は最低20秒間，最大流量の水で洗浄する．

ハンドピースは消毒薬に直接浸けずにオートクレーブ滅菌を行う．

チップは使用とともに摩耗して短くなり，作業能率が低下する．一般に，2mmの摩耗で50%の能率低下といわれている．付属の専用インジケータで定期的に確認する方法もある．刃のついているチップは，刃先が鈍ったらシャープニングする．

4．エアスケーラーの操作

操作方法や使用後の管理については，超音波スケーラーと同様である．

5．デンタルミラー

(1) 使用目的

(1) **投影**（鏡視）：直視できない歯面や口腔内を映してみえるようにする．

(2) **反射**（明視）：ライトの光を反射させて術野を明るくする．

(3) **排除**（圧排）：舌や頬粘膜を押さえて術野をみやすくする．

(2) 操作方法

(1) 把持法：執筆状変法で把持する．長く把持する方法と短く把持する方法がある．

(2) 固 定：柔軟に把持し，歯や頬，顎などに軽く固定して操作する．

(3) 挿 入：術野を見やすい方向から，施術歯を中央にしてその両側の歯がミラーに映る程度に離して挿入する．

(3) 操作時の注意

(1) 口腔内に挿入するとき，歯にミラー頭部を当てたり，把柄部を歯に直接当てて固定しない．

(2) ミラー頭部を口腔内の軟組織に固定しない．

(3) ミラー頭部を口腔底に押しつけたり，舌背にのせたりしない．

(4) 軟組織の排除には，ミラーの接続部を使用すると患者に不快感を与える．

(5) 反射面を曇らせないよう，頬粘膜でミラー表面を温める工夫や，鼻呼吸の協力を仰ぐ．

Ⅲ 歯周ポケット内洗浄

超音波スケーラーの水量とパワーを調節し歯周ポケット内の**イリゲーション**（薬液などの液体で直接歯周ポケットを洗浄・消毒し，ポケット内の環境を改善すること）を行うことができる．また，シリンジなどを使用して歯周ポケット内に薬液を流し込むことで洗浄することもできる．

1. キャビテーション効果による洗浄

超音波スケーラーのキャビテーション効果により，歯周ポケット内に残った歯石や沈着物を洗浄する．また，注水による歯周ポケット内イリゲーション（洗浄），マイクロストリーミング（渦状の定常流，**図2-29**）によるキャビテーション領域の拡大などの効果により，ポケット内の

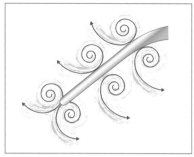

図2-29 マイクロストリーミング（渦状の定常流）[4]

デブライドメントを行うとされる．

※デブライドメント：根面に付着した歯石やプラーク，炎症性肉芽組織を除去すること．

2. 操作方法

①深い歯周ポケットや根分岐部内の洗浄には，先端が細くて長いチップを用いる．また，インプラントメインテナンス用として樹脂でコーティングされたチップなどを使い分ける．

②パワーを設定する．水量はチップ先端から線状に出るようにする（洗浄用の出力に調整）．

③根面に当てる角度は，なるべく歯軸と平行にする．

④チップをポケット底まで挿入し，チップの先端2mm程度の側面を用い，根面をなでるように上下左右のゆっくりとしたストロークで動かす．

Ⅳ シャープニング

1. 目的

①鋭利な切縁（カッティングエッジ）を得る．

②刃部形態の原形を保つ．

2. 必要性

(1) 作業効率を高めて，チェアタイムを短縮する．

(2) 触感を高めて，歯石の取り残しを防止する．

表2-8 砥石の種類

種類	名称	潤滑剤	きめの細かさ	用途
天然砥石	アーカンサスストーン	オイル	中～細かい	日常，仕上げ用
人工砥石	インディアストーン	オイル	中	形態修正
	セラミックストーン	不要または水	極めて細かい	日常，仕上げ用

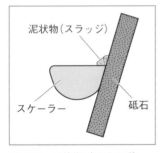

図2-30 泥状物（スラッジ）

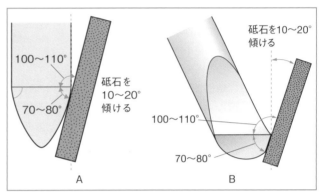

図2-31 砥石の当て方
A：シックル型スケーラーおよびユニバーサル型キュレット側面の砥石の当て方
B：グレーシー型キュレット側面の砥石の当て方

(3) 歯石表面で刃が滑らず，過度の圧力が必要ないため患者の不快感が減少する.
(4) 術者の疲労を減少する.
(5) スケーラーの滑脱による損傷を防止する.

3. 使用する器材
1) 砥石（表2-8）
天然砥石と**人工砥石**に大別される. 砥石は，粒子の大きさにより**形態修正**から**仕上げ研磨**まで用途が異なる. 長方形や円錐形の手用砥石から，マンドレールにつけられた円形の砥石をハンドピースに取りつけて回転させて用いるものまで，さまざまな形態がある.
2) 潤滑剤
シャープニングの際は，砥石上での刃部の動きを滑らかにし，砥石の乾燥や目詰まりを防ぐために潤滑剤を用いる. **潤滑剤**には**水**と**オイル**があり，砥石の種類により使い分ける.
セラミックストーンには潤滑剤を必要としないものもある.

3) テスト棒
プラスチックのスティックで，シャープニング後の切れ味を評価するのに用いる.

2. シャープニングの時期
基本的には，スケーリング後に行う. ただし，スケーラーの切れ味が鈍いと感じたら，いつでもすぐにシャープニングする. 治療中にシャープニングする場合は，個別に滅菌した砥石を用いる.

5. シャープニングの方法
シャープニングには，**砥石固定法**と**スケーラー固定法**がある. どちらも，シャープニングを行うと金属の削りかすと潤滑油が混ざった**泥状物（スラッジ）**がみられる（**図2-30**）. シャープニングが適切になされると刃部内面にスラッジが出てきて，シャープニング終了となる.
1) スケーラー固定法による刃部側面のシャープニング（図2-31）
①スケーラーを左手で掌握状に把持してしっ

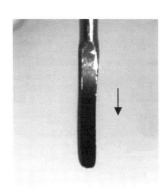

図2-32　グレーシー型キュレットの刃部側面のシャープニング方向[4]

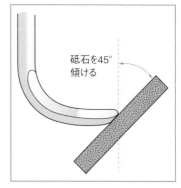

砥石を45°傾ける

図2-33　キュレット刃部先端のシャープニング

かり固定し，右手で砥石を持つ．

②スケーラー先端を自分のほうに向け，刃部内面と床面を平行にする．

　＊シックル型スケーラー
　　：第1シャンクを12時方向
　＊ユニバーサル型キュレット
　　：第1シャンクを12時方向
　＊グレーシー型キュレット
　　：第1シャンクを11時方向
　（オフセットブレードのため頸部の屈曲に惑わされないよう注意）

③スケーラー刃部内面と砥石とのなす角度が90°になるよう，砥石を合わせる．

④砥石を刃部側面に適合するよう10～20°傾けて，刃部内面と砥石とのなす角度が100～110°になるようにする．（砥石は1時方向）

⑤砥石は，2cm程度の幅で上下運動をさせ，刃部のヒールからトウまで研ぐ．刃部の形態を変形させないようにする．

　＊シックル型スケーラー：刃部は先端に向かって細く尖っている．
　＊ユニバーサル型キュレット：2つの切縁は先端部分までは平行でまっすぐである．
　＊グレーシー型キュレット：切縁は真上から見ると先端部分までまっすぐである（図2-32）．

⑥スラッジが出たら，砥石を下げて終わる．

⑦反対側の側面はスケーラー先端を自分とは反対に向けて同様に研ぐ．

2）キュレット刃部先端のシャープニング（図2-33）

①キュレットを左手で掌握状に把持し，右手に砥石を持つ．

②キュレット先端を3時の方向に向け，刃部内面と床面を平行にする．

③スケーラー刃部内面と砥石とのなす角度が90°になるよう，砥石を合わせる．

④砥石を刃部先端に適合するよう45°傾ける．

⑤砥石は，先端の丸みに合わせて円を描くように，2cm程度の幅で上下運動を行う．

⑥スラッジが出たら，砥石を下げて終わる．

3）刃部内面のシャープニング

　スケーラーおよびキュレットの刃部内面を研ぐ場合は，刃部内面の彎曲に合わせるように円筒形の砥石を当てる．砥石を刃部内面に対して真横に位置づけて，均一な圧力をかけて砥石を動かす．その際，刃部のヒールからトウに向けて砥石を上向きに回転させて研ぐ．

6．切れ味の確認
1）視覚による確認

　切縁に光を当てたときの反射光や状態で確認する．鈍い切縁は，光を当てると丸みを帯びた切縁が面状で白く反射する．鋭利な切縁は光を反射せず，白い線や光る部分が見えることはない．

　ルーペで拡大して確認する場合もある．

2) 触覚による確認

　切縁をテスト棒に軽く当てたときに食い込み感を確認する．鋭利な切縁は，軽く当てるとテスト棒の表面に食い込む．鈍い切縁は強く圧をかけないと食い込まず，テスト棒の表面を滑る．

　テストをする際は，切縁とテスト棒の表面をスケーリング時の操作角度と同様に位置づけ，刃部のトウ・中央・ヒールをくまなくチェックする．

7. 砥石の管理

　使用後の砥石は，オイルを拭い，超音波洗浄器にかける．砥石の目詰まりやオイルの汚れは，中性洗剤を用いてナイロンブラシで洗う．洗浄後は，高圧蒸気滅菌または低温プラズマ滅菌を行う．

8. 注意点

・刃部原形を変えないよう，シャープニング前に必ずスケーラー刃部を観察する．
・刃部側面と砥石の角度を一定にする．
・砥石かスケーラーのどちらかをしっかりと固定する．
・比較的小さな一定の力で研ぐ．
・刃部のヒールからトウに向かって研ぐ．
・粒子の粗い砥石から細かい砥石の順に使用する．
・シャープニング前後にスケーラーの切れ味を確認する．

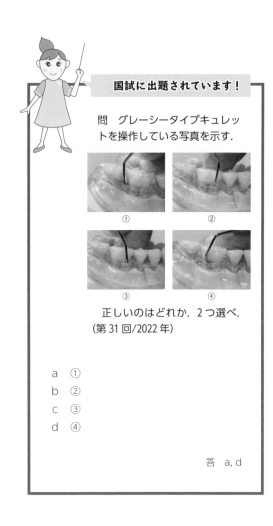

国試に出題されています！

問　グレーシータイプキュレットを操作している写真を示す．

①　②　③　④

正しいのはどれか．2つ選べ．
(第31回/2022年)

a　①
b　②
c　③
d　④

答　a, d

SECTION 4　歯面清掃・歯面研磨

Ⅰ　使用機器・器具・材料の種類

歯面から物理的にプラーク（バイオフィルム）を取り除くために，歯面清掃・歯面研磨が必要となる.

1. 歯面清掃
1）PTC

PTCとは，歯科衛生士，歯科医師によるプラーク除去，スケーリング・ルートプレーニング，歯面研磨の処置すべてをさす. PMTCとの違いは，エバシステムという専用の機械を使うかどうかである. ただし，どちらも歯冠隣接面を含めた歯面からのプラーク除去は共通している. なお，PMTCにはスケーリング・ルートプレーニングは原則含まない.

2）PMTC
（1）定義

PMTCとは，**エバシステム**という専用の器具を用いて行う，**専門家による機械的歯面清掃（プロフェッショナルメカニカルトゥースクリーニング）**である. スウェーデンのAxelssonにより提唱されたもので，「往復運動式のエバチップハンドピースとフッ化物入りペーストを用いて，歯間隣接面も含めすべての歯面の歯肉縁上および歯肉縁下1〜3mmのプラークを機械的に選択除去する方法」と定義される.

（2）目的

患者自身がセルフケアでコントロールしにくい部位のプラーク除去を選択的に行う.

・歯科疾患の予防（歯周病，う蝕）
・歯科疾患の治療（歯肉炎，歯周病の改善，初期う蝕の再石灰化促進）
・口腔衛生やリコールへの動機づけ（PMTCによる爽快感，予防効果）

（3）使用器材

PMTCに使用する器材を**表2-9**に示す

3）歯面清掃器（エアポリッシャー）
（1）目的

水とエアと重炭酸ナトリウム（重曹）のパウダーを，歯面に直接噴射させて使用する. プラークや色素沈着（ステイン）の除去を目的としている. また，歯面清掃剤には，歯肉縁下対応のグリシンもある.

（2）安全上の注意
【禁忌症】
①ナトリウム摂取制限を必要とする患者は，炭酸水素ナトリウムは使用せず，グリシン主成分のものを使用する.
②呼吸器系に重度の疾患がある患者
③全身的な疾患や障害がある患者（慢性閉塞性肺疾患，免疫不全，エアロゾルにより感

表2-9　PMTCの使用器材

使用目的	使用器材
プラークの染出し	染色剤
研磨剤の注入・塗布	フッ化物配合研磨剤，シリンジ
隣接面の清掃・研磨	コントラアングルハンドピース（往復運動），エバチップ（図2-34A），仕上げ研磨用ストリップス，デンタルフロス
頬舌側面・咬合面の清掃・研磨	コントラアングルハンドピース（回転式），ラバーカップ，ポリッシングブラシ
フッ化物歯面塗布	2%フッ化ナトリウム，フッ化第一スズ

染拡大する可能性のある伝染性疾患など）

【注意を要する場合】
①鼻呼吸が困難な患者
②知覚過敏のある患者
③口腔内に傷や異常が認められる場合
④パウダーに対してアレルギー体質の患者
⑤チップの入らない深いポケット

（3）使用上の注意
①軟組織（歯肉，粘膜）や歯周ポケット内に直接噴射しない．
②パウダー，エアロゾルが大量に飛散するため，感染防止を徹底する．
③飛散したパウダーが患者の口腔内以外の部分（目，鼻，気管など）に入らないよう防護する．口腔外バキューム装置を使用するとよい．
④長時間の連続使用は避ける．
⑤ノズルの詰まりの原因となるため，十分乾燥した専用パウダーを使用する．

（4）術後の注意
術後は歯面に若干の凹凸ができているため，2～3時間は喫煙および紅茶などの着色作用の強い食物の摂取はしないよう患者指導を行う．

2. 歯面研磨
PTCの流れの中で行う，歯面の研磨である．

1）目的
・スケーリング，SRPによってできた粗糙な歯面を滑沢にし，歯石の再沈着を予防する．
・スケーリング後に残留している微細な歯石，手用スケーラーでは取り除くことができない外来性色素沈着物などを除去する．
・爽快感や審美感を与えることで，口腔衛生を再認識させる．

2）使用器材
（1）種類
①モーターによる回転法
・コントラアングルハンドピース
・研磨チップ（ラバーカップ，ポリッシングブラシ，ラバーポイントなど）
②手用法
・デンタルフロスや仕上げ研磨用ストリップス：隣接面の研磨に，研磨剤を用いて使用

する．
・仕上げ研磨用ストリップス：隣接面の研磨に用いる．

（2）歯面研磨剤
①研磨剤の使用目的
・摩擦熱を防ぐ
・研磨効果を高める
②研磨性
粗さの指標は**RDA（Radioactive Dentine Abrasion）値**で示される．RDA値は，歯磨剤や研磨剤の研磨性の評価を示しており，数値が大きいほど研磨性が高い．高速回転であったり，側方圧が加わるとRDA値が小さくても歯面の切削量が増すので注意が必要である．
③構成成分
研磨剤：シリカ（無水ケイ酸），炭酸カルシウムなど
湿潤・潤滑剤：グリセリン
粘度調整剤：カルボキシメチルセルロースナトリウムなど
その他：フッ化物，色素，香料など

3）注意事項
（1）研磨によりエナメル質表層が摩耗すると，う蝕抵抗力が弱まるため，スケーリング後の歯面研磨には，フッ化物配合研磨剤を選ぶ．
（2）研磨剤には粒子の大きさの違いや粘度の違いによりさまざまなタイプがある．粒子の粗いもの→細かいもの，粘度の高いもの→低いものを使う．目的によって適切に使い分ける．
（3）歯面研磨後に，二次う蝕知覚過敏，根面う蝕の予防としてフッ化物を塗布する．

4）歯面研磨に注意が必要な症例
（1）エナメル質が薄い場合→禁忌
（2）脱灰している場合→禁忌
（3）根面が露出している場合
（4）レジン充塡，金銀パラジウム合金，インプラント部への研磨
（5）歯肉に痛みや腫脹などの急性症状がある場合
（6）口腔乾燥
（7）アレルギーや感染症の患者

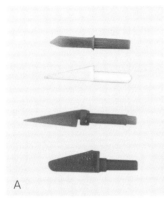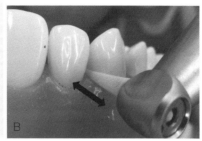

図 2-34 エバチップ
A：各種エバチップ
B：エバチップの隣接面への当て方

3. サブソニックブラシシステム

(1) 特徴

エアスケーラーに専用のブラシを装着し，注水下でのブラシの振動による音波効果（サブソニック振動）で発生する泡により歯面清掃を行う．歯頸部の硬組織や修復物などに対しても，表面粗さに影響はなく安全に使用できる．ただし，PMTC ペーストとの併用では無水化で行う．

(2) 適応

- ・歯肉辺縁の洗浄
- ・知覚過敏，根面露出部の清掃
- ・小窩裂溝填塞前の裂溝清掃
- ・補綴装置周辺の清掃
- ・矯正装置周辺のプラーク除去

Ⅱ 操作方法

1. PMTC

①プラークの染め出し

患者自身がコントロールしにくくプラークが残っている部位を明視するために行う．プラークが多く存在し，口腔底に唾液がたまり染色しにくいため，**下顎舌側隣接面**から始めることが望ましい．染め出しは 1 分以内に全顎行う．

②研磨剤の注入または塗布

歯間部に**フッ化物配合研磨剤**を注入・塗布する．研磨剤を入れたシリンジを用いて，シリンジの先で歯間乳頭を押し下げるようにして塗布

する．

③隣接面の清掃・研磨

エバチップ（**図 2-34A**）を，**往復運動**するコントラアングルハンドピースに付けて使用する．歯間部にチップを挿入し，歯間乳頭が少し下がるように近心面，遠心面に適合させ，適切なスピードで行う（**図 2-34B**）．**仕上げ研磨用ストリップ**や**デンタルフロス**を利用することもある．患者にとって清掃が難しい**舌側隣接面**から開始する．

④頬舌側面・咬合面の清掃・研磨

回転式のコントラアングルハンドピースに，**ラバーカップ**や**ポリッシングブラシ**を装着して行う．**低速**で回転させ，ラバーカップの辺縁を歯肉縁下 1～2 mm まで到達させて清掃・研磨する．**下顎舌側面**から開始する．

⑤再染色

全顎の処置が終わったら，再度染め出しを行い確認する．

⑥歯面の洗浄（歯周ポケット内の洗浄）

スリーウェイシリンジを用いて，口腔内に残留する研磨剤を十分に洗い流す．特に歯肉溝や歯周ポケット内に残留がないようにする．

⑦フッ化物歯面塗布

二次う蝕や知覚過敏，根面う蝕の予防として，フッ化物歯面塗布を行う．2%フッ化ナトリウムやフッ化第一スズなどを使用する．

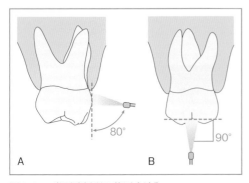

図2-35　歯面清掃器の使用方法[6]

A：臼歯部頬側，舌・口蓋側は，歯面に対して80°の角度
　（歯肉縁上使用）で噴射する．
B：咬合面は咬合平面に対して90°の角度で噴射する．

2. 歯面清掃器（エアポリッシャー）（図2-35）

①患者の目や口腔周囲をタオルで防護する．

②綿花，コットンロールで患者の舌や粘膜の防護を行う．

③ノズルを<u>切縁方向</u>に向け，歯面に対して適切な（前歯部：55～60°，臼歯部：80°，咬合面：90°）入射角で位置づける．なお，歯肉縁周囲ではパウダーにより異なり，炭酸ナトリウムでは切縁方向に，グリシンでは30～60°の角度でポケット内の方向に噴射する．

④ノズルと歯面の間隔を<u>2～5 mm</u>離して操作する．

⑤<u>小さな円を描くようにノズルを動かし，スプレーする</u>．

⑥口腔内に貯留した水とパウダーをこまめにバキュームで吸引する．

⑦清掃後は，スリーウェイシリンジで歯肉溝，歯周ポケットなどに残留するパウダーを十分に洗い流し，患者にも十分洗口させる．

（5）術後の注意

術後は歯面に若干の凹凸ができているため，2～3時間は喫煙および紅茶などの着色作用の強い食物の摂取はしないよう患者指導を行う．

3. 歯面研磨（モーター回転法）

①口腔内の洗浄・消毒

②コントラアングルハンドピースにラバーカップを装着する．

③コントラアングルハンドピースを操作する際は必ず固定をとる．

④ラバーカップ内面に研磨剤をつけて歯面に当てる．

⑤ラバーカップの辺縁が少し広がる程度に**軽圧**で圧接する．ラバーポイントは歯間乳頭部に挿入する．

⑥コントラアングルハンドピースは**低速回転**で**断続的**に操作する．この時，摩擦熱が生じてエナメル質が摩耗しないよう，研磨剤で湿潤状態を保ち，過度の圧接をしない．1カ所に1～2秒程度．

⑦歯面を近心・中央・遠心に3分割し，1歯面5～15秒を目安にラバーカップが歯面に的確に当たるようにする．

⑧隣接面の研磨は，研磨用コーンを用いて，操作面に対して歯冠方向斜め45°に先端を当て研磨する．

⑨咬合面はポリッシングブラシを使って研磨する．

⑩器具が入らない部位は，デンタルフロスや仕上げ研磨用ストリップスなどの手用器具を用いる．

⑪スリーウェイシリンジで口腔内の研磨剤をしっかりと除去する．

SECTION 5 メインテナンス・SPT

I 目的

メインテナンス・SPT（Supportive Periodontal therapy）は，改善された歯周組織を良好な状態で長期間維持するため，および再発を防止するために行う．メインテナンスの目的は，**表2-10** のとおりである．歯科衛生士は，モチベーションの維持ができているか，セルフケアができているか確認し，必要に応じて専門的機械的歯面清掃，スケーリング・ルートプレーニングを行い，原因因子の除去を行う．また，全身の健康状態の把握，生活習慣の確認を行い患者をサポートしていくことが大切となる．

近年，患者個々の病態や患者を取り巻く環境が多様化され，歯周治療後のメインテナンスも，患者の全身や歯周組織の状態によって，メインテナンスとSPTという2通りの考え方に分けられるようになった（p.26，**図2-12** 参照）．

1. メインテナンス

歯周治療によって治癒した歯周組織を長期に維持していくための口腔内の管理で，セルフケアとプロフェッショナルケアからなる．

＊治癒：歯周組織が臨床的に健康的に回復した状態．歯肉の炎症およびプロービング時の出血な

し，歯周ポケットは3 mm 以下（4 mm 未満），歯の動揺は生理的範囲．

2. SPT

歯周治療によって病状が安定した歯周組織を歯周基本治療と同じ内容で維持することをいう．

＊病状安定：歯周組織の大半は健康に回復したが一部に病変の進行が停止し安定している4 mm 以上の歯周ポケットや根分岐部病変，歯の動揺が認められる状態．

II 評価

患者来院時には，歯周組織検査と全身状態を確認することが大切である．

1. メインテナンス時に移行する理想的な基準

条件をすべて満たすことが絶対ではなく，限られた条件の中で最大限に治療効果が得られるように患者を導くことが求められる（**表2-11**）．

2. メインテナンス・SPT の間隔

患者のおかれている環境を把握し，検査結果，口腔内のリスクファクターや生活習慣などを考慮し，決定していく（**表2-12**）．一般的には，治療終了後1年以内は，プラークコントロールが良好で問題のない場合は3〜4カ月，治療終了後1年以上経過した場合は6カ月から1年に一度と患者の口腔内の状態により期間を変更していく．

表2-10　メインテナンスの目的

1. コンプライアンス（患者の協力度）の維持
   口腔清掃に関するモチベーション
   患者教育の継続
2. アタッチメントレベルの維持
   歯周組織検査の継続（再発の早期発見）
   再治療の実施（早期治療）
   PMTC の実施
3. う蝕予防とその早期発見，早期治療
4. 修復物・補綴装置の管理
5. 全身の健康状態の評価

表 2-11　メインテナンスに移行する際の理想的な基準[3]

	メインテナンス
全身状態	全身疾患のコントロールができている.
咬合	安定が得られている.
歯列	安定が得られている.
歯の動揺	生理的な範囲内（0.2mm 以内）である. 長期的に付着の喪失を伴わない程度の動揺.
歯周ポケット	3mm 以下（4mm 未満）で推移している.
歯肉出血	BOP：－
歯肉の状態	発赤. 腫脹などの炎症所見はない.
口腔清掃状態	良好である（PCR 20％以下）.
エックス線像	歯槽硬線の明瞭化，均一な歯根膜腔の存在.

表 2-12　メインテナンス，SPT 間隔の決定要素

1．患者のプラークコントロールレベル
　　コンプライアンスのレベル
　　プラークコントロールへの理解度とその技術
　　プラーク付着因子の存在
2．歯周組織の歯周病抵抗性
　　歯周ポケットや根分岐部病変の残存状態
　　歯周組織の存在量（付着歯肉，歯槽骨量など）
3．リスクファクターの有無
　　糖尿病などの全身疾患や喫煙習慣
　　ブラキシズムなどの異常咬合習癖の存在
　　プラーク細菌の病原性
4．う蝕活動性の高さ
　　修復物・補綴装置の量や複雑さ

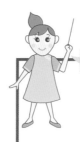

国試に出題されています！

問　SPT の間隔を決定するのに考慮するのはどれか．2つ選べ．（第 28 回/2019 年）

a 身　長
b 喫　煙
c 血　圧
d 骨粗鬆症

答　b, d

3章 う蝕予防処置

基礎知識

Ⅰ う蝕と生活習慣の関連

う蝕は**生活習慣病**の1つと考えられている.
う蝕と大きく関わりのある生活習慣は,口腔保健行動,摂食行動,受診・受療行動がある.

1. 口腔保健行動

(1) 予防行動

(2) ブラッシング

(3) フロッシング

(4) 洗口

(5) フッ化物応用

2. 摂食行動(食品の選択・受容)

(1) 糖質制限

(2) 代用甘味料

(3) 咀嚼能力

3. 受診・受療行動

(1) 治療

(2) 定期健診

Ⅱ う蝕と全身疾患の関連

唾液分泌の低下をきたす全身疾患や治療手段,要介護状態などの全身の健康状態が,う蝕発生やう蝕の進行因子となる場合がある.

1. 全身の健康状態

(1) Sjögren〈シェーグレン〉症候群

(2) 糖尿病

(3) 貧血

(4) 甲状腺機能亢進症

(5) 放射線治療

(6) 要介護状態

2. 服薬状況

(1) 降圧薬

(2) 向精神薬

(3) 抗がん剤

(4) 抗 Parkinson〈パーキンソン〉薬

(5) 鎮咳去痰薬

(6) 制吐薬

(7) 利尿薬

(8) 抗アレルギー薬

3. その他

(1) ストレス

(2) 加齢

Ⅲ う蝕予防処置の安全性

う蝕予防処置とは,歯科医師や歯科衛生士などの専門家が行う,う蝕を予防するための処置である.

(1) フッ化物の局所応用(フッ化物歯面塗布,フッ化物洗口)

(2) 小窩裂溝塡塞(フィッシャーシーラント)

1. フッ化物の局所応用法

1) フッ化物歯面塗布

　フッ化物歯面塗布に用いられるフッ化物の使用量は，平均2mL（2g）以下であるため，急性中毒の危険性はない．しかし，高濃度のフッ化物製剤を取り扱うため，薬液の保管には十分注意し，塗布の際は使用量を守る必要がある．

2) フッ化物洗口

　誤って全量飲み込んだ場合でも，ただちに健康被害が発生することはないと考えられている方法で，急性中毒と慢性中毒試験の両面から理論上の安全性が確保されている．

(1) 急性中毒

　通常の方法であれば，誤飲したとしても，急性中毒の心配はない．

(2) 慢性中毒

　口腔内残留量は微量であるため，発現することはない．

(3) その他

　有病者や身体が弱い人，障害をもっている人が特に影響を受けやすいことはない．腎疾患の人にもう蝕予防としてすすめられる方法で，アレルギーの原因になることもない．骨折，がん，神経系および遺伝系の疾患との関連などは，水道水フロリデーション地域のデータを基にした疫学調査などによって否定されている．

2. 小窩裂溝塡塞（フィッシャーシーラント）

　塡塞材の種類によっては発疹，皮膚炎などの症状が出る場合もあるため，事前に問診で薬剤によるアレルギーがあるかどうかなどを聴取する．

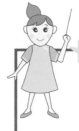

国試に出題されています！

問　う蝕とNCDsのコモンリスクファクターに該当するのはどれか．1つ選べ．（第30回/2021年）

a　飲　酒
b　喫　煙
c　休　養
d　食生活

答　d

SECTION 2 情報収集と評価

I　う蝕のリスク検査・評価

1. う蝕のリスクとは

ある一定の時点または期間において予想される，う蝕発病の危険性とう蝕の進行の可能性をいう．

2. 具体的なう蝕発病因子

1) 局所的因子

細菌叢，宿主，食餌性基質

2) 全身的因子

全身疾患，治療手段，要介護などの全身の健康状態

3) 社会的因子

地域，家庭，経済，教育

4) 保健行動

口腔清掃，食事の摂り方，歯科受診

現在は，唾液やプラークを用いた局所的な発病因子の判定（**う蝕活動性試験＝カリエスリスクテスト**）を個人ごとに行い，リスクの大きな因子を突き止める．その結果から，う蝕予防プログラムを立案し，リスクを低減させる予防行動を起こすことが基本となる．

3. う蝕活動性試験の具備すべき条件

・う蝕病因論に基づいていること
・臨床成績との関連性があること
・結果の再現性が確かであること
・操作時間が短く，特殊な技術を要しないこと
・判定時間が短く，容易であること
・安価であること

4. う蝕活動性試験の使用目的

・う蝕予防プログラムの立案
・う蝕予防プログラム実施中のモニタリングと評価
・歯科保健指導におけるプラークコントロールの動機づけ
・リコール間隔の決定
・矯正治療開始時期の判定と治療中の口腔清掃指導
・修復物および補綴装置の装着の可否の判定
・集団を対象に歯科保健指導を行う際のリスク・スクリーニング

う蝕活動性試験は，歯科診療所だけではなく保健所，学校などの地域保健の場においても，歯科保健指導にきわめて有用である．

5. う蝕活動性試験

1) 検査の材料

さまざまな**検体**がある．検体としては，唾液，プラーク，エナメル質がある．

2) 主なう蝕活動性試験

表3-1 に主なう蝕活動性試験を示す．

表 3-1　主なう蝕活動性試験

検体	う蝕活動性試験
唾液	RD テスト®，Dentocult® LB，グルコースクリアランステスト，Snyder テスト Dreizen テスト，Fosdick テスト，Hardley テスト
プラーク	Swab テスト，プラーク pH 測定法
歯	Enamel Biopsy（エナメル生検法）

Ⅱ　う蝕予防処置計画

　個別のう蝕リスクに適応した予防手段の適切な組合せを考える必要がある．また，治療に際しても予防的な処置方法を考慮し，リスクが高い場合には短い期間でメインテナンスを実施する必要がある．

1. 具体的評価項目ごとの対処法

1) *S. mutans* およびミュータンスレンサ球菌のレベルが高い

　フッ化スズの応用とクロルヘキシジンなどの抗菌薬の応用．

2) Lactobacilli のレベルが高い

　未処置う窩の存在や不適合補綴装置・充塡物の存在が疑われるため，これらの処置が優先される．同時に，フッ化物配合歯磨剤や洗口剤の日常応用が推奨される．

3) 唾液の分泌速度や緩衝能の低下

　口腔乾燥と服用薬剤の問題が指摘され，分泌機能の改善と薬剤の確認を図るとともに，歯科診療所および家庭でのフッ化物応用が望まれる．

2. その他

1) 臼歯（永久歯・乳歯）の深い小窩裂溝，上顎側切歯の盲孔など，う蝕のリスクが高い歯を有する場合

　小窩裂溝塡塞（フィッシャーシーラント）を行い，歯質を削らずに塡塞材で小窩裂溝を封鎖し，う蝕の発生を防ぐ方法が有効である．

2) すべてのリスクに対して

　フッ化物局所応用法（歯面塗布・洗口・歯磨剤など）が有効である．年齢やリスクに応じて応用法を選択し，組み合わせることで，よりう蝕予防効果が高まる．

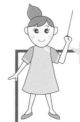

国試に出題されています！

問　う蝕リスク検査の結果の写真を示す．

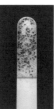

評価しているのはどれか．1つ選べ．（第31回/2022年）

a　*Candida albicans*
b　*Lactobacillus caseii*
c　*Streptococcus mutans*
d　*Porphyromonas gingivalis*

答　c

SECTION 3

フッ化物応用によるう蝕予防

I　フッ化物歯面塗布

1. 使用薬剤の種類と取り扱い

1) 使用薬剤の種類（表 3-2）

(1) 2%フッ化ナトリウム（NaF）溶液・フォーム

(2) リン酸酸性フッ化ナトリウム（APF）溶液・ゲル・フォーム

(3) 4%または8%フッ化第一スズ（SnF$_2$）溶液

2) 使用薬剤の取り扱い

・ガラスなどを侵しやすいので，プラスチックの器具を用いる．

・保管方法は，冷暗所とする．

・フッ化物歯面塗布法に用いるゲルや溶液は，1人あたり平均2 mL または2 g 程度のため，急性中毒の危険性はないが，フッ化物イオン濃度 9,000 ppm の製剤を主に用いるため，塗布の際の使用量を守ることが必要である．

・8%フッ化第一スズ溶液は，長時間置くと白色の沈殿が生じ効果がなくなるので，調製後早めに用いる．

2. 適応症

・萌出直後の歯は反応性が高いため，フッ化物の取り込み量が多い．そのため，萌出時期に合わせて何度もフッ化物塗布を行うことが効果的である．

・成人や高齢者の場合は，**隣接面う蝕**や**根面う蝕**に効果的である．

3. 塗布方法と術式（表 3-3）

(1) 綿球・綿棒塗布法

(2) トレー法

(3) 歯ブラシゲル法

4. 実施上の注意

1) 塗布の注意事項

(1) 作用を確実にするために塗布時間は3～4分とする．

(2) トレーの応用は，安全性を考えて3歳以上が望ましい．

(3) 誤飲防止や，薬液を直接歯面に作用させるため，簡易防湿を行う．

(4) 患者への注意事項

・フッ化物歯面塗布後は，30分間は洗口・飲

表 3-2　**フッ化物歯面塗布に用いられるフッ化物の種類とその特徴**

使用フッ化物		フッ化物イオン濃度（ppm）	特徴
2%フッ化ナトリウム溶液・フォーム　　　　（NaF）		9,000	・中性（pH7.0）で無色・無臭の液体である． ・2週間以内に4回塗布を年1～2回行う．
リン酸酸性フッ化ナトリウム溶液・フォーム・ゲル　　　（APF）	Brudevold 第2法	9,000	・現在最もよく用いられている． ・年1～2回の塗布を行う． ・ゲルは，歯面への停滞性がよいが，塗布後，歯をぬぐう操作が必要である．
8%フッ化第一スズ溶液　　　　　　　（SnF$_2$）		19,400	・酸性（pH2.8）で渋みがある． ・歯が変色，着色することがある． ・現在はあまり使用されていない．

表3-3　フッ化物歯面塗布法の術式

綿球・綿棒塗布法	トレー法	歯ブラシゲル法
①器材・薬剤の準備	①器材・薬剤の準備	①器材・薬剤の準備
②歯面清掃	②歯面清掃	②歯面清掃
③防湿・乾燥	③トレーの選択・適合	③防湿・乾燥
④フッ化物の塗布	④トレーへの薬剤の応用	④フッ化物の塗布
⑤余剰フッ化物の除去	⑤歯面乾燥	⑤余剰フッ化物の除去
⑥防湿材の除去	⑥トレーの装着	⑥防湿材の除去
⑦塗布後の指示・指導	⑦トレーの除去	⑦塗布後の指示・指導
	⑧余剰フッ化物の除去	
	⑨塗布後の指示・指導	

表3-4　悪心嘔吐発現フッ素量計算の簡便法[7]

使用フッ化物	フッ化物イオン濃度 ppm（%）	悪心嘔吐発現量（mL）	（例）体重15kgの幼児
2%フッ化ナトリウム溶液（NaF）リン酸酸性フッ化ナトリウム（APF）（溶液・ゲル）（Brudevold第2法）	9,000（0.9）	体重（kg）÷4.5【≒体重（kg）÷5】	15（kg）÷4.5＝3.3（mL）【≒15（kg）÷5＝3.0】

食は避ける.

・フッ化物の効果や限界を説明し，定期的に塗布を行うことでフッ化物の効果が得られることを説明する.

・フッ化物の効果を上げるため，間食指導や歯磨きの重要性を説明し，意識づけを行う.

2）フッ化物の安全性

ほかのフッ化物製剤と比べるとフッ化物濃度が高いため，取り扱いに気をつける.誤飲しても急性中毒を生じない量を用いる.小児に応用する場合は，1回の塗布に使用するフッ化物製剤の量は2mL以内とする.

（1）急性中毒の発現量

悪心嘔吐発現量は体重1kgあたりフッ素2mg以上，致死量は体重1kgあたりフッ素45mg以上となる.

（2）発現量の算出方法

①簡便法を用いる方法

悪心嘔吐発現フッ素量の計算（**表3-4**）

②小児の体重から算出する方法

（例）3歳児（体重15kg）に2%フッ化ナトリウム溶液（またはリン酸酸性フッ化ナトリウム溶液：APF溶液第2法）を用いて局所塗布を行う際，誤飲して悪心嘔吐が生じる可能性があ

る溶液量の算出法.

a.幼児の悪心嘔吐発現フッ化物量

幼児の体重は15kg，悪心嘔吐発現フッ化物イオン（F）量は2mg/kg

15（kg）×2（mg）＝30（mg）＝0.03（g）

b.悪心嘔吐発現フッ化物溶液量

2%フッ化物ナトリウム溶液は100mL中，NaFが2%（2g）含まれる.

そのうち，NaFに含まれるFの割合は，

Fの原子量19÷（Naの原子量23＋Fの原子量19）＝0.45（45%）

よって，Fの量は，NaF 2（g）×0.45＝0.9（g）

c.2%フッ化ナトリウム溶液の悪心嘔吐発現量

0.9（g）：100（mL）＝0.03（g）：X（mL）

0.9X＝3　　　X＝3.3（mL）以上となる.

3）救急処置

・薬液を大量に誤飲して急性中毒症状が生じた場合は，主治の歯科医師の指示を受ける.

・薬液を吐き出させ，牛乳や1%塩化カルシウム溶液，水酸化カルシウム飽和液を飲ませる.

・症状がけいれんなどを生じる場合は，主治医の指示を受ける（内科医との連携）.

Ⅱ　フッ化物洗口

1. 使用薬剤の種類と取り扱い

1) 使用薬剤の種類（表3-5）

現在は，フッ化ナトリウム溶液が多く使用されている．

2) フッ化物洗口法（低濃度）の作用機序

(1) 耐酸性の向上・歯質強化

(2) 酸産生の抑制

3) 使用薬剤の取り扱い

・薬剤・薬液の管理を十分に注意し，子どもの手の届かないところに保管する．

・洗口用顆粒剤は，劇薬扱いのため普通薬と区別して保管する．

・洗口液の調製は，専門家または専門家の指導を受けた監督者や保護者が行う．

・洗口液を溶解・保存しておく容器は合成樹脂の容器を使用する．

2. 適応症

・特に永久歯エナメル質の成熟が進んでいない幼児および児童，生徒等に実施することが効果的である．

・フッ化物洗口は，経費が安く術式が簡単であり，安全なことから集団応用にも適している．

・口腔清掃が行いにくい妊産婦や，うがいが可能であれば高齢者の隣接面う蝕や根面う

蝕にも効果的である．

3. 実施場所と洗口方法

1) 実施場所（表3-6）

・セルフケアとして用いられることが多いが，集団応用として公衆衛生的な方法にも適している．

・フッ化物洗口は，習慣的・継続的に行うことにより効果が得られるため毎日法を推奨することが多いが，小・中学校などの実施では，週単位（週1回法）として取り組まれることが多い．

2) 洗口方法

①フッ化物洗口液をポリタンクにつくり，ディスペンサー付きボトルに分注する．

②ディスペンサー付きボトルから個人のコップに注ぎ入れる．約5〜10 mL程度とする．

③洗口液を口に含み，口を閉じて，下を向いた姿勢で，30秒〜1分間ブクブクうがいを行う．

④洗口液を吐きだす．

4. 実施上の注意

・フッ化物洗口を開始する前に水で練習させ，決められた時間洗口し，飲み込まずにはき出すことができるかどうか確認してから開始する．

・洗口後は，30分程度うがいをしたり飲食を

表3-5　フッ化物洗口の使用薬剤[4]

用法	洗口液		
	フッ化ナトリウム濃度	フッ化物イオン濃度	1 mL中のフッ化ナトリウムの量
毎日法	0.05%	225 ppm	0.5 mg
毎日法	0.055%	250 ppm	0.55 mg
毎日法	0.1%	450 ppm	1.0 mg
週1回法	0.2%	900 ppm	2.0 mg

表3-6　フッ化物洗口の実施場所[4]

実施場所	洗口回数	フッ化ナトリウム濃度（フッ化物イオン濃度）
家庭	毎日法	0.05%フッ化ナトリウム溶液（225 ppm）
保育所・幼稚園	毎日法（週5回）	0.1%フッ化ナトリウム溶液（450 ppm）
小学校・中学校	週1回	0.2%フッ化ナトリウム溶液（900 ppm）

表 3-7　フッ化物配合歯磨剤の年齢別応用量[9)]

年齢	使用量	歯磨剤のフッ化物イオン濃度	洗口その他の注意事項
6 カ月（歯の萌出）〜2 歳	切った爪程度	500 ppm（フォーム状歯磨剤であれば 1,000 ppm）	仕上げ磨き時に保護者が行う
3〜5 歳	5 mm 程度	500 ppm（フォーム状またはモノフルオロリン酸ナトリウム〈MFP〉歯磨剤であれば 1,000 ppm）	就寝前が効果的歯磨き後 5〜10 mL の水で 1 回のみ洗口
6〜14 歳	1 cm 程度	1,000 ppm	就寝前が効果的歯磨き後 10〜15 mL の水で 1 回のみ洗口
15 歳以上	2 cm 程度	1,000〜1,500 ppm	就寝前が効果的歯磨き後 10〜15 mL の水で 1 回のみ洗口

※「4 学会（日本口腔衛生学会／日本小児歯科学会／日本歯科保存学会／日本老年歯科医学会）合同のフッ化物配合歯磨剤の推奨される利用方法」（2023 年 1 月 1 日付）が示されたが，見解が定まっていないところもあるため，現時点においては本書には掲載しない．

避ける．

・昼食後や就寝前の歯磨き終了後の洗口が効果的である．

・就学前児が 1 回分を誤飲した場合，急性中毒の心配はない．

・幼児等は，必要に応じて，水でうがいの練習をさせてから応用する．

・高齢者等の口腔機能の低下が疑われる者については，必要に応じて，適切にうがいができるか対象者の状態の確認を行う．

・保育所，幼稚園，学校，父母，歯科医師，医師，薬剤師など関係者と連絡を密にする．

Ⅲ　フッ化物配合歯磨剤

1. フッ化物の種類
1) フッ化物の種類
(1) フッ化第一スズ（SnF_2）：長期間の使用によっては着色がみられることがある．

(2) フッ化ナトリウム（NaF）

(3) モノフルオロリン酸ナトリウム（Na_2PO_3F，MFP）

2) フッ化物の効果
・1,000 ppm 以上のフッ化物イオン濃度では，500 ppm 高くなるごとに 6%のう蝕予防効果の上昇がみられる．

・成人の根面う蝕にも予防効果が認められる．

・わが国のフッ化物配合歯磨剤の市場占有率は 90%を超えている．

3) フッ化物の上限
フッ素として，1,000 ppm を越える歯磨剤〔1,500 ppm（0.15%）を上限とする〕は，注意表示を記載する．

(1) 6 歳未満の子どもには使用を控える．

(2) 6 歳未満の子どもの手の届かない所に保管する．

2. 使用法
①年齢に応じた歯磨剤を歯ブラシに付ける（表 3-7）．

②歯磨剤を歯面全体に広げる．

③2〜3 分間，泡立ちを保つように磨く．

④歯磨剤を吐き出す．

⑤10〜15 mL の水を口に含む．

⑥5 秒間程度ブクブクうがいを行う．

⑦うがいは 1 回のみとする．

⑧1〜2 時間程度は飲食をしない．

Ⅳ　ライフステージに応じたフッ化物応用

ライフステージに応じたフッ化物応用について，表 3-8 に示す．

表 3-8　ライフステージに応じたフッ化物応用[1]

齢	う蝕リスク	プロフェッショナルケア	セルフケア	コミュニティケア
0～2歳	低・高	フッ化物歯面塗布（APF，9,000 ppm）	(NaF)歯磨剤（500 ppm） フォーム（泡）歯磨剤（1,000 ppm）	フッ化物歯面塗布（APF，9,000 ppm）
3～5歳	低	フッ化物歯面塗布（APF，9,000 ppm） フッ化物徐放性シーラント	(NaF)歯磨剤（500 ppm） フッ化物洗口（225～250 ppm）（4歳以上） (MFP)歯磨剤（1,000 ppm） フォーム（泡）歯磨剤（1,000 ppm）	フッ化物洗口（保育園・幼稚園，（4歳以上）225～250 ppm/毎日法） フッ化物歯面塗布（APF，9,000 ppm）
3～5歳	高	フッ化物バーニッシュ（22,600 ppm）	(SnF₂)歯磨剤（1,000 ppm） フッ化物添加フロス	
6～14歳	低	フッ化物歯面塗布（APF，9,000 ppm） フッ化物徐放性シーラント	(NaF)歯磨剤（1,000 ppm） (MFP)歯磨剤（1,000 ppm） フォーム（泡）歯磨剤（1,000 ppm） フッ化物洗口（225～250 ppm）	フッ化物洗口（小中学校，225～450 ppm/毎日法） フッ化物洗口（小中学校，900 ppm/週1回法） フッ化物歯面塗布（APF，9,000 ppm） フッ化物配合歯磨剤（1,000 ppm）
6～14歳	高	フッ化物配合バーニッシュ（22,600 ppm）	(NaF)歯磨剤（1,000～1,500 ppm） (MFP)歯磨剤（1,000～1,500 ppm） (SnF₂)歯磨剤（1,000 ppm） フッ化物添加フロス フッ化物洗口（450 ppm）	
15歳～成人	低	フッ化物歯面塗布	(NaF)歯磨剤（1,000～1,500 ppm） (MFP)歯磨剤（1,000～1,500 ppm） フォーム（泡）歯磨剤（1,000～1,500 ppm） フッ化物洗口（225～250 ppm）	フッ化物洗口（学校，900 ppm/週1回法） フッ化物洗口（職場，225～450 ppm/毎日法）
15歳～成人	高	フッ化物配合バーニッシュ（22,600 ppm）	(SnF₂)歯磨剤（1,000 ppm） フッ化物＋抗菌剤配合歯磨剤（1,000～1,500 ppm） フッ化物添加フロス フッ化物洗口（450 ppm）	
中高年～老年者	低・高	フッ化物歯面塗布 フッ化物配合バーニッシュ（22,600 ppm）	(NaF)歯磨剤（1,000～1,500 ppm） (MFP)歯磨剤（1,000～1,500 ppm） (SnF₂)歯磨剤（1,000 ppm） フォーム（泡）歯磨剤（1,000～1,500 ppm） フッ化物＋抗菌剤（抗炎症剤）配合歯磨剤（1,000～1,500 ppm） フッ化物添加フロス 歯間ブラシ with フッ化物ジェル フッ化物洗口（225～450 ppm）	フッ化物洗口（職場・施設，450 ppm/毎日法） フッ化物配合歯磨剤（1,000～1,500 ppm）

(NaF)フッ化ナトリウム（Sodium fluoride, NaF）　(MFP)モノフルオロリン酸ナトリウム（Sodium monofluorophosphate, Na₂PO₃F）　(SnF₂)フッ化第一スズ（Stannous fluoride, SnF₂）

（眞木吉信．2023）

SECTION 4

小窩裂溝填塞

Ⅰ 填塞材の種類・特徴 （表3-9）

(1) レジン系
(2) セメント系

Ⅱ 適応症

適応歯は，萌出後間もない健全な乳歯，永久歯である．

・臼歯咬合面の深い小窩裂溝
・臼歯頬側面の小窩
・上顎側切歯の口蓋面の盲孔
・癒合歯の裂溝面

Ⅲ 術式

レジン系とセメント系の小窩裂溝填塞の術式を**表3-10**に示す．

Ⅳ 実施上の注意

・酸処理を行う場合は専用スポンジまたは小筆を用いて処理面を必要最低限にする．
・酸処理時間は，適切な時間で行い，指示書より長く行うと接着力が低下する．
・填塞部位に付着物や沈着物が残っていると，う蝕の原因となるので歯面清掃は確実に行う．
・光照射は，填塞面に対して直角に行う．
・3カ月または6カ月を目安にリコールを行い，脱落，破損があれば再填塞を行う．

表3-10　小窩裂溝填塞の術式

レジン系シーラント	セメント系シーラント
①ラバーダム防湿	①防湿
②歯面・裂溝の清掃	②歯面・裂溝の清掃
③水洗・乾燥	③歯面処理
④酸処理	④水洗・乾燥
⑤水洗・乾燥	⑤填塞
⑥填塞	⑥光照射（光重合の場合）
⑦光照射	⑦バーニッシュの塗付
⑧未重合部の除去	⑧防湿の除去
⑨ラバーダム防湿の除去	⑨咬合調整
⑩咬合調整	⑩リコール
⑪リコール	

表3-9　填塞材の種類と特徴

材質	重合型	酸処理	特徴
レジン系シーラント（Bis-GMA）	光重合	30〜50%リン酸溶液を30〜60秒作用させる	・ラバーダム防湿が必須であり，填塞部位に酸処理を行う．（ラバーダム防湿が可能な場合） ・填塞前の歯面清掃に，研磨剤は使用しない．
セメント系シーラント（グラスアイオノマーセメント）	光重合	酸処理なし	・酸処理を必要としない材料が多く，萌出途中の歯への填塞が可能である． ・萌出状況や使用材料によってはロールワッテを用いた簡易防湿を行うこともある． ・填塞前の歯面清掃に，研磨剤は使用しない．
	化学重合	酸処理なし	

SECTION 5

メインテナンス

Ⅰ 目的

　歯科医師や歯科衛生士などの専門家によって定期的に管理していくこと，いわゆるメインテナンスがう蝕予防につながる．また，カリエスリスクに応じて予防手段の組合せを考え，リコール間隔を決定し，メインテナンスを行う必要がある．

　また，定期的なメインテナンスが患者のモチベーションアップにつながる．

[メインテナンスの内容]

　(1) 口腔清掃状態の確認・指導

　(2) 専門家による口腔清掃（スケーリング，歯面研磨，PTC など）

　(3) 専門家による歯科予防処置（フッ化物歯面塗布など）

　(4) カリエスリスクテスト

Ⅱ 評価

　う蝕のリスクは生活習慣，う蝕予防行動などによって変化するため，メインテナンスの中で定期的にう蝕活動性試験を実施し，リスクを評価する必要がある（p.45 参照）．

　また，プラークの蓄積量やフッ化物の応用，飲食の回数なども問診を行い，総合的に評価することが大切である．

II
編

歯科保健指導論

1章 総論

I 歯科保健指導の意義と目的

歯科保健指導とは,「個人や集団を対象として,健康観を育て,自ら行動して好ましい生活習慣や態度を養成するために行われる専門的な指導」のことである[4].専門的な立場から情報やサービスを提供して健康教育を行うことによって,対象者が「自分の健康を自分で守ること」を意識化し,自ら望ましい歯科保健行動に変容することが目的である[10].人々が口腔の健康を保持・増進することで,生活の質(Quality of Life:QOL)の向上に寄与することができる.

1. 個人対象

すべてのライフステージにおける,個人のニーズに応じた QOL の向上を目的とする.口腔と全身の健康との関係について,科学的根拠(EBM:Evidence-based medicine)に基づいた知識や対象者の観察,信頼関係の構築,共感的態度などが必要である.

2. 集団対象

集団に対する QOL の向上を目的とする.健康教育,健康相談,訪問指導などを行う.

保育所,幼稚園,小学校や中学校,特別支援学校などの学校歯科保健活動,事業所,保健所や市町村保健センター,介護保険施設などの地域住民を対象とした地域歯科保健活動(=公衆衛

表 1-1 情報収集の例[4]

主観的情報(S データ)	客観的情報(O データ)
➤対象者や家族などの言葉. ➤訴え,意見,話したことなど.	➤医療者が観察,測定した情報. ➤見たり,聞いたり,嗅いだり,触ったりしたこと(状態や行動,表情,測定や評価した情報など).
①主訴	①バイタルサイン
②現病歴	②口腔内写真
③歯科的既往歴	③口腔内外の観察
④医科的既往歴	④歯・歯列の観察
⑤服薬	⑤歯周組織の検査
⑥栄養状態(食生活を含む)	⑥口腔衛生状態の検査
⑦生活習慣	⑦エックス線検査
⑧心理・社会・行動面	⑧唾液検査
⑨家族歴	⑨臨床検査
⑩その他	⑩その他

生活動）などがある．

Ⅱ　歯科保健指導・健康教育の進め方

1. 情報収集（**表 1-1**）

対象者の情報をさまざまな角度から収集する．口腔や全身の健康状態に関することだけではなく，健康や治療に対する考え，心理的側面，保健行動，全身の健康状態，生活環境など，幅広い情報収集が必要である．

1) 情報の種類

(1) 主観的情報（Subjective data：S データ）

対象者自身（または家族）から発せられた情報．対象者が話したことや書いたことなど．

例：既往歴や自覚症状，価値観など．

(2) 客観的情報（Objective data：O データ）

専門家の観察によって得られた所見や検査データ．

例：視診や口腔内写真による所見，プロービング値など．

2) 情報収集の手段[4]

(1) 対象者から直接収集する方法

医療面接や口腔内の検査など．

(2) 記録から収集する方法

健康調査票や診療録などによる所見や症状，診断名，治療方針，治療計画や治療の経過，検査データなど．

(3) 他職種との連携の中で収集する方法

カンファレンスや会合での意見交換など．

2. 問題の明確化

収集した情報を整理分類し，問題点を分析する．特に対象者のニーズを中心にその生活上の問題を整理分析する．情報不足や不一致の場合は再度情報収集を行う．

3. 計画立案[4]

問題として挙がった課題（歯科衛生診断）に対して，対象者に対する具体的な計画を立案する．

1) ケア計画（C-P：care plan）

直接行う行為の計画：カウンセリング，スケーリング，フッ化物応用など

2) 教育計画（E-P：educational plan）

健康教育・歯科保健指導計画：健康行動への行動変容のためのブラッシング指導，食生活指導など．

3) 観察計画（O-P：observation plan）

介入による状態変化の観察計画：行動や気持ち，PCR や EPP，BOP の観察など．主観的情報や客観的情報を収集しながら観察する．

4. 実施

計画に基づいたセルフケア実践のための具体的な知識・技術の提供を含めた援助・支援を行う．そのためには，

・対象者の問題点・目標・行動についてわかりやすい言葉で情報を共有する．

・一度に多くを求めない（スモールステップ）で，達成感や自己効力感を高める．

・動機づけ：モチベーション（対象者が自ら望ましい保健行動を起こすための原因や動機）を行い，継続的な支援を行う．

5. 評価

目標の達成度を評価する．達成できた点は喜びを共有し，次のステップへ進める．または維持できるよう支援を継続する．結果に対する評価と，指導における過程（プロセス）のすべてにおける評価を行う．

Ⅲ　業務記録

歯科衛生士施行規則第 18 条で "歯科衛生士は，その業務を行った場合には，その記録を作成して 3 年間これを保存する" と定められている．服薬状況などの情報提供文書から，必要な情報を記録しておくことも重要である．

記載方法として，**POS**（Problem Oriented System：問題志向型システム）**理論**にのっとり，患者の問題（Problem）を解決していく．**SOAP** が多く利用される．

S (Subjective data, **主観的情報**)：
　自覚的症状．患者の訴えていること．
O (Objective data, **客観的情報**)：
　他覚的所見．検査結果や歯科衛生士の観察結果．
A (Assessment, **アセスメント**)：
　SとOから考え，歯科衛生士が判断したこと．
P (Plan, **計画**)：
　結果に基づいた計画や，実践したこと．術者
　がどうするか，どうしたか．

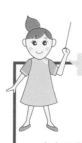

国試に出題されています！

問　72歳の女性．ブラッシング
時，歯肉からの出血を訴えて来
　①
院した．歯ブラシ操作を確認し
たところ，把持に力が入らず細かな歯ブ
　　　　　②
ラシ操作が困難である．下顎舌側面にプ
　　　　　　　　　　　　③
ラークと歯石沈着があり，歯肉は発赤し
腫脹している．歯科医師よりブラッシン
　　　　　　④
グ指導の指示を受けた．
　Objective data はどれか．2つ選べ．
（第30回/2021年）

a　①
b　②
c　③
d　④

答　b, c

SECTION 2 基礎知識

Ⅰ 信頼関係の構築

患者（対象者）との信頼関係を得るために，患者の不安・不満や表情・行動に対して適切に対応することが必要である．良好な歯科保健行動への変容のために，**信頼関係の確立（ラポールの形成）**が重要である．信頼関係が確立されていなければ，トラブルの原因や患者の医療への不信感につながりかねない[10]．このためには，コミュニケーションスキルが不可欠である．

Ⅱ コミュニケーションスキル

コミュニケーションスキルとは，聴く力，伝える力，表現力，判断力，誠意をもって相手を導く力のことで，患者が話しやすい環境をつくることも大切である[11]．

コミュニケーションスキルの役割は，①患者からの情報の収集，②信頼関係の確立（患者を安心させる），③患者教育，動機づけ（モチベーション）により行動変容を促すことである．動機づけは誘因（人の心を動かす）と動因（自ら心が動く）の2つの要因の組合せが必須であり，「〜したい」という欲求を患者が自ら認識して気づくことにより，目標，目的に向かって行動できるようになる[2]．保健指導において，動機づけができるかどうかは，患者といかにコミュニケーションを結ぶことができるかが鍵となる．

1. ノンテクニカルスキル[11]

コミュニケーションの65%はノンテクニカルスキル（非医療技術）により成り立っている．

1）身だしなみ

第一印象は数秒で決まる．誰にでも安心してもらえるような，医療人としてふさわしい，清潔で健康的な身だしなみを心がける．

2）ポジション・距離[12]

聴き取りの際は，直角に近い位置に座るとよい[11]．正面に座ると緊張感が高まり，背後に座ると表情が観察できないためである．ユニットで話をする場合，**図1-1**の①の位置に座って患者の視線や動作を観察する．患者が顔を向けて視線をそらさず話し続ける場合は，②の位置に

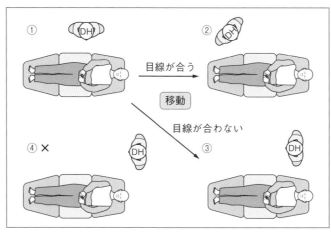

図1-1 患者にあわせて心理的安心を配慮したユニットの位置関係

移動して顔を合わせて話を続ける．一方，①で患者が視線を向けず，緊張している場合は，さりげなく③の位置に移動する．視線は合わせなくても「側にいます」「寄り添っています」というあたたかい想いを伝えることができる．④は患者の視界に入らないため，患者が自ら話す意欲が低下する．患者の前方に出て，目線は相手の高さに合わせ，聴こうとする気持ちが相手に伝わるような姿勢を意識する．

[人と人との距離]

```
0〜45 cm：親密な関係の距離
45〜120 cm：普通に個人的な対話をするときの
            距離
```

ユニットでは初対面から親密な距離をとるため，患者は緊張しやすい．患者の視線や言動を観察することが重要である．

3）声の調子やスピード（話し方）

対象者が心地よいと感じられる声の調子やスピード（話し方）を心がけ，基本的には対象者の話し方に同調するようにする[11]．

4）視線・表情

基本的に患者の目を見る．適度に患者に視線を向けると安心感が増す[12]．笑顔で反応したり，共感を示したり安心させる表情が大切である．

5）沈黙

答えを急がず，考えを十分に整理するための時間を提供する．

6）動作

短いあいづちやうなずきは「よくわかります」というような受容を表す．

2．心構え

焦って多くの情報収集をしない．信頼関係の構築が重要である．

3．質問方法

相手の考えや思っていること聞き出すため，必要に応じて質問方法を使い分けるとよい．相手の立場を配慮した表現をすることが重要である．

1）閉じられた質問

「はい」「いいえ」でしか答えられない質問（ク

ローズ型質問）．

例：「歯が痛みますか？」「出血がありますか？」

2）開かれた質問

自由に答えられる質問（オープン型質問）．

例：「気になることはありますか？」「どんな様子ですか？」

4．話の聴き方

1）観察

目，顔，声，表情や姿勢の変化，気持ち，感情を表す用語をとらえる．

2）傾聴

ブロッキング（相手の言いたいことや感情の表出を妨げたり，話を聞くことを妨げてしまう自分の気持ち）を外して，ペーシング（会話のペースを相手に合わせる）し，相手の考えや立場に立って聴く．

3）確認

相手の話をキーワード，キーメッセージを使って，聞いたことをフィードバックする．患者は心の整理ができたり，隠れた気持ちに自分で気づく．

4）共感的態度

話の内容とその感情を理解し，気持ちにも耳を傾ける．患者は自分の言いたかったことを整理し，自分の本当の気持ちに気づく．

Ⅲ　保健行動の支援

健康のために好ましい行動を保健行動という．どのような保健行動をとるかは，個人の健康観や健康状態と密接な関係がある．ライフステージ別の保健行動の内容を示す（**表 1-2**）．

歯科保健指導として行動変容を促すためには，保健行動の背景を理解して対象者の問題点を分析し，自ら改善点に気づくように導いたり，セルフケアの方法を自ら選択して意識的に行うことができるような支援が重要である．行動変容の理論をあげる．

1．健康信念モデル

健康を疾病の有無でとらえたものである．健康についての「危機感（脅威）」に対し，「行動

表1-2　保健行動の内容（例）

時期と対象	内容	指導場面	
妊婦	バランスのとれた食生活を営むことができる 口，歯の健康に対して適切な対応ができる 口の中の変化を発見できる 口腔清掃習慣が継続できる 必要によって新しい方法や用具を追加できる 胎児の発育，器官（特に歯）の形成や乳歯萌出時期などを理解できる	保健所・市町村保健センター，産院，歯科などの母親教室 歯科診療所	母子保健 / 地域保健
（出生） 乳児の母親	授乳上の注意が理解できる 母乳で育てることの意味を理解し，実践する努力をする 離乳と離乳食（子ども自身の受け入れ体制・離乳食の形態・味付け・与え方，咀嚼など）について理解して与えることができる 萌出後の歯の管理（乳歯う蝕の予防・口腔清掃のモチベーションと清掃）を実行する 乳児健康診査を受けさせる	保健所・市町村保健センター，市町村などの乳児健康診査時	
幼児の母親および本人	うがいができる 口腔清掃の習慣づけ，仕上げ磨き→本人が歯磨できるように指導する→技術を向上させる 間食を適切に与えられる（内容・量・性状・甘味の種類と量など） 楽しく食事をし，おいしく食べる 乳臼歯の萌出時期を知る フッ化物歯面塗布や隣接面の清掃を工夫する 定期的に健診を受ける 基本的生活習慣を修正する（睡眠時間・生活のリズムなど） 指しゃぶりなどの習癖への対応ができる 第一大臼歯の萌出に合わせた清掃法ができる	幼児健康診査時 保育園，幼稚園などにおける指導 歯科診療所 就学時歯科健康診査	
学齢期 小学生 ～ 中学生 ～ 高校生	楽しく食事をし，おいしく食べる 塾通いなどによる食生活の乱れを修正する 歯の交換による口の中の変化に応じた清掃法ができる 歯の交換に関心をもつ 歯の機能・口の健康を考える 自分の口の中を見る習慣がある う蝕・歯肉炎の予防について知り，実行する 健康について考える う蝕治療を受ける	定期健康診査 クラス別指導 歯科診療所	学校保健
成人	おいしく食べる 食生活の充実，食品・栄養を考える 楽しい社会生活ができる 家庭生活・仕事・余暇などの充実をはかる 口腔清掃を継続する 定期的受診と歯石除去などの予防処置を受ける 補綴装置の周辺の適切な清掃ができる 歯，歯肉の状態を観察し，評価する	職場での健診 歯科診療所 健康増進法関連	産業保健
高齢者	栄養・休息・運動をバランスよく取り入れる 定期的受診と歯石除去などの予防処置を受ける 補綴装置の周辺を適切に清掃できる 歯，歯肉の状態を観察し，評価する おいしく食べる 口腔機能の維持向上のためのトレーニングをする	保健所・市町村保健センター 歯科診療所 高齢者施設訪問	老人保健

Ⅱ編　歯科保健指導論

65

のプラス面（有益性）」と「行動のマイナス面（障害）」を天秤にかける考え方である.

2. 社会的認知理論（自己効力感）

自己効力感（セルフエフィカシー）とは，自分はその行動をうまくやることができるという自信のことである. 自己効力感が高いと，その行動につながる可能性が高くなると考えられる.

行動は結果や効果に対する「期待」と「動機」によって決定され，特に自己効力感が，行動変容や対処行動を維持できるかどうかを決定する理論である. この理論に，**プリシード・プロシードモデル（ミドリモデル）** がある. 行動変容のために，①準備因子，②強化因子，③実現因子を診断して健康やQOLを考えるプロセスをいう.

3. 変化のステージモデル

行動変容ステージがある（**図1-2**）.

4. ストレスとストレス・コーピング

ストレスを生じさせる刺激をストレッサーという. ストレッサーにより生じた心身の反応を軽減するための，対処行動をコーピングという. ストレスによって保健行動の継続が困難になり，逆戻りすることもある.

Ⅳ ハイリスクアプローチ

病気に罹りやすい（高いリスクをもった）人に絞り込んだ予防方法（**高リスクアプローチ**）である. 利点は援助の必要な個人が対象だが，欠点は対象者だけに影響が限られることである.

例：歯科健診の有所見者に早期治療を行うなど.

Ⅴ ポピュレーションアプローチ

集団全体を対象とし，一部に限定しない予防方法（**集団アプローチ**）である. 利点は対象が広いことだが，欠点は，リスクの低い者も含むために効果がはかりにくいことである.

例：健康日本21の活動など.

前熟考期（無関心期）	6カ月以内に行動変容に向けた行動を起こす意志がない.
熟考期（関心期）	6カ月以内に行動変容に向けた行動を起こす意志がある.
準備期	1カ月以内に行動変容に向けた行動を起こす意志がある.
実行期	明確な行動変容が観察されるが，その持続がまだ6カ月未満である.
維持期	明確な行動変容が観察され，その期間が6カ月以上続いている.

図1-2　行動変容ステージ

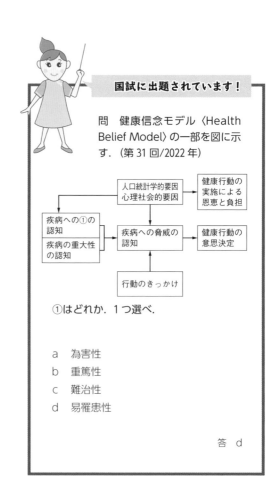

国試に出題されています！

問　健康信念モデル〈Health Belief Model〉の一部を図に示す.（第31回/2022年）

①はどれか. 1つ選べ.

a　為害性
b　重篤性
c　難治性
d　易罹患性

答　d

2章 情報収集

SECTION 1 個人

歯科保健指導における個人に関する情報収集は，**問診票**（**質問紙法**），**医療面接**（**面接法**），対象者の状態をみる観察や検査（観察）などによって得られる．

主訴（患者が訴える身体の不調や苦痛のうち主要なもの）だけではなく，患者の口腔内や全身状況，生活環境など，患者を取り巻く背景を含めた幅広い情報収集によって歯科保健指導を行うことが重要である．

収集する情報には，**主観的情報：S データ**と**客観的情報：O データ**がある（p.60，**表 1-1** 参照）．

加齢とともに恒常性が低下し，要介護状態に陥りやすくなることを**フレイル**（虚弱）という．フレイルには，①身体（フィジカル）②こころ・心理（メンタル）③社会性（ソーシャル）の3つがある．

情報収集を行い，どこに問題があるかを把握することが重要である．

Ⅰ 全身的な健康状態の把握

現病歴（主訴に関連する自覚症状の特徴と経過）や**既往歴**（過去にかかった病気の経過で，現在治療中の病気を含む），**家族歴**（親族や同居者の健康状態）から健康状態を把握する．

1. 器質的，機能的問題の把握

現在の状態を表す所見や症状，診断名などから，問題点を把握する．必要に応じて，血圧，脈拍，呼吸数，体温，血液検査結果（血糖値な

ど）も確認する．

特に要介護高齢者（老化や疾病に伴いさまざまな機能低下や障害が生じ，食事やその他の ADL に支障をきたし，介護を必要とする高齢者）で罹患頻度の高い疾患を以下にあげる．

(1) 高血圧症，心疾患，脳血管障害
(2) 老人性認知症
(3) 糖尿病
(4) 肝硬変，腎透析
(5) 肺炎
(6) 嚥下障害（誤嚥性肺炎，脱水，窒息，低栄養）

寝たきり状態の場合は，日常生活自立度（寝たきり度）を把握する（**表 2-1**）．

2. 服薬

特に高齢者は慢性疾患が多く，何種類も薬を服用している場合が多い．薬の相互作用によって，併用すると重篤な副作用が出現する場合もある．歯肉増殖，口腔乾燥，唾液分泌過剰，味覚障害，血液凝固の抑制など，薬の副作用についても理解が必要である．処置前に，服薬状況やアレルギー（食物，薬剤など）反応の有無について必ず確認しておかなければならない．

Ⅱ 認知および精神状態の把握

厚生労働省により，**認知症高齢者の日常生活自立度判定基準**が定められている（**表 2-2**）．また，精神状態は対象者の考え方にも影響を及ぼす．コミュニケーションがとれるかどうかも把握し

表 2-1　障害高齢者の日常生活自立度（寝たきり度）判定基準

生活自立	ランク J （自立）	なんらかの障害などを有するが，日常生活はほぼ自立しており独力で外出する． 　1．交通機関などを利用して外出する． 　2．隣近所へなら外出する．
準寝たきり	ランク A (House bound)	屋内での生活はおおむね自立しているが，介助なしには外出しない． 　1．介助により外出し，日中はほとんどベッドから離れて生活する． 　2．外出の頻度が少なく，日中も寝たり起きたりの生活をしている．
寝たきり	ランク B (Chair bound)	屋内での生活はなんらかの介助を要し，日中もベッド上での生活が主体であるが，座位を保つ． 　1．車椅子に移乗し，食事，排泄はベッドから離れて行う． 　2．介助により車椅子に移乗する．
	ランク C (Bed bound)	1日中ベッド上で過ごし，排泄，食事，着替において介助を要する． 　1．自力で寝返りをうつ． 　2．自力では寝返りもうたない．

（平成 3 年 11 月 18 日老健第 102-2 号厚生省大臣官房老人保健福祉部長通知）

表 2-2　認知症高齢者の日常生活自立度判定基準

ランク	判断基準	みられる症状・行動の例
I	なんらかの認知症を有するが，日常生活は家庭内および社会的にほぼ自立している．	
II	日常生活に支障を来たすような症状・行動や意思疎通の困難さが多少みられても，誰かが注意していれば自立できる．	
II a	家庭外で上記 II の状態がみられる．	たびたび道に迷うとか，買い物や事務，金銭管理などそれまでできたことにミスが目立つなど．
II b	家庭内でも上記 II の状態がみられる．	服薬管理ができない，電話の応対や訪問者との対応など一人で留守番ができないなど．
III	日常生活に支障を来たすよう症状・行動や意思疎通の困難さが時々みられ，介護を必要とする．	
III a	日中を中心として上記 III の状態がみられる．	着替え，食事，排便，排尿が上手にできない，時間がかかる．やたらに物を口に入れる，物を拾い集める，徘徊，失禁，大声，奇声をあげる，火の不始末，不潔行為，性的異常行為など．
III b	夜間を中心として上記 III の状態がみられる．	ランク III a に同じ．
IV	日常生活に支障を来たすような症状・行動や意思疎通の困難さが頻繁にみられ，常に介護を必要とする．	ランク III に同じ．
M	著しい精神症状や問題行動あるいは重篤な身体疾患がみられ，専門医療を必要とする．	せん妄，妄想，興奮，自傷・他害などの精神症状や精神症状に起因する問題行動が継続する状態など．

（平成 18 年 4 月 3 日老健第 0403003 号厚生省大臣官房老人保健福祉局長通知）

ておく．なお，精神障害は，内因性（脳の機能の異常），外因性（身体の病気が原因），心因性（神経症，心身症）と，人格障害および精神遅滞があり，日常生活上支援が必要な場合がある．

Ⅲ　生活環境と生活背景の把握

1．社会構造・生活環境の変化

　必要に応じて，生活環境や生活背景（家族や介護者の状況，仕事など）についても把握する．

表2-3 喫煙と関係のある口腔疾患および症状

能動喫煙	口腔粘膜 （歯肉を含む）	歯肉メラニン色素沈着，白板症，口腔癌（特に口底，舌，頬粘膜），カタル性口内炎，扁平紅色苔癬，慢性肥厚性（過形成）カンジダ症
	歯周組織	歯周病，急性壊死性潰瘍性歯肉炎
	歯	タバコ色素沈着，歯石沈着，根面のう蝕
	舌	正中菱形舌炎，黒毛舌，舌白色浮腫，味覚の減退
	口唇	角化症，口唇炎，口唇癌
	その他	口臭，唾液の性状の変化，壊死性唾液腺化生
受動喫煙	歯周組織	歯肉メラニン色素沈着，歯周病
	乳歯	う蝕
妊婦喫煙	胎児	口唇裂，口蓋裂

〔禁煙ガイドライン（2010年改訂版）〕

Ⅱ編 歯科保健指導論

2. 虐待

被虐待児にう蝕が多発する傾向もあり，歯科健康診査や学校歯科保健の場，歯科診療室などで歯科衛生士が異変に気づくことがある．母子保健では，**虐待**の発生予防や発見，親子関係の修復まで幅広い役割が期待されている．

Ⅳ 生活習慣の把握

1. 食習慣，喫煙，飲酒，睡眠，運動，ストレス

1) 食習慣

食事内容と摂取量，摂取頻度，摂取時間帯を把握する．

2) 喫煙

喫煙は呼吸器疾患，循環器疾患や消化器疾患などの全身疾患だけではなく，口腔癌や歯周病の発症と関連が深い（**表2-3**）．禁煙支援（サポート）は，対象者の**禁煙のステージ**を把握する．

- (1) **無関心期**：禁煙を考えていない．
- (2) **関心期**：禁煙に関心があり，6カ月以内に禁煙するつもりはあるが，1カ月以内に禁煙するつもりはない．
- (3) **準備期**：禁煙に関心があり，1カ月以内に禁煙しようと思っている．
- (4) **実行期**：禁煙を実行する（禁煙して6カ月以内）．
- (5) **維持期**：禁煙を6カ月以上継続し，維持・評価する．

3) 飲酒，睡眠，運動，ストレス

- ・飲酒の有無と頻度，種類と量を確認する．酸蝕症や着色の原因になることがある．
- ・睡眠時間を確認することで，体調や精神状態などを把握する．
- ・運動不足やストレスが，好ましくない生活習慣につながる場合がある．

2. 保健行動

人の生活行動の中で，健康のために好ましい行動を保健行動という．どのような保健行動をとるかは，個人の健康観や健康状態と密接な関係がある．保健行動要因には，**知識，態度，習慣**がある．

また，保健行動にかかわる日常生活動作を把握する．障害や認知症高齢者は日常生活自立度の把握が重要で，障害高齢者は寝たきり度を判定する（**表2-1，2**参照）．

3. 受療行動

歯科受診行動の頻度，受診理由や内容などを把握する．

Ⅴ 口腔の器質的，機能的問題の把握

1. 口腔疾患，異常

代表的な疾患として，う蝕や歯周病があげられる．口腔疾患や異常は年齢に応じて特徴を把握しておくとよい．学齢期以降は歯肉炎，青年期以降は酸蝕症，高齢者では薬剤の副作用によ

表 2-4　口腔清掃状態の評価

	目的	方法		備考
O H I	プラーク（Debris）と歯石（Calculus）の付着，沈着状態を併せて表現する	$\frac{7 \sim 4|3|{+}|3|4 \sim 7}{7 \sim 4|3|{+}|3|4 \sim 7}$ の6群を，頬側，舌側に分けて観察．各群で最も高い値を代表値とする（頬舌側は同一歯である必要はない） プラーク 　0：沈着なし 　1：歯冠部 1/3 以内か外来色素あり 　2：歯冠部 1/3〜2/3 以内に付着 　3：歯冠部 2/3 を越える付着 歯石 　0：沈着なし 　1：縁上歯石が歯面 1/3 以内 　2：縁上歯石が歯面 1/3〜2/3 または縁下歯石が点状に沈着，または両方存在するもの 　3：縁上歯石が歯面 2/3 以上，縁下歯石が帯状に沈着，または両方存在するもの	DI 総点数（頬，舌側を含む）／被検区分数 CI 総点数（頬，舌側を含む）／被検区分数 OHI＝DI＋CI	最小値：0 最大値：12
O H I S	特定歯について OHI を算出する	$\frac{6|1|{}|{}|6}{|1|{}}$ 唇側，$\overline{6|6}$ 舌側を観察する $\frac{6|6}{6|6}$ がないときは，遠心位にある歯で判定 $\frac{1|{}}{1|{}}$ がないときは，$\frac{{}|1}{{}|1}$ で判定 点数の与え方は OHI と同様である	OHI-S ＝DI-S＋CI-S	最小値：0 最小値：6
オレリーの P C R	すべての歯の歯頸部のプラークの存在を評価する	染め出し後，歯面を唇側，舌側，近心，遠心の4面に分けてプラークの有無を判定する ダミー以外は判定の対象である	プラークの付着している歯面数の合計／被検歯面数×100（%）	10〜20% 以下を目標とすることが多い

OHI：Oral Hygiene Index
OHI-S：Oral Hygiene Index Simplified
オレリーの PCR：O'Leary の Plaque Control Record

る歯肉増殖，免疫力低下による口腔カンジダ症，口角びらん症，唾液分泌低下による口腔乾燥症，舌苔，粘膜障害の有無などを観察する．要介護高齢者に多い口腔疾患をあげる．

(1) う蝕，根面う蝕
(2) 歯周病
(3) 感染症（歯性・非歯性感染症）
(4) 外傷
(5) 囊胞性疾患，腫瘍性疾患
(6) 顎関節疾患
(7) 口腔粘膜疾患（扁平苔癬，白板症，紅斑症，口腔カンジダ症，褥瘡性潰瘍）
(8) 神経性疾患（三叉神経痛，顔面神経痙攣，顔面神経麻痺）
(9) 口腔（歯科）心身症

　ほかにも，咬合異常や咬耗，歯列不正，歯の

フッ素症（斑状歯），舌肥大，口内炎，外傷など，口腔内をよく観察する．

2．口腔衛生状態，リスク評価

　口腔清掃状態の客観的評価として，指数がよく利用される（**表2-4**）．口腔衛生状態の要因に，歯・歯列・歯肉・歯槽粘膜・舌，唾液分泌量，義歯などに形態や機能面で問題がないか，プラークの付着部位や量，リコール期間などに問題がないかを把握する．口腔全体を観察することが重要である（I 編2章参照）．

3．口腔機能

　口腔機能には，①摂食嚥下機能，②構音機能，③表情機能，④感覚機能，⑤分泌機能，⑥呼吸機能がある．障害があると口腔だけではなく，

全身の健康や**QOL**（生活の質）の維持向上に大きな影響を及ぼす．

　口腔機能の発達に応じて，小児は食行動も発達する．要介護高齢者の場合，口腔機能の低下は，低栄養や生活機能の低下，誤嚥性肺炎などの感染症のリスクが高くなる．2018年には「**口腔機能低下症**」（主に高齢者対象）と「**口腔機能発達不全症**」(小児対象)が新たな疾患名として保険収載された．口腔機能低下症とは，①口腔清掃状態不良，②口腔乾燥，③咬合力低下，④舌口唇運動機能低下，⑤低舌圧，⑥咀嚼機能低下，⑦嚥下機能低下の7項目のうち3項目を満たした低栄養のリスクが高まった状態をさす．口腔機能発達不全症とは，「食べる機能」，「話す機能」，「その他の機能」が十分に発達していないか，正常に機能獲得ができておらず，明らかな摂食嚥下障害の原因疾患がなく，専門的な関与が必要な状態を示す．

　各ライフステージの口腔の特性を理解しておく．

Ⅱ編　歯科保健指導論

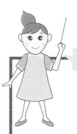

国試に出題されています！

問　4歳の男児．保育士と一緒に来院した．歯科医師による口腔内診査の結果，多数歯う蝕が認められた．
疑われるのはどれか．1つ選べ．
（第30回/2021年）

a　性的虐待
b　身体的虐待
c　心理的虐待
d　ネグレクト

答　d

SECTION 2

集団・組織・地域

Ⅰ　集団・組織・地域の特性の把握

　健康教育を実施する場所として，地域の保健事業を展開している保健所，市町村保健センターや学校（保育所，幼稚園，小学校，中学校，高等学校，特別支援学校），事業所，介護保険施設，地域包括支援センターなどがある．対象者は歯科保健に対して強い関心を持っているとは限らないため，**動機づけ（モチベーション）**が大切である．地域保健では健康教育を効果的に行うため，**PDCA サイクル**（Plan：計画→Do：実施→Check：評価→Action：改善）が活用される場合がある（**図 2-1**）．

　国の健康づくりの施策も理解しておく．2011年，歯科口腔保健の推進に関する法律（歯科口腔保健法）が施行された．2013 年には，健康日本 21（第二次）が健康増進法による第 4 次国民健康づくりプランとして 2022 年をゴールに「歯・口腔の健康」に関する目標値が設定されたが，2023 年度まで 1 年延長された．第二次の結果をふまえ，「誰一人取り残さない健康づくり」を推進するため，「より実効性をもつ取組の推進」に重点をおき，2024（令和 6）年より健康日本 21（第三次）が展開される．

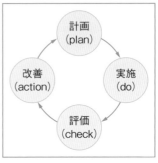

図 2-1　PDCA サイクル

1．集団・組織・地域の現状

　生活の場からの対象や地域住民の声，既存の資料から情報の入手を行う．また，健康調査や地域調査により，対象者の状況（病状，心身の状況，おかれている環境など），地域の特性，習慣，参加者の要望などから特徴を把握する．

2．口腔保健ニーズの把握

　対象者や地域が抱えている健康問題やニーズ把握のため，健康相談や健康診査（歯科健診など），必要に応じて集団に対する調査も交えて客観的データを収集し，分析を行う．

3章 口腔衛生管理

SECTION
1

基礎知識

Ⅰ 口腔清掃用具

1. 歯ブラシ

1) 歯ブラシの主な使用目的

- **プラーク**の除去
- **食物残渣**の除去
- 歯肉**マッサージ**
- 口腔粘膜の清掃
- 舌の清掃
- 口腔機能の**リハビリテーション**

2) 歯ブラシの種類

歯ブラシの規格：「**日本工業規格（JIS）**」と「**国際標準化機構（ISO）**」．

品質表示は，「**家庭用品品質表示法**」に基づき，パッケージ表示の義務づけ．

(1) 手用歯ブラシ

① 種類

- 各部の名称を**図 3-1** に示す．
- 刷掃部・植毛部の形態を**表 3-1** に示す．

② 歯ブラシの所要条件

- 口腔内で手軽に効果的に使用し得るもので，複雑な操作を必要としないもの．
- 刷掃面は，歯の露出面，特に隣接歯間部にも到達して清掃でき得るもの．
- 各毛束も間隔が十分にあいていて，容易に清掃でき得るもの．また，毛束と植毛部は密着していて，汚物などが入らないようになっていること．
- 把柄や刷毛の質は丈夫で変形や変質がしにくいものであり，また，植毛が強固で，使用時に破折や脱落しないものであること．

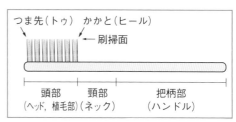

図 3-1　歯ブラシの名称

表 3-1　歯ブラシの形態

項目	歯ブラシの形態
植毛状態	疎毛束・多毛束
毛束の配列	1 列・2 列・3 列・4 列など
歯ブラシの毛の形態	平坦型・波型・ドーム型・多面型・傾斜型・歯科矯正用 2 段型など
毛先の形状	水平・斜め・円状（ラウンド）・球状・極細（テーパード）
頭部の大きさ	乳児用・幼児用・学童用・成人用
刷毛の硬さ	ウルトラソフト・ソフト・ミディアム・ハード
刷毛の種類	自然毛（ブタ・タヌキ）・人工毛（ナイロン毛・飽和ポリエステル樹脂（PBT））
把柄部の形態	ストレートが基本

- 有害物を溶出したり，歯質や軟組織を破壊したりしないこと．
- 特別な効果を標榜するものは，その理由が明示されていることが望ましい．

表 3-2　各電動歯ブラシの使用法[4]

使用手順	ポイント		
	電動歯ブラシ	音波歯ブラシ	超音波歯ブラシ
①歯ブラシを取りつける	歯磨剤（専用のものまたは研磨剤無配合のもの）を使用する場合は，この時につける（飛散防止）		
②口腔内に挿入後，毛先を歯面に当てる	振動数を調節できるものを選択		
③スイッチを押して作動させる	必ず口腔内挿入後に作動させる		
④歯面に合わせてゆっくりと動かす	軽いタッチ ストローク不要	毛先が触る程度 ストローク不要	軽いタッチ ストローク必要
⑤歯ブラシを取り外し，水洗する	よく乾燥させる		
⑥本体を清掃する	各歯ブラシの使用法に従う		
⑦保管する（必要があれば充電する）	電気製品のため，乾燥した場所に保管		

③歯ブラシの管理
・刷毛部に付着した汚れを流水下で洗浄する.
・水気をよく切る.
・刷毛部をコップなどに立てて（上にして）乾燥させる.
・感染防止のため，共用しない.
・歯ブラシの交換時期は約 1 カ月，長くても約 3 カ月（毛の開き，摩耗，不潔）.

(2) 電動歯ブラシ
①特徴
・動力は電動.
・ストローク回数は約 2,000〜10,000 回/分と機種によりさまざまである.
・振動や反転などの運動によってプラークを除去する.
・プラーク除去効果が高いため，ブラッシング時間の短縮が可能である.
・歯肉マッサージ効果がある.
②種類
・頭部そのものが振動を与えるもの.
・毛束が個別に回転するもの.
・把柄部に手用歯ブラシを差し込んで使用するもの.
③使用法と注意点
・使用法を表 3-2 に示す.
・歯磨剤と併用する場合，電動歯ブラシ専用の研磨剤無配合（液状，フォーム状，ジェル状）のものを使用する.

(3) 音波歯ブラシ
①特徴
・動力はリニア駆動.
・振動数は約 30,000 回/分.
・音波エネルギーでプラークを破壊，除去する.
・歯周組織の炎症軽減，歯肉の細胞増殖活性化する作用がある.
・歯や歯肉を損傷することが少ない.
・唾液分泌を増加させる効果がある.
②種類
・刷毛部の形態は円形，山切ブラシ（V ヘッド），ワンタフトブラシなど.
・振幅のモードを変更できるものが多い.
③使用法と注意点
・使用法を表 3-2 に示す.
・力を入れずに毛先を当てるだけにする.

(4) 超音波歯ブラシ
①特徴
・動力は超音波発振素子である.
・振動は 120 万〜160 万 Hz である.
・プラークと歯の結合力を弱める.
②種類
・毛先が歯周ポケットに挿入しやすいように超極細毛のものもある.
③使用法と注意点
・使用法を表 3-2 に示す.
・心臓ペースメーカーや除細動器の使用者には，すすめてはいけない.
・プラークを機械的に除去する必要があるた

表3-3　デンタルフロスと歯間ブラシ

	デンタルフロス	歯間ブラシ
目的	①歯間隣接面の清掃 ②**補綴装置連結部**の清掃 ③**ブリッジ基底面**の清掃 ④**インプラント** ⑤修復物の確認（接触点，歯頸部） ⑥補綴装置合着時の**余剰セメント除去** ⑦**隣接面う蝕の検知** ⑧フッ化物などの薬剤塗布	①空隙のある歯間部隣接面の清掃 ②歯の周囲の清掃 ③補綴装置（ブリッジなど）の清掃 ④歯根露出部，根分岐部の清掃 ⑤矯正装置周囲の清掃
種類	①ワックスつき（waxed） ②ワックスなし（unwaxed）	①ブラシの形態 　テーパー（コーン），シリンダー，バレル ②大きさ 　4S, SSS, SS, S, M, L, LL ③毛の硬さ 　ハード（H），ミディアム（M），ソフト（S） ④ハンドルの形態 　ストレートタイプ〈I字型〉（前歯部）， 　アングルタイプ〈L字型〉（前歯・臼歯部）
ポイント	・指巻き法（糸の長さ：40〜60 cm 程度） ・サークル法（糸の長さ：25〜40 cm 程度） ・フロスホルダー ・フロススレッダー	・歯間空隙にあったサイズを選択 ・ワイヤータイプ・ゴムタイプがある

め，**手用歯ブラシと同様**に動かす．

2. 歯間部清掃用具

1) 主な歯間部清掃用具

(1) デンタルフロス

目的，種類を**表3-3**に示す．

(2) 歯間ブラシ（インターデンタルブラシ）

目的，種類を**表3-3**に示す．

3. 舌・口腔粘膜の清掃用具

1) 舌の清掃用具

(1) 舌ブラシ

・舌ブラシによる舌苔除去は口臭予防や味覚亢進に効果がある．

・口腔機能が低下した者には誤嚥性肺炎予防の効果がある．

・種類は，ワイヤー植毛（捻りブラシ）タイプ，モールタイプ，シリコーン樹脂，プラスチック製のヘラタイプなどがある．

2) 口腔粘膜の清掃用具

(1) スポンジブラシ

・スポンジの吸水性と弾力性による口腔粘膜に付着した食物残渣，痰や痂皮などの除去．

(2) 綿棒

・一般に市販されている製品よりも大きいサイズ．

・清掃効果は高くないがアイスマッサージに適している．

(3) 粘膜ブラシ

・植毛部の面積の広い軟毛ブラシやワイヤーの先端に軟毛が球状に植毛されているブラシなど．

・顎堤の清掃，喀痰などの口腔の付着物除去，唾液腺の刺激も行う．

4. 義歯の清掃用具

1) 義歯用ブラシ

・1本に2種類の硬さの刷毛がついているもの，クラスプ部分が清掃しやすい形態のものなどがある．

・義歯洗浄剤を用いた化学的清掃と併用して行うと効果的である．

1. 歯磨剤

歯磨剤は, **医薬品, 医療機器等の品質, 有効性及び安全性の確保等に関する法律**（以下, 医薬品医療機器等法）により,「化粧品」,「医薬部外品」,「医薬品」に分類.

「化粧品」は基本成分のみ,「医薬部外品」,「医薬品」は基本成分＋薬効成分が含まれる.「医薬部外品」は予防,「医薬品」は症状の緩和が目的である.

1) 歯磨剤の形状

口腔内での成分の広がりやすさは, 液体, フォーム状, 液状, 練り（ペースト）, 潤製, 粉の順に高い.

2. 洗口液・洗口剤

洗口剤は, **医薬品医療機器等法**により,「化粧品」,「医薬部外品」,「医薬品（医療用医薬品, 一般用医薬品（第3類医薬品））」に分類.「歯みがき類」としての洗口液は化粧品と医薬部外品が該当する. 歯磨剤との相違点は, 洗口するのみで使用後はブラッシングをしたり, 水で洗口したりしない.

1) 洗口液・洗口剤の種類

原液タイプと希釈タイプがある.

3. 保湿剤

保湿剤は, 口腔乾燥を有する人, がん治療患者への周術期などの口腔健康管理, 要介護者の口腔清掃用品として使用されている. 使用目的は, 口腔乾燥の緩和, 保湿による口腔粘膜状態の改善である.

1) 保湿剤の種類

スプレータイプ, 液体タイプ, ジェルタイプなど.

2) 基本的な使用法

ジェルタイプは少量取り出し, 指やスポンジブラシで乾燥している粘膜などに薄く塗布する. 塗りすぎに注意する.

4. 義歯洗浄剤・義歯安定剤

義歯は歯磨剤を使用して清掃すると研磨剤の影響で摩耗してしまうため, 義歯専用の歯磨剤をつける, もしくは何もつけずに水またはぬるま湯で義歯用ブラシなどを使用して清掃する.

1) 義歯洗浄剤

義歯洗浄剤を使用する場合（化学的清掃）は, 有効成分によって効果や使用方法が異なるため, 使用目的によって選択する. 有効成分には, **過酸化物系, 次亜塩素酸系, 酵素系**などがある.

2) 義歯安定剤

義歯安定剤は維持・安定が不良な義歯に対して, 主として患者が応急的に使用するものである.

義歯安定剤は**義歯粘着剤**と**ホームリテーナー**の2種類がある. 義歯粘着剤にはクリームタイプ, 粉末タイプ, シートタイプがあり, ホームリテーナーはゴム状でクッション性を有する.

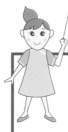

国試に出題されています！

問 70歳の女性. インプラント義歯のメインテナンスのため来院した. 歯科医師より歯科保健指導を行うよう指示を受けた. 口腔内写真を示す.

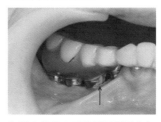

矢印の部位の口腔清掃用具として推奨するのはどれか. 1つ選べ.（第30回/2021年）

a 粘膜ブラシ
b 義歯用ブラシ
c タフトブラシ
d スポンジブラシ

答 c

SECTION 2

指導の要点

Ⅰ 口腔衛生状態, リスク評価

指導を行う前に口腔衛生状態を確認し, リスク評価を行う.

汚れの付着部位, 状態を確認するだけではなく, 使用している口腔清掃用具, ブラッシング方法, 全身疾患, 服薬状況なども確認する. そのうえで, 個々のリスクを評価する.

Ⅱ 指導内容

1. ブラッシング法の選択

1) 歯ブラシの持ち方

(1) パームグリップ (掌握状)
・歯面を効率よく清掃でき, 幼児, 障害 (児) 者や高齢者など握る力の弱い人や歯ブラシ操作が困難な人のセルフケアに適する.
・ブラッシング圧が強くなり, 歯間部や臼歯部, 歯列不正のある部位の清掃効果は不十分である.

(2) ペングリップ (執筆状)
・ブラッシング圧や歯ブラシの毛先を適応させやすい.

2) 毛先を用いた方法

目的:プラーク除去
(1) 水平法 (横みがき)
(2) 垂直法 (縦みがき)
(3) スクラッビング法 (スクラビング法)
(4) 1歯ずつの縦磨き法
(5) バス法
(6) バス改良法
(7) フォーンズ法 (描円法)

3) 脇腹を用いた方法

目的:歯肉マッサージ
(1) ローリング法
(2) スティルマン法
(3) スティルマン改良法
(4) チャーターズ法
(5) ゴットリーブの縦磨き

2. 歯ブラシの選択と使用法

1) 歯ブラシの選択基準

・個人の口腔の発育などに応じた, 適当な形や大きさのものであること.
・刷毛は乾燥しやすいものであって, 適当な強度と弾性をもち, 先端が鋭くなく, 毛束の間隔が適当なものであること.
・刷毛の長さは, 小児用を除き, 一般に10 mm 以上あって, 植込みの短辺は10 mm 以下, 長辺は30 mm 以下であることが望ましい.
・植毛部の形態はストレート型がよい.
・把柄は変形, 変質せず保水性のないものであって, 握りやすく使いやすいものであること.
・外観は近代センスにマッチした, 美しく魅力的であるもの.
・包装は清潔な状態に保たれているものであること.

2) 歯ブラシの誤用により起こりうること

・**フェストゥーン** (辺縁歯肉に起こるロール状の肥厚)
・**クレフト** (辺縁歯肉に起こるU・V字型の裂け目)
・歯肉退縮
・擦過傷
・**知覚過敏** (Hys)
・**くさび状欠損** (WSD)

3. 歯間部清掃用具の選択と使用法

1）デンタルフロス

（1）基本的な使用方法

①コンタクトポイントの通過
- デンタルフロスを歯軸に対して45°くらいに傾け、のこぎりを引くように動かしながら接触点を通過させる。
- 臼歯部は口を閉じ気味にして口角を引く。

②歯面に沿わせながら、歯肉溝の中まで静かに挿入する。

③歯面に沿って歯冠側に向かってプラークをかき上げるようにして除去する。

④清掃後は静かにデンタルフロスを除去する。

⑤反対側の歯面も同様に清掃する。

【指に巻きつける方法（指巻き法）】
- **40～60 cm程度**の長さに切ったデンタルフロスを両手の第3指に巻きつける。
- 第1指と第2指で固定しよく張った状態で使用する。
- このときの指と指の間隔は**1～2 cm程度**に保つ。
- 汚れた箇所をずらしながら操作する。

上顎の場合：第1指と第2指の指腹でデンタルフロスを保持する。

下顎の場合：両手の第2指でデンタルフロスを保持し第1指を添えて動かす。

【サークル法】
- **25～40 cm程度**の長さに切ったデンタルフロスを輪状にして二重に結ぶ。
- 両手の第3指から第5指で握り、指に巻きつける方法と同様に第1指と第2指でコントロールしながら操作する。

（2）デンタルフロスの応用

フロススレッダー

（3）デンタルフロスの誤用により起こりうること

- 歯間乳頭が切れる（裂ける）。

2）歯間ブラシ

（1）歯間ブラシの選択

歯間空隙に合った大きさを選択する。対象者に合った材質（ワイヤータイプ、ゴムタイプ）を選択する。

（2）基本的な使用方法

①ペングリップ（執筆状）に把持する。

②ブラシの先を歯間乳頭に合わせてやや歯冠側に向けて挿入する。

③歯や歯肉を傷つけないように静かにゆっくりと歯間に挿入する。

④頬舌的に動かし清掃する。

⑤舌側からも同様に挿入して清掃する。

（3）歯間ブラシの誤用により起こりうること

- 歯間乳頭が退縮する（サイズに注意）。
- 歯間部隣接面の歯が削れる（サイズに注意）。

4. 舌・口腔粘膜清掃用具の選択と使用法

1）舌ブラシ

（1）舌ブラシの選択

舌苔の除去：口臭予防、味覚亢進効果、誤嚥性肺炎予防。

（2）舌ブラシの使用法

①歯ブラシによる清掃後に使用する。

②舌ブラシを水で湿らせて舌の奥から手前へ軽くなでるように使用する。

③嘔吐反射が強い場合は頭部を前屈して行う。

④使用後は水洗いし、乾燥させて保管する。

2）スポンジブラシ

（1）スポンジブラシを選択する目的

- 口腔衛生管理などに用いて、食物残渣や痰、痂皮などの粘着性の付着物を除去する。

（2）スポンジブラシの使用法

①スポンジブラシを水で湿らせて軽く絞る。

②スポンジブラシの脇腹を回転させながら、奥から手前へゆっくり動かして付着物を除去する。

③口腔乾燥がひどい場合はスポンジに含ませた水や保湿剤でふやかし、軟らかくなってから除去する。

※原則使い捨て

5. 歯磨剤・洗口剤・保湿剤の選択と使用法

1）歯磨剤

（1）歯磨剤の選択

使用する人の口腔状況、目的、嗜好により選択する（**表3-4**）。

表 3-4　歯磨剤の成分[15]

個々に必要な成分の含まれているものを選択して使用する.

		作用	主な成分
化粧品	基本成分	清掃剤（研磨剤）	・リン酸水素カルシウム ・水酸化アルミニウム ・無水ケイ酸 ・炭酸カルシウム　など
		湿潤剤	・グリセリン ・ソルビトール　など
		発泡剤	・ラウリル硫酸ナトリウム　など
		粘結剤	・カルボキシメチルセルロースナトリウム（CMC） ・アルギン酸ナトリウム ・カラギーナン　など
		香味剤	・サッカリンナトリウム ・メントール ・ミント類　など
		保存剤	・安息香酸ナトリウム ・パラベン類　など
医薬部外品	薬効成分	う蝕予防	・フッ化物 　**→フッ化ナトリウム，モノフルオロリン酸ナトリウム，フッ化第一スズ** ・殺菌剤 　**→クロルヘキシジン塩類，塩化ベンゼトニウム**，トリクロサン，塩化セチルピリジニウム ・プラーク分解酵素 　**→デキストラナーゼ**　など
		歯周病予防	・殺菌剤 　**→クロルヘキシジン塩類，塩化ベンゼトニウム**，トリクロサン，塩化セチルピリジニウム　など ・プラーク分解酵素 　**→デキストラナーゼ**　など
		歯石の沈着予防	・**ポリリン酸ナトリウム** ・**ピロリン酸ナトリウム**
		象牙質知覚過敏の抑制	・**乳酸アルミニウム** ・**硝酸カリウム** ・塩化ストロンチウム
		口臭減弱	・銅クロロフィリンナトリウム　など
		タバコのヤニ除去	・ポリエチレングリコール

(2) 基本的な歯磨剤の使用法

1日に2～3回と使用頻度が高いほうが望ましい.

①年齢に応じた量の歯磨剤を使用する（p.54参照）.

②磨く前に歯磨剤を歯面全体に広げる.

③2～3分間ブラッシングする.

④歯磨剤を吐き出す.

⑤5～15 mL の水で5秒間程度軽くブクブクうがいをする. 洗口は1回のみ.

⑥1～2時間程度，飲食を控える.

2）洗口剤

(1) 洗口剤の選択

使用する人の口腔状況，目的，嗜好により選択する（**表 3-5**）.

(2) 洗口剤の基本的な使用法

①洗口剤適量約 10 mL を口に含み，口腔の隅々までいきわたるように洗口後，吐き出す（フッ化物洗口は 5～10 mL，30～60秒間）.

②洗口後，水で洗口しない.

③スケーリングなどの前の消毒や殺菌を目的

表 3-5 洗口剤の選択

	成分とその内容	化粧品洗口剤	医薬部外品洗口剤
基本成分	水, 湿潤剤 (グリセリン, ソルビトール) 界面活性剤 (ポリオキシエチレン硬化ヒマシ油など) 香味剤 (ソルビトール, キシリトール, サッカリンナトリウムなど) 溶剤 (エタノール), 保存剤, 着色剤, pH 調整剤	口中の浄化と 口臭を防ぐ	口中の浄化と 口臭を防ぐ
薬用成分	殺菌剤 (クロルヘキシジン, 塩化ベンゼトニウム) 殺菌剤 (クロルヘキシジン, 塩化ベンゼトニウム, トリクロサンなど) 殺菌剤 (クロルヘキシジン), 出血抑制剤 (トラネキサム酸) 殺菌剤 (トリクロサン), 消炎剤 (グリチルレチン酸ステアリル)	—	むし歯の予防 歯肉炎の予防 歯周炎の予防 口臭防止

(荒川浩久ほか編：スタンダード口腔保健学　第4版. 学建書院, 東京, 2014.)

として使用することもある.

3) 保湿剤

(1) 保湿剤を選択するケース

・口腔乾燥を有する人.

・がん治療患者の周術期などの口腔健康管理.

・要介護者の口腔清掃.

(2) 保湿剤の基本的な使用法

・乾燥している口唇や粘膜に直接スプレーする.

・指にジェルをつけて口唇や粘膜に塗布する.

・義歯床粘膜にジェルを塗布する.

・スポンジブラシにつけて使用する.

①保湿剤を少量取り, スポンジブラシにつける.

②乾燥している粘膜などに塗布し軟化させる.

③軟化した剝離上皮をスポンジブラシでからめ取るように除去する.

④保湿剤を口腔粘膜全体に塗布して保湿する.

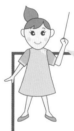

国試に出題されています！

問　63歳の女性. 義歯調整のため来院した. 上顎右側中切歯の歯肉発赤と出血が認められた. 動揺と排膿はない. BDR指標は全て自立している. 歯科医師より歯科保健指導を行うよう指示を受けた. 来院時の口腔内写真を示す.

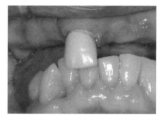

この歯に対する適切な口腔清掃法はどれか. 2つ選べ. (第30回/2021年)

a　バス改良法

b　ローリング法

c　スティルマン法

d　1歯ずつの縦磨き法

答　a, d

対象別の指導

Ⅰ　ライフステージに対応した指導

表3-6に示す.

Ⅱ　口腔状況に応じた指導

1.　う蝕
[ポイント]

1) ミュータンスレンサ球菌数が多い場合

　口腔清掃習慣の改善，フッ化物（フッ化第一スズ製剤）・抗菌薬の応用，発酵性食品の摂取習慣の改善.

2) 乳酸桿菌数が多い場合

　口腔清掃習慣の改善，食習慣（糖濃度の高い食品）の改善，未処置歯や不適合修復物の治療，フッ化物の応用.

3) 唾液分泌が減少している場合

　口腔清掃習慣の改善，食習慣の改善，服薬中の薬剤の確認（変更可能であれば担当医に相談），人工唾液や保湿剤の使用，フッ化物応用.

2.　歯周病
[ポイント]

1) 直接因子

(1) 細菌因子の改善または除去

　口腔清掃習慣，食生活習慣の改善など.

2) 間接因子

(1) 宿主因子の改善または除去

- ・局所性修飾因子：**歯石**除去，**う蝕**治療，**口呼吸**の改善など
- ・全身性修飾因子：**糖尿病・骨粗鬆症・白血病**の治療など

(2) 環境因子の改善または除去

　禁煙，ストレスの改善，食生活習慣の改善，口腔清掃習慣など

　それぞれの因子が関与し発症，増悪させるた

め，患者のQOL向上を目標に支援する.

3.　不正咬合
[特徴]

1) 固定式装置装着者

- ・固定式装置の場合，隣接面，歯頸部，ブラケットやワイヤー周囲は自浄作用が悪くプラークが溜まりやすい.

[ポイント]

- ・磨きにくいため，装置を壊さないように注意をしながら，丁寧に磨くように指導する.
- ・ワイヤーやブラケットが装着してある場合，矯正用歯ブラシを用いてスクラッピング法で磨くように指導する.
- ・歯間部の清掃には歯間ブラシを用いる.
- ・口腔洗浄器も有効である.

4.　義歯装着
[ポイント]

- ・食後は義歯を外し，流水下で丁寧に汚れを取り除き，口腔内はうがいなどをする.
- ・残存歯のある場合，丁寧にブラッシングし，支台歯の欠損側や舌側は特に注意して清掃する.
- ・鉤腕の下部にある歯頸部やレストのかかる咬合面の清掃に注意する.
- ・孤立歯がある場合，ワンタフトブラシなどを使用すると清掃しやすい.

5.　口臭

1) 真性口臭症

(1) 生理的口臭

[特徴]

- ・起床時，空腹時，月経時，唾液分泌減少による自浄作用の低下により口臭が強くなる場合がある.

表 3-6　ライフステージに対応した指導

対象	歯科的特徴	歯科的問題点	望ましい歯科保健行動
胎児期	歯の形成期	・バランスのとれた栄養摂取が必要	
乳児期	乳前歯萌出期	・バランスのとれた栄養摂取が必要 ・口腔の異常 **→先天歯，Riga-Fede〈リガ・フェーデ〉病，上皮真珠，先天欠如，過剰歯，癒着歯など**	①授乳に対する正しい知識を身につける ②正しい離乳方法を知る ③間食の正しいとり方・与え方を理解する ④食べる機能の発達について知る ⑤乳歯の萌出を理解し，口腔清掃の習慣を身につける ⑥乳幼児歯科健診を受診し，歯科疾患の早期発見・早期治療に努める
幼児期 1〜3歳	乳臼歯萌出期	**・乳歯う蝕が発生しやすい時期** （甘味の不規則摂取など） ・口腔の異常 **→ヘルペス性口内炎，コプリック斑** など	①乳歯列完成を確認し，口腔清掃の習慣を身につける ②かかりつけ歯科医への受診を促し，歯科疾患の早期発見・早期治療，フッ化物歯面塗布を受ける ③間食の正しいとり方・与え方を理解する ④母親による口腔清掃習慣を確認し，自分で磨こうとする習慣を身につける ⑤家庭におけるフッ化物洗口を行う
	乳歯列完成	・乳歯う蝕の急増期 ・不正咬合	
4〜5歳	永久歯の萌出開始 （第一大臼歯）	・永久歯う蝕の発生しやすくなる時期	
学童期 （小学校） 6歳〜	乳歯と永久歯の交換期（混合歯列期）	・永久歯う蝕の多発期	①第一大臼歯萌出を確認し，口腔清掃習慣を身につける ②永久歯列完成を確認し，口腔清掃習慣を身につける ③食べたら磨く習慣を身につける ④かかりつけ歯科医を受診し，小窩裂溝填塞やフッ化物歯面塗布を受け，歯科疾患の早期発見・早期治療に努める ⑤家庭におけるフッ化物洗口を行う
12歳〜 （中学校）	**永久歯列完成** 歯周組織の過敏期	**・歯肉の炎症が始まる時期**	
15歳〜 （高等学校）	第三大臼歯萌出	・う蝕が放置されやすく歯周病の発生が始まる時期	①生活習慣の見直し，口腔清掃を習慣づける ②食生活，甘味食品，甘味飲料についての正しい知識を身につける ③かかりつけ歯科医を受診し，歯科疾患の早期発見・早期治療に努め，フッ化物歯面塗布を受ける ④健康的な食生活習慣を身につけ，生活習慣病を予防する ⑤スポーツと咬合に関する知識を身につける ⑥喫煙と全身の健康，歯周病との関係について知識を身につける
成人期 20歳〜	歯周組織の脆弱期	**・歯周病の急増** **・根面う蝕の増加** ・口腔内の異常 →粘膜疾患，口腔がん，前がん病変，カンジダ症などの感染症，再発性アフタなど	①定期的な歯科健診を受診し，プロフェッショナルケアを受ける ②口腔清掃指導を受け，セルフケアを習慣化する ③健康的な食生活習慣を身につけ，生活習慣病を予防する ④全身の健康と生活習慣，歯周病との関係を理解する ⑤かかりつけ歯科医を受診し，歯科疾患の早期発見・早期治療に努める
40歳〜	歯の喪失開始時期	・咀嚼機能の低下が始まる	
老年期 65歳〜	歯の喪失急増期	**・咀嚼機能の低下**（義歯装着者急増） **・唾液分泌の低下** ・口腔内の異常 →**口腔カンジダ症**，口角びらんなど	①生活習慣を見直し，口腔清掃を習慣づける ②定期的に歯科健診を受診し，プロフェッショナルケアを受け，口腔清掃指導を受け，セルフケアを習慣化する ③かかりつけ歯科医を受診し，正常な口腔機能を維持する ④健康的な食生活習慣を身につけ，おいしく食事をする ⑤口腔機能向上のためのトレーニングをする

II編　歯科保健指導論

セルフケア	プロフェッショナルケア
①哺乳期の口腔清掃 　歯が萌出していないうちは，授乳後ガーゼで拭く程度で，積極的な口腔清掃は不要（唾液の自浄作用） ②離乳期の口腔清掃 　まず口の中を触れられることに慣れさせる（小帯に注意） ③離乳食は甘味に偏らないなどに気をつける ④歯ブラシによる清掃は1回/日で，ガーゼや綿棒を拭う程度でもよい ⑤寝かせ磨き ⑥前歯の汚れに注意	①口腔のみならず個々の成長や各家庭環境を考慮し支援 ②育児不安を抱えている母親が多いため配慮する ③歯が萌出してくる時期であるため，口腔衛生に関する知識を周知する
①乳児期前期は保護者が主体で口腔清掃 ②2歳児後半には「ブクブクうがい」の練習開始 ③乳児期後期には自分磨きの習慣が身につくように保護者は援助 ④ホームケアとしてフッ化物応用を実施 ⑤隣接面にはデンタルフロスを使用	①母子保健法を軸に歯科保健指導 ②食育基本法をもとに食生活指導 ③個々の成長や各家庭環境を考慮し支援 ④市町村で実施される健康診査の内容を把握し，かかりつけ歯科医や他職種と適切な連携をとる ⑤情報収集と指導の要点 ・乳歯の萌出時期の理解と年齢別発育段階の理解 ・う蝕感受性の把握 ・生活習慣の把握 ・甘味摂取状況，間食の与え方 ・口腔清掃への意識や関心度（保護者，本人）の把握 ・口腔状況の把握 ・フッ化物応用状況の把握 ・口腔習癖に対する指導
①混合歯列期は口腔清掃を含む基本的な生活習慣の確立と口腔清掃技術の向上が行われる ②萌出途上の永久歯に対しては，保護者の介助が必要 ③永久歯列期は，自身の健康課題に対し自立的に取り組み，特に歯周病予防の口腔清掃実施が重要	学校保健安全法に基づき，「歯及び口腔の疾患及び異常の有無」の検査が行われる．その事後措置として治療勧告に従い，歯科医院を受診する場合がある ①治療のみでなく，生活習慣などの働きかけも重要 ②甘味指導を含む食生活指導 →孤食，欠食，間食，偏食，生活習慣病予備軍 ③フッ化物応用 ④自主的な歯科保健の取り組みへの促し
①口腔に対する関心が薄れる時期のため，自立的な生活習慣の形成が大切	①一般的に健康に対する意識が低い ②口臭や歯列不正など審美的なものへの関心が高くなる ③ホルモンバランスの変化により神経質になりやすいため，指導には注意が必要 ④食生活指導 →やせ願望，欠食，貧血，摂食障害，不規則な食生活など ⑤生活習慣指導 →喫煙，飲酒
①歯周病の罹患率が加齢とともに高くなる ②歯周病や根面う蝕の予防のため，歯頸部付近のプラーク除去に留意 ③必要に応じて，デンタルフロス，歯間ブラシ，歯磨剤を使用 ④個々に合った歯磨剤，洗口剤を使用	①歯周病の進行に伴う歯肉退縮による根面う蝕の予防 ②歯周ポケット内のプロフェッショナルケア ③補綴装置に対する清掃指導 ④食生活指導 →生活習慣病予防（歯周病と全身疾患との関係，歯周病予防）
①指導された口腔清掃法によるセルフケアを励行する ②歯周病や根面う蝕の予防に努め，歯を喪失しないようにする ③口腔機能を維持・向上させるための訓練をする	①根面う蝕，清掃性の悪い隣接面歯頸部に注意 ②義歯の使用者に対する清掃指導，食生活指導 ③薬剤の副作用（降圧薬の服用）による歯肉増殖，ADLの低下に伴う口腔ケア不足のサポート ④口腔乾燥症に対する指導 →保湿剤の使用，唾液腺マッサージ ⑤食生活指導 →摂食嚥下機能の低下，かむ力の低下に合わせる 　低栄養に注意する

［ポイント］

・口腔清掃により改善することを伝える.

（2）病的口臭

［特徴］

・口腔疾患や全身疾患（糖尿病，肝疾患，呼吸器系，消化器系疾患）などが原因である.

［ポイント］

・口腔疾患などによるものは，疾患の治療や口腔清掃により改善する.

・全身疾患などによるものは，疾患の治療や原因の除去により改善する.

2）仮性口臭症

［特徴］

・口臭を訴えるが，社会的容認限度を超える口臭は認められない.

［ポイント］

・検査結果の説明により改善が期待できる.

3）口臭恐怖症（自臭症）

［特徴］

・口臭があると思い，繰り返しの説明でも口臭のない状況を受け入れない.

・心理的要因が大きい.

［ポイント］

・歯科だけではなく心療内科など専門医の対診が必要である.

6．その他
1）インプラント

［ポイント］

・インプラントの維持にはプラークコントロールが重要であるため，定期的な歯科受診を促す.

・インプラント専用の歯ブラシか軟毛の小さめの歯ブラシ，タフトブラシを使用しアバットメント（人工歯根部）を清掃する.

・歯間部はタフトブラシや歯間ブラシ（ワイヤーがコーティングされているもの），デンタルフロスを併用するように指導する.

2）口腔乾燥

［特徴］

・**糖尿病，膠原病，ストレス，脱水，Sjögren〈シェーグレン〉症候群**などの病因に起因するものと**薬の副作用**によるものがある.

・原因療法：全身疾患の治療，副作用の除去，生活習慣・体質改善など.

・対症療法：水分補給，粘膜の保湿（保湿剤の使用），唾液腺マッサージなど.

［ポイント］

・唾液による自浄作用ができないため，口腔清掃，フッ化物応用を指導する.

3）粘膜疾患

［ポイント］

・痛みを生じる場合，できる範囲での口腔清掃を促し，洗口剤やフッ化物応用をすすめる.

Ⅲ　配慮を要する者への指導

1．妊産婦

　妊産婦とは，出産前後の女性のことで，妊娠中または出産後1年以内の女性をさし，母体と胎児に対する指導が必要である.

［ポイント］

・生活習慣を見直し，口腔清掃法を習得させる.

・妊婦歯科健診を受診し，歯科疾患の早期発見・早期治療に努めさせる.

・妊婦教室へ参加し，生活のリズム・食生活が胎児に及ぼす影響を理解させる.

・家族ぐるみの取り組みにより，出産までの環境づくり，子育てや保育を支援する.

・飲酒や喫煙の習慣がある妊産婦に対しては，禁酒・禁煙を促す.

1）妊娠初期（0〜15週くらいまで）

［ポイント］

・胎児の成長にも影響するため，バランスのとれた食事を心がけさせる.特にカルシウム，リン，ビタミンA・Dを摂取するよう指導する.

・悪心嘔吐があるときは，うがいを頻繁にさせたり，小さいヘッドの歯ブラシに変更したり，臼歯部の清掃時はあまり大きく口を開けない，歯ブラシを奥のほうに入れないように指導する.

・歯科治療は応急処置に留める.

2) 妊娠中期（16〜27週くらいまで）

［特徴］

・妊娠全期間で<u>最も安定している時期</u>である．

［ポイント］

・積極的で前向きな指導を行う．

・歯科治療はこの時期に行う．

3) 妊娠後期（28週目〜40週くらいまで）

［ポイント］

・異常早産に注意する．

・歯科治療は応急処置に留める．

・<u>乳幼児の口腔内状態について理解させる</u>．

2. 全身疾患を有する者（周術期の対応）

1) 高血圧症

［特徴］

・カルシウム拮抗薬である**ニフェジピン**や塩酸ニカルジピンなどにより**歯肉増殖**を起こすこともある．適切なブラッシングが重要である．

［ポイント］

・対応策として，歯肉状態の定期的な観察，ブラッシング指導で経過観察，薬剤の変更への進言する（内科医との連携が必要）．

2) 糖尿病

［特徴］

・糖尿病患者は，発症時期と投薬内容，血糖コントロール状態を確認する．

［ポイント］

・軽度〜中等度の場合：唾液分泌の低下による**口渇，多飲，自浄作用の低下，乾燥，口角炎，口内炎，ケトン臭**（糖尿病患者特有の甘い口臭）などを評価する．

・重度の場合：**血管障害**や**全身臓器の低下**が起こるため，細菌感染に対して抵抗力が低下し，創傷治癒の低下，感染を起こしやすい．

・口腔衛生管理やブラッシング指導により，「食後にブラッシングする」，「ブラッシング後は食事をしない」などの生活習慣の改善を促し，その結果，円滑な食事療法に寄与する可能性があることを理解させる．

3) 脳血管障害

［特徴］

・脳血管障害は，後遺症として口腔や咽頭に麻痺や感覚障害を生じる．

・口腔内に麻痺があると麻痺側に食物残渣が停滞する．

［ポイント］

・片麻痺の場合は，座位が保てる場合は座位で行い，できるだけ体を起こした状態で行う．

・半座位（ファーラー位）で行う場合は<u>頸部を麻痺側方向に横向きにし，麻痺側の気道を狭めながら行う</u>．

・座位が保てない場合，**側臥位で健側を下に**して行う．

・本人ができる場合，できる範囲で本人に口腔清掃をしてもらい，必要な場合は介護者に指導する．

・意識障害のある場合は，唾液分泌が少なく，自浄作用を期待できない．本人では難しいため，介護者へ口腔清掃の指導を行う．

4) 認知症

［特徴］

・認知症のため口腔清掃の意味が理解できなくなっていることがある．

・清掃する際，口に歯ブラシを入れようとすると抵抗することがある．

［ポイント］

・抵抗がある場合，無理に歯ブラシを入れず少しずつ慣れてもらう．

・口腔清掃時に痛みを経験するとケアに対して拒否することが多いため，歯肉や粘膜にあてないように配慮する．

5) 膠原病

［特徴］

・膠原病は口腔乾燥（**シェーグレン症候群**）や口腔粘膜の潰瘍（**ベーチェット病**）などを起こしやすく，歯肉出血や口腔粘膜に水疱などができやすい．

・薬の副作用により口腔乾燥，粘膜病変，味覚障害などを生じることがある．

［ポイント］

・粘膜などに異常がある場合，粘膜清掃には

表 3-7　障害の特徴と歯科的問題点

	特徴	歯科的問題点
身体障害	先天的，後天的な理由で身体上の一部に障害が生じる.	・歯頸部・根面う蝕が多い ・摂食嚥下障害 ・歯肉炎，歯周炎の多発 ・歯列不正 ・食物の口腔内滞留，流涎 ・開口保持困難 ・治療時の姿勢に注意
知的障害	知的機能の障害が発達期に現れ，日常生活に支援が生じる.	・う蝕，未処置歯が多い ・歯肉炎，歯周炎の多発 ・治療の困難さ ・ホームケアの困難さと不徹底 ・食生活の異常行動 ・歯列不正 ・口腔感覚の異常 ・食物の口腔内滞留，流涎，あまりかまずに飲み込む
精神障害	内因性（脳の機能異常），外因性（身体の病気が原因），心因性（神経症，心身症）の精神障害，人格障害により，日常生活上支援を生じることがある.	・口腔感染による歯頸部・根面う蝕 ・非定型的う蝕 ・エナメル質形成不全 ・歯列不正 ・神経症・歯科恐怖症 ・コミュニケーションの確保

軟らかいブラシを用いる.
・口腔乾燥には保湿剤を用いる.

3. 障害（児）者

　身体障害，知的障害，精神障害の3つに分類される．それぞれの障害の特徴と留意点については**表3-7**に示す.

4. 要介護者

　要介護者とは，要介護状態にある65歳以上の人，要介護状態にある40〜64歳までの人で特定疾患によって身体上または精神上の障害のある人のことである.

[特徴]
・要介護者は，**口腔機能の低下，薬の副作用による唾液分泌の低下，清掃不良**などにより口腔衛生状態が不良になりやすい．そのため，う蝕・歯周病の発症，進行，口臭，口腔乾燥による粘膜の炎症が起こりやすい.
・要介護者は，**摂食嚥下障害**を伴っていることが多く，誤嚥性肺炎を引き起こす可能性が高いため，口腔衛生管理が大切である.
　舌・口唇，顎の動きが衰退しないように予

防することも重要である.
[ポイント]
・本人が歩行や車椅子での移動ができる場合は，できる限り洗面所へ移動する.
・座位が保てる場合は座位で行い，できるだけ体を起こした状態で行う.
・半座位（ファーラー位）で行う場合は頸部を麻痺側方向に横向きにし，麻痺側の気道を狭めながら行う.
・座位が保てない場合は，側臥位で健側を下にして行う.
・できる範囲で本人に口腔清掃してもらい，必要な場合は介護者に指導する.
・食物残渣が多い場合や粘膜の汚れが付着している場合，スポンジブラシや粘膜ブラシ，口腔内用ウェットティッシュを用いるとよい．スポンジブラシを使用する際は，水をきちんと絞り，誤嚥させないように注意する.
・ブラッシングを行う際，軟らかめの歯ブラシを使用するとよい.
・口腔が過敏の場合，**脱感作**する.

5.　大規模災害被災者

［特徴］

- ・大規模災害時は，水を自由に使用できない
  ため口腔清掃を怠ってしまう場合が多い．
  そのため，高齢者や要介護者，障害児者は
  誤嚥性肺炎を起こしやすい．
- ・食生活も通常とは異なり，菓子パンなどが
  多くなるため，う蝕が発生・進行する可能
  性が高くなる．

［ポイント］

- ・水がない場合は口腔清掃する際，洗口剤や
  お茶などを使用しうがいすることも可能で
  ある．
- ・歯磨剤を使用する場合はジェルまたは
  フォームを使用する（うがいの水が少量で
  済む）．
- ・要介護者や障害児者の口腔衛生管理には口
  腔内用ウェットティッシュを使用する．

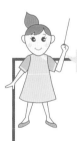

国試に出題されています！

問　73歳の男性．心筋梗塞の開
胸手術後1日目で，経鼻経管栄
養と酸素投与を受けている．主
治医と連携している歯科医師か
ら口腔健康管理を依頼された．
適切なのはどれか．2つ選べ．
（第31回／2022年）

a　頭部を後屈させる．
b　咳嗽反射を確認する．
c　覚醒状態を確認する．
d　セミファーラ位で行う．

答　c, d

4章 生活習慣指導

基礎知識

I 口腔保健と生活習慣

豊かな人生を送るために，生涯を通じて歯・口腔の健康を保持・増進していく必要がある．歯・口腔の健康は，全身の健康に大きな関わりをもつ．歯科衛生士には，対象者のライフステージに応じたよりよい健康習慣，健康行動を身につける支援者としての役割が求められる．

近年，歯周病と全身疾患との関連がさまざまな研究で明らかになっている（**表4-1**）．

また，生活習慣や食生活を調査することは，対象者のパーソナリティや価値観を把握することにつながり，歯・口腔を含めた全人的な支援に役立つ．

II 口腔保健と非感染性疾患〈NCDs〉

がん，循環器疾患，糖尿病などの生活習慣病は，**非感染性疾患（NCDs）** ともよばれ，生活習慣の改善により発症および重症化の予防が期待できる．生活習慣の中でも，特に喫煙，食習慣の乱れ，肥満，高血圧はNCDsのリスクを高めるといわれている．

慢性閉塞性肺疾患（COPD） は，**喫煙** が危険因子の1つである．主に慢性気管支炎と肺気腫がある．患者数は世界的に増加している．

表4-1 歯周病と全身疾患との関連[1]

	疾患
歯周病と相互関係があると考えられる全身疾患	
歯周病のリスクファクターになりうる全身疾患	糖尿病，骨粗鬆症など
歯周病がリスクファクターになりうる全身疾患	心臓血管障害，糖尿病，誤嚥性肺炎，早産，低体重児出産

SECTION 2　指導の要点

Ⅰ　全身状態の把握

1. BMI（Body Mass Index）

BMI＝体重（kg）/［身長（m）×身長（m）］

表4-2にBMIに基づく肥満の判定基準を示す．

2.「健康日本21（第三次）」の主な目標

- ・適正体重を維持している者の増加（肥満，若年女性のやせ，低栄養傾向の高齢者の減少）
- ・脂質（LDLコレステロール）高値の者の減少
- ・メタボリックシンドロームの該当者及び予備群の減少　など

表4-2　BMIに基づく肥満の判定基準

BMI	判定		
18.5 未満	低体重	やせ	
18.5〜25 未満	普通体重		
25〜30 未満	肥満（1度）	肥満	
30〜35 未満	肥満（2度）		
35〜40 未満	肥満（3度）		BMI 35 以上：高度肥満
40 以上	肥満（4度）		

（日本肥満学会　2011）

3. 肥満（メタボリックシンドローム）

肥満と生活習慣病には深い関係があり，肥満が糖尿病，高血圧，脂質異常症などの生活習慣病の原因となる．メタボリックシンドロームの診断基準を表4-3に示す．「令和元年国民健康・栄養調査」によると，30〜50歳代の男性の約3割以上に肥満がみられた（図4-1）．

4. 血糖コントロールの指標と評価

2型糖尿病は膵臓が血糖値を下げるインスリンを十分に生成できなくなり，インスリンが生成されても効率よく利用されない場合に起こる．持続的な高血糖状態が続くと，さまざまな障害を引き起こす．

糖尿病の診断基準を表1-11（p.118）に示す．

Ⅱ　生活習慣の把握と指導・支援

歯周病の発症と進行には，さまざまな環境因子（喫煙，ストレス，栄養障害，肥満，薬物，社会経済環境）が関与している．特に喫煙習慣は歯周病の発症と進行に最も大きな影響を及ぼす．

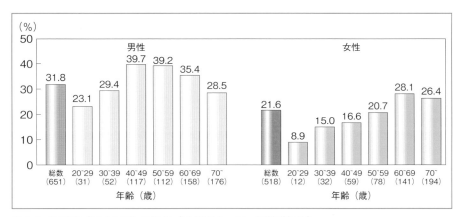

図 4-1　肥満者（BMI≧25）の割合（20 歳以上，性・年齢階級別）

（厚生労働省：令和元年国民健康・栄養調査）

表 4-3　メタボリックシンドロームの診断基準

内臓脂肪蓄積 ウエスト周囲径　　男性　85 cm 以上 女性　90 cm 以上	＋	以下のうち 2 項目以上

中性脂肪値・ HDL コレステロール値	150 mg/dL 以上 40 mg/dL 未満　　　　いずれか，または両方
血圧	収縮期血圧（最高血圧）130 mmHg 以上 拡張期血圧（最低血圧）85 mmHg 以上 　　　　　　　　　　いずれか，または両方
血糖値	空腹時血糖　110 mg/dL 以上

（メタボリックシンドロームの定義と診断基準　日本内科学会雑誌第 94 巻第 4 号　平成 17 年
4 月 10 日）
注意）
厚生労働省は，特定健康診査（メタボ健診）のメタボリックシンドローム診断基準を見直し，
腹囲（ウエスト周囲長）に異常がなくても，そのほかの診断項目に異常がある場合，特定保健
指導の対象にすると，2016 年 5 月 10 日の同省検討会で発表した．新基準での健診は 2018 年か
ら実施される予定．

表 4-4　ファーガストローム・ニコチン依存度テスト

質問	0 点	1 点	2 点	3 点
1. 起床後何分で最初の喫煙をしますか	61 分後	31〜30 分	6〜30 分	5 分以内
2. 図書館や映画館など，喫煙を禁じられて 　いる場所で禁煙することは難しいですか	いいえ	はい	—	—
3. 1 日の喫煙の中でどれが一番やめにくい 　ですか	右以外	朝最初の 1 本	—	—
4. 1 日に何本吸いますか	10 本以下	11〜20 本	21〜30 本	31 本以上
5. 他の時間帯より起床後数時間に多く喫煙 　しますか	いいえ	はい	—	—
6. ほとんど 1 日中，床に伏しているような 　病気の時でも喫煙しますか	いいえ	はい	—	—

1．喫煙状況のアセスメント

　ニコチンは依存性をつくり出す物質である．
依存症には，ニコチン依存（生理学的）と，心
理的依存（精神医学的）の 2 つがある．そのため，
対象者のニコチン依存の程度をスクリーニング
することを目的として，以下の指標を用いる．

1）ニコチン依存（生理学的な依存）

　一定量の血中ニコチン濃度を保っていないと
不安やいらつきなどの症状を呈し，喫煙をした
くなる依存である．ファーガストローム・ニコ

チン依存度テストを用いてニコチン依存度を診
断する．

(1) ファーガストローム・ニコチン依存度テス
　ト（表 4-4）

　ニコチン依存度は点数の総計で診断される．

0〜2 点：低い 3〜6 点：普通 7〜10 点：高い

表4-5　TDS ニコチン依存度テスト

問1	自分が吸うつもりよりも，ずっと多くタバコを吸ってしまうことがある
問2	禁煙や本数を減らそうと試みて，できなかったことがある
問3	禁煙したり本数を減らそうとしたときに，タバコが欲しくて欲しくてたまらなくなることがある
問4	禁煙したり本数を減らそうとしたときに，次のどれかがありましたか（イライラ，神経質，落ち着かない，集中しにくい，憂鬱，頭痛，眠気，胃のむかつき）
問5	問4でうかがった症状を消すために，またタバコを吸い始めることがある
問6	重い病気にかかったときに，タバコはよくないとわかっているのに吸うことがある
問7	タバコのために自分に健康問題が起きているとわかっていても吸うことがある
問8	タバコのために自分に精神的問題が起きていてるとわかっていても吸うことがある
問9	自分はタバコに依存していると感じることがある
問10	タバコが吸えないような仕事や付き合いを避けることがある

表4-6　禁煙ステージと支援のポイント

	禁煙ステージと特徴	支援のポイント
無関心期	禁煙を考えていない	まずは動機づけを行う 短時間でも毎回簡単な肯定的なアプローチを行う 《具体例》 ・禁煙することのメリットを説明する ・自分の喫煙習慣について考えてもらう
関心期	禁煙に関心はあるが，すぐに（1カ月以内）禁煙するつもりはない	実行に踏み切れるような動機づけの強化を行う 高い禁煙への意識と強い自発性をもたせる 《具体例》 ・禁煙を行うための情報提供をする ・具体的な禁煙方法を提示する
準備期	すぐに（1カ月以内）禁煙しようと思っている	動機・自信の強化，障害となるものを取り除く指導をする 《具体例》 ・禁煙開始日を決定する ・吸いたい気持ちのコントロール法を考えてもらう ・禁煙後の離脱症状を説明する ・灰皿，ライターなどの処分を促す ・タバコの着色を落とし，清潔な口腔を確認してもらう
実行期	禁煙を実行している（禁煙して6カ月以内）	自信を強化する 禁煙できたことをほめ，禁煙できてよかったことを探す 《具体例》 ・ストレスコントロールの仕方を考える ・吸いたい気持ちの対処法を対象者とともに考える
維持期	禁煙を継続している（禁煙して6カ月以上）	禁煙持続の自信を継続させる 《具体例》 ・来院の際，禁煙について状況をたずねる ・いつでも困ったときにはフォローできることを伝える

2) 心理的依存（精神医学的な依存）

喫煙行為の習慣化や喫煙にまつわるよい記憶により，喫煙したくなる依存．TDS ニコチン依存度テストを用いて診断する．

(1) TDS ニコチン依存度テスト（表4-5）.

「はい」を1点，「いいえ」を0点とし，10問中点数の合計が5点以上でニコチン依存症と診断される．

2. 禁煙支援のポイント

対象者の禁煙のステージを把握することで，それに対応した禁煙支援を行い，行動変容を促す．そのためには，「はい／いいえ」だけでは答えられない，**開かれた質問（Open Question）**によって，対象者の思考を理解・共感し，十分に聴くことが重要である．

禁煙ステージと支援のポイントを**表4-6**にまとめる．

表 4-7　健康日本 21（第三次）の身体活動・運動，休養・睡眠

《身体活動・運動》

目標	指標	目標値
①日常生活における歩数の増加	1 日の歩数の平均値（年齢調整値）	7,100 歩（令和 14 年度）
②運動習慣者の増加	運動習慣者の割合（年齢調整値）	40%（令和 14 年度）
③運動やスポーツを習慣的に行っていないこどもの減少	1 週間の総運動時間（体育授業を除く.）が 60 分未満の児童の割合	第 2 次成育医療等基本方針に合わせて設定

《休養・睡眠》

目標	指標	目標値
①睡眠で休養がとれている者の増加	睡眠で休養がとれている者の割合（年齢調整値）	80%（令和 14 年度）
②睡眠時間が十分に確保できている者の増加	睡眠時間が 6〜9 時間（60 歳以上については，6〜8 時間）の者の割合（年齢調整値）	60%（令和 14 年度）
③週労働時間 60 時間以上の雇用者の減少	週労働時間 40 時間以上の雇用者のうち，週労働時間 60 時間以上の雇用者の割合	5%（令和 7 年）

（国民の健康の増進の総合的な推進を図るための基本的な方針，令和 5 年 5 月）

表 4-8　ライフサイクルとストレス

乳児期	母子未分化の状態にあり，母親が多忙な時期に限って発熱や気分が悪くなったりしやすい
幼児期	入園や弟妹の誕生 赤ちゃん返り，気管支ぜんそく，夜尿，指しゃぶりが起こることがある 　→親に対する分離不安が関係している
学童期	核家族化，長時間労働による父親の不在，共働きなどによる家庭機能の低下 塾通いやいじめ 　→子どものストレス耐性低下 　　種々の情緒障害，神経性習癖など
思春期・青年期	身体的成熟に伴う自意識の形成と性衝動の高まりやそれを抑圧しようとする意識 自己拡張期に伴う不安 自我同一性形成期における葛藤 　→情緒的に不安定になりやすい時期
成人期	就職・結婚という人生の大きな転機 成育歴，生活習慣，価値観の異なる 2 人の共同生活 職場における役割，人間関係でのストレスが増加，疲労の蓄積 さらに退行期になると，心身の老化を自覚 　→消化性潰瘍，肝障害，がん，アルコール依存 　→自律神経失調症や過換気症候群も多い
老年期	さまざまな喪失体験によるストレスが多い時期 　→うつ病，自律神経失調症，認知症

3．薬物療法

（1）経口禁煙補助薬（非ニコチン経口薬）

バレニクリンが投与される．

（2）ニコチン代替療法剤

ニコチンパッチ，ニコチンガムなどがあり，医師，歯科医師によって処方される．

4．ストレスマネジメント

ストレスにうまく対処するためには，運動と十分な休養が必要である（表 4-7）．ライフサイクルに伴うストレスは，その時期に特有の疾患や問題行動を引き起こす（表 4-8）．

SECTION 3 対象別の指導

Ⅰ　ライフステージに応じた指導

表 4-9 に示す.

Ⅱ　疾病・異常のリスクに応じた指導

　全身疾患を有する患者や，検査値に異常がみられる場合には，多職種と情報共有しながら，休養，運動，ストレスの発散，食生活の改善などを支援する．また，う蝕と歯周病に次ぐ第3の疾患として，トゥースウエア〈tooth wear〉

がある．これは，咬耗，摩耗，アブフラクション，酸蝕症をさし，食生活に関与する．

Ⅲ　配慮を要する者への指導

　対象者の背景や状態を情報収集し，そのライフステージに応じた指導に沿って，個別に対応する．

表 4-9　生涯を通じた歯科保健対策の概要[4]

対象	歯科的特徴	歯科的問題点	歯科保健対策のねらい
胎児期	歯の形成期	バランスのとれた栄養摂取が必要	丈夫な歯をつくるための食生活指導
乳児期	乳前歯の萌出		乳歯むし歯の予防，口腔清掃の動機づけ
幼児期（1～3歳）	乳臼歯の萌出	乳歯むし歯の発生しやすい時期	乳歯むし歯の予防，口腔清掃の確認・指導 間食などに対する食生活指導
	乳歯列の完成	乳歯むし歯の急増期	乳歯むし歯，不正咬合などの早期発見・早期治療 予防処置
（4～5歳）	永久歯の萌出開始 （第一大臼歯）	永久歯むし歯の発生しやすくなる時期	むし歯の予防と早期治療（特に永久歯）
心身障害者（児）	歯の形成不全 唇顎口蓋裂	広範性のむし歯発生 咀嚼・発音障害	早期治療 歯科保健状況の改善
学齢期（6歳～）	乳歯と永久歯の交換	永久歯むし歯の多発期	永久歯むし歯の予防と早期治療の推進
（12歳～）	永久歯列完成 歯周組織の過敏期	歯ぐきの炎症が始まる時期	歯科衛生思想の普及啓発 不正咬合の予防
（15歳～）	第三大臼歯萌出	むし歯が放置されやすく 歯周病が始まる時期	歯周病の予防
成人期（20歳～）	歯周組織の脆弱期	歯周病の急増	歯科治療の推奨と口腔清掃の徹底
（40歳～）	生理的変化	永久歯むし歯の増加 歯周病の急増	
	歯の喪失開始	咀嚼機能の低下が始まる時期	歯周病の早期治療推進 歯の喪失予防
老年期（65歳～）	歯の喪失急増	咀嚼機能の低下	咀嚼機能の回復 口腔清掃の徹底

5章 食生活指導

基礎知識

Ⅰ 五大栄養素とその働き

糖質，脂質，タンパク質を三大栄養素とよび，これにビタミンとミネラルを加えて五大栄養素という（**表5-1**）．

Ⅱ 食品

1. 食品成分表

日常でよく摂取する食品の標準的な成分値を示したもので，個人や集団の食事の栄養価の算定に利用されている．食品分類は，18食品群，2,191食品の成分値が示されている．

2. 食品群

国民に対する栄養教育には「栄養教育としての6つの基礎食品」が使われる．

3. 保健機能食品

保健機能食品は，**特定保健用食品**（**図5-1**）と**栄養機能食品**，機能性表示食品に分類される．

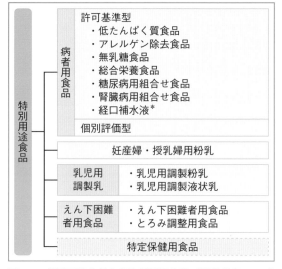

図5-1 特別用途食品と特定保健用食品（消費者庁：2019）
＊令和5年5月19日から追加．

1）特定保健用食品（図5-1〜3）

特定の保健の目的で摂取をするものに対し，保健の効果が期待できる旨の表示をする食品である．消費者庁に許可されると表示することができる．従来，特別用途食品の1つとして取り扱ってきたが，食品衛生法に規定する保健機能食品の1つとしても取り扱っている．

2）栄養機能食品

高齢化，食生活の乱れなどにより，通常の食生活を行うことが困難な場合に不足しがちな栄養成分の補給・補完に資する食品である．含有量の基準を満たしていれば，消費者庁の許可なく表示することができる．

表5-1 五大栄養素とその働き

栄養素	働き
糖質	エネルギー源
タンパク質	筋肉，血液など体の構成成分
脂質	エネルギー源
ビタミン	補酵素
ミネラル	体の構成成分，生理機能の調節

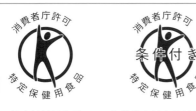

図5-2　特定保健用食品の許可マーク

図5-3　特別用途食品のマーク

4. 食品添加物

食品添加物とは，食品の製造過程，加工の目的，保存の目的で使用され，調味料・香料・甘味料・保存料・着色料・発色剤などがある．

Ⅲ　食生活の概要

1. 食生活と健康との関連

1) 近年の食生活の特徴と問題点

生活習慣病である糖尿病やメタボリックシンドロームの患者は，著しい増加傾向にある．エネルギー摂取量は増加していないにもかかわらず肥満者が増加している背景には，食事因子だけではなく，**食習慣を含む生活習慣やストレス・休養要因**などの影響があることを示している．

2. 国民健康・栄養調査

国民の健康増進を総合的にはかるために，**健康増進法**に基づき，<u>毎年実施される</u>．①身体の状況，②栄養摂取量，③生活習慣の状況を調査する．

3. 食育と食育基本法

1) 食育

生きるうえでの基本であり，知育，徳育，体育の基礎と位置づけるとともに，さまざまな経験を通じて，「食」に関する知識と「食」を選択する力を習得し，健全な食生活を実践することができる人間を育てることである．

2) 食育基本法

(1) 基本理念

「国民が生涯にわたって健全な心と身体を培い豊かな人間性を育む」

(2) 内容

- ・国民の心身の健康と豊かな人間形成
- ・食に関する感謝の念と理解
- ・食育推進運動の展開
- ・子どもの食育における保護者，教育関係者等の役割
- ・食に関する体験活動と食育推進活動の実践
- ・伝統的な食文化，環境と調和した生産などへの配意および農村・漁村の活性化と食料自給率の向上への貢献
- ・食品の安全性の確保などにおける食育の役割
- ・国民および各種関連団体等の食育推進の責務

(3) 第4次食育推進基本計画（令和3～7年度）

上記 (2) の実践を目指して策定された（**表5-2**）．

4. 食事摂取基準

健康増進法に基づき，健康な個人または集団を対象として，健康の保持・増進をはかるうえで，摂取することが望ましいエネルギーと栄養素の基準を示したものである．

また，生活習慣病に罹患し，保健指導レベルにある人に対しても**重症化予防**を目的として活用する．その際には**図5-4**に示すように，**PDCAサイクル**に基づいて活用し，食事改善計画（Plan）を立案して，実施（Do），計画どおりに実施できているか検証（Check）し，結果を踏まえて計画を改善（Act）する．

表 5-2　第 4 次食育推進基本計画における食育の推進に当たっての目標

目標	目標値
①食育に関心を持っている国民の割合	90%以上
②朝食又は夕食を家族と一緒に食べる「共食」の回数	週 11 回以上
③地域等で共食したいと思う人が共食する割合	75%以上
④朝食を欠食する子供の割合	0%
⑤朝食を欠食する若い世代の割合	15%以下
⑥栄養教諭による地場産物に係る食に関する指導の平均取組回数	月 12 回以上
⑦学校給食における地場産物を使用する割合（金額ベース）を現状値（令和元年度）から維持・向上した都道府県の割合	90%以上
⑧学校給食における国産食材を使用する割合（金額ベース）を現状値（令和元年度）から維持・向上した都道府県の割合	90%以上
⑨主食・主菜・副菜を組み合わせた食事を 1 日 2 回以上ほぼ毎日食べている国民の割合	50%以上
⑩主食・主菜・副菜を組み合わせた食事を 1 日 2 回以上ほぼ毎日食べている若い世代の割合	40%以上
⑪1 日当たりの食塩摂取量の平均値	8 g 以下
⑫1 日当たりの野菜摂取量の平均値	350 g 以上
⑬1 日当たりの果物摂取量 100 g 未満の者の割合	30%以下
⑭生活習慣病の予防や改善のために，ふだんから適正体重の維持や減塩等に気をつけた食生活を実践する国民の割合	75%以上
⑮ゆっくりよく噛んで食べる国民の割合	55%以上
⑯食育の推進に関わるボランティア団体等において活動している国民の数	37 万人以上
⑰農林漁業体験を経験した国民（世帯）の割合	70%以上
⑱産地や生産者を意識して農林水産物・食品を選ぶ国民の割合	80%以上
⑲環境に配慮した農林水産物・食品を選ぶ国民の割合	75%以上
⑳食品ロス削減のために何らかの行動をしている国民の割合	80%以上
㉑地域や家庭で受け継がれてきた伝統的な料理や作法等を継承し，伝えている国民の割合	55%以上
㉒郷土料理や伝統料理を月 1 回以上食べている国民の割合	50%以上
㉓食品の安全性について基礎的な知識を持ち，自ら判断する国民の割合	80%以上
㉔推進計画を作成・実施している市町村の割合	100%

（厚生労働省）

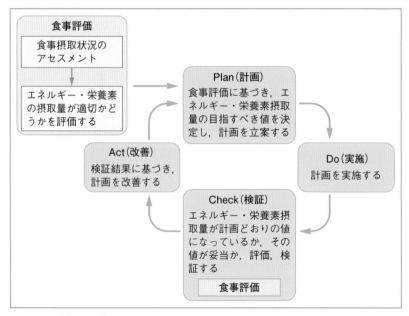

図 5-4　食事摂取基準の活用と PDCA サイクル

表5-3　食生活指針（改訂版）

①食事を楽しみましょう．
②1日の食事リズムから，健やかな生活リズムを．
③適度な運動とバランスのよい食事で，適正体重の維持を．
④主食，主菜，副菜を基本に，食事のバランスを．
⑤ごはんなどの穀類をしっかりと．
⑥野菜・果物・牛乳・乳製品・豆類・魚なども組み合わせて．
⑦食塩は控えめに，脂肪は質と量を考えて．
⑧日本の食文化や地域の産物を活かし，郷土の味の継承を．
⑨食料資源を大切に，無駄や廃棄の少ない食生活を．
⑩「食」に関する理解を深め，食生活を見直してみましょう．

〔農林水産省 HP：文部省　厚生省決定（平成 28 年 6 月一部改訂）〕

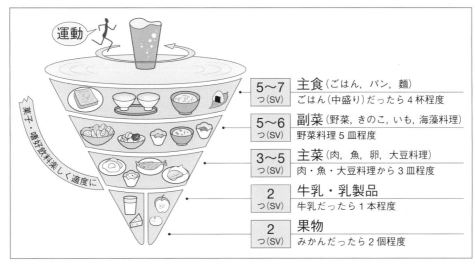

図5-5　食事バランスガイド（厚生労働省・農林水産省，2005）

5. 食生活指針（表5-3）

　食育基本法の制定，「健康日本 21（第二次）」の開始，食育基本法に基づく第 3 次食育推進基本計画などが作成された．食生活に関するこれらの幅広い分野での動きを踏まえて，平成 28 年 6 月に食生活指針を改定した．

6. 食事バランスガイド（図5-5）

　望ましい食生活についてのメッセージを示した「食生活指針」を具体的な行動に結びつけるものとして，1 日に「何を」「どれだけ」食べたらよいかの目安をわかりやすくイラストで示した．

［食事バランスガイドの説明］

(1) コマの軸は水・お茶を示している．
(2) コマの上から順に主食，副菜，主菜を示

している．

(3) 主菜の主材料は肉，魚，大豆および大豆製品などである．

Ⅳ　栄養・食生活と健康との関連

1. 低栄養

　低栄養は，高齢者の栄養評価で問題となることがある．特に口腔機能に問題がある場合には，食事摂取量の低下などから低栄養になりやすい．低栄養になると口腔機能がさらに低下する．

　フレイル「虚弱〈frailty〉」とは，加齢に伴うさまざまな臓器機能変化などにより，体重の減少や日常生活活動量の減少，身体能力の減弱，筋力（握力）の低下などのうち，3 項目が当てはまる状態をいい，サルコペニア〈加齢性筋肉

表 5-4　歯の形成に関与する各種栄養素と作用[17]

栄養素	作用
糖質，タンパク質	歯の基質形成に関与
脂質	リン脂質は歯の石灰化に関与
カルシウム，リン	歯の石灰化に関与
ビタミンA	エナメル質形成に関与
ビタミンC	象牙質形成に関与
ビタミンD	カルシウム，リンの吸収・代謝に関与
フッ化物	歯の耐酸性に関与
ホルモン	血中カルシウム濃度の調整

減少症〉は加齢や低栄養状態などから筋肉量の減少をいう．また，ロコモティブシンドローム〈運動器症候群〉は加齢に伴う筋力低下や骨粗鬆症による運動器障害で，立つ・歩くなどの移動機能に低下をきたす状態をいう．栄養スクリーニングとして，**主観的包括的評価**（Subjective Global Assessment：SGA）と**簡易栄養状態評価表**（Mini Nutritional Assessment Short Form：MNA®-SF）の2つが用いられる（詳細は，歯科衛生学シリーズ『高齢者歯科学』参照）．

2. 全身の健康との関連

糖尿病が強く疑われる者の割合は男性19.7%，女性10.8%である．年齢が高い層でその割合が高い（令和元年国民健康・栄養調査）．

3. 歯の成長・発育との関連

1) 歯の形成に関する栄養素

歯の形成に関与する各種栄養素と作用を**表5-4**に示す．

2) 妊娠前と初期に特に不足しないように摂取したい栄養素

(1) **葉酸**

(2) ビタミン B_6，B_{12}，A

(3) n-3系不飽和脂肪酸

4. 歯科疾患との関連

う蝕の発生は，食生活習慣と関係が深い．特に(1) 砂糖の摂取量，(2) 糖類の摂取頻度，(3) 食事や間食の摂取方法，(4) 唾液分泌を促す食事，(5) 食物の粘着性や硬さなどが関与している．

5. 食生活支援のポイント

・対象者とともに食行動を考える．

・食事の質・量の改善を，対象者の日常の食行動に合わせたレベルの目標にする．

・対象者自身の気づきが食生活の変容を促す．

・本人の行動や取り巻く環境（食品の選択・アクセスビリティ）など総合的にとらえる．

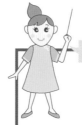

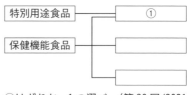

国試に出題されています！

問　特別用途食品および保健機能食品の区分に関する図を示す．

特別用途食品 ── ①

保健機能食品

①はどれか．1つ選べ．（第30回/2021年）

a　病者用食品

b　栄養機能食品

c　機能性表示食品

d　特定保健用食品

答　d

Ⅰ　栄養状態・食生活の把握

1. 集団に対する指導

「**国民健康・栄養調査**」などから国民の平均的な食生活習慣を把握することは計画立案のうえで有用である．指導対象となる集団の特性を調査する必要がある．

2. 個人に対する指導

個人の食生活習慣の把握とともに，**身体活動レベル**などからより細かな指導ができ，多様化する現代の食習慣や生活様式において重視される．歯科医院で実施する簡単な**嗜好調査**は生活習慣を把握するために役立つ．

Ⅱ　口腔衛生・口腔機能との関連

1. う蝕予防のための食品の摂取方法

う蝕の発生には食生活が深く関連している．以下の3点がう蝕予防のための食品摂取方法で重要である．

(1) 「いつ，どのように食べるか」の視点で食事と間食の摂取を考える．

(2) 咀嚼を促し，唾液分泌量が増加する食事献立とする．

(3) 間食には非う蝕性甘味料を選ぶ．

2. 口腔機能との関係

成長発達に伴う口腔機能の発達を踏まえて食生活指導を実践することがポイントである（**表5-5**）．特に乳児期の初期から口腔機能が正しく発達することが将来の健康へとつながっている．

Ⅲ　食生活・食事記録

嗜好調査は，ある食べ物について好きか嫌いかを尋ねる調査で，栄養のかたよりを把握できる．また，歯科疾患との関係では，pHの低い食品を毎日頻回摂取する習慣は，歯を損耗するリスク（**酸蝕症**）がある（**表5-6**）．

Ⅳ　食支援

1. 食事内容

献立は**食生活指針**の10項目を実行できるようにすることが望ましい．

[献立を考えるうえで大事なポイント]

(1) 主食（糖質などによるエネルギー源）

(2) 主菜（主要なタンパク質・脂肪源）

(3) 副菜（ビタミン・ミネラル源）

の組合せが基本となる．理想的なバランスは，糖質62〜68％，脂質20〜25％，タンパク質12〜13％である．これを **PFCバランス**という（第六次改定の日本人の栄養所要量を参考）．

2. 食事の量・回数・形態

エネルギー摂取量は1970年代に2,200 kcalでピークとなり，以降減少傾向を示し，現在は1,800 kcal台で推移している．以下，日本の食生活の現状を示す．

1) 脂肪摂取量の増加

BMI35以上（高度肥満）は近年増加傾向にある．脂肪摂取量の増加，食事時間の短縮，生活時間の不規則化および夜型化，運動量の低下などが原因と考えられる．各自が自分の適性体重を認識したうえで，原因の改善が必要である．

2) 食塩摂取量

食塩の目安量は男性7.5 g未満/日，女性6.5 g未満/日である（食事摂取基準2020年度版）．

表 5-5　乳幼児期の口腔の発達と健康[18)~22)]

年齢		身体の発育	歯の萌出状態	口腔の機能・食行動	口腔の観察	口腔の健康
乳児						
1~3 カ月	哺乳期			哺乳のための反射	先天歯 リガ・フェーデ病	
4~5 カ月		首が座る		喃語（アーアー, ブーブー）	上皮真珠	
5~6 カ月	離乳初期	寝返り 座位がとれる	切歯の萌出	口唇の閉鎖	欠如歯（先天欠如）, 過剰歯, 癒合歯 歯冠の白斑, 実質欠損	離乳の開始 / 前歯の汚れ
7~8 カ月	中期	ハイハイをする つかまり立ち	A|A	口唇による食物の取り込み		
9~11 カ月	後期	手づかみ食べ コップの使用 手指や腕の協調運動	B＋B / A＋A	咀嚼運動の発達 発語（意味のある言語） 嚥下の準備	舌小帯, 上唇小帯（おもちゃで傷がつきやすい）	
12~18 カ月	完了期			卒乳（離乳完了）		
幼児						
1 歳	前期	ひとり立ち（1 人歩き）	B＋B / B＋B		ヘルペス性口内炎 歯肉炎	上顎前歯の汚れ
1 歳 6 カ月		スプーン食べ コップで飲む	D＋D / DB＋BD		う蝕, 歯並び反対咬合 ⇒う蝕好発部位（前歯）, 特異的う蝕の発生	指しゃぶり・おしゃぶりの使用状況 / 上顎咬合面・歯頸部の汚れ
2 歳		両手の使用（スプーン, 茶碗）	D＋D / D＋D	言語の発達（2 語文）		食事・間食のリズム
3 歳		一人で食べられる	E＋E / E＋E	言語の発達	上顎前突, 開咬, 叢生, 交叉咬合 ⇒この時期のかみ合わせは不安定	指しゃぶり・おしゃぶりの継続
		箸が持てる（握り箸）	乳歯列の完成		外傷（破折・脱臼）⇒1~3 歳に好発	
		うがい（ブクブク）ができる				
4 歳	後期	ボタンをかける		食物の硬さや大きさに応じた食べ方		間食・飲料の内容
5 歳		片足とび		口を閉鎖しての咀嚼・嚥下	う蝕, 歯肉・粘膜 ⇒う蝕好発部位（臼歯）永久歯のう蝕発生	
6 歳		スキップをする	永久歯の萌出 6|6 / 6 1|1 6			口の癖（舌の突出はないか）/ 永久歯咬合面

食塩摂取量の年次推移は減少しているが, 現在の平均は 10.1 g/日であり, 目標量に比べて高い. 一般に加工食品や外食は塩分を多く含み, 味が濃い傾向がある. 単に減塩をするのではなく, それに代わる味となる酢やレモンなどの酸味やだしを十分に効かせて旨味を強くすることで, おいしく減塩することが必要である.

3) 野菜・食物繊維の不足

「健康日本 21」では野菜の摂取量は 1 日 350 g 以上が望ましい. しかし, 現状は約 290 g 程度であり, 特に 20~29 歳の若年者の摂取量は 240 g 程度と最も少ない. 意識的に主に副菜から野菜を多くとれるような料理を選択する必要がある.

4) カルシウムの不足

カルシウムは日本人に最も不足しやすい栄養素の代表である. カルシウムの食事摂取基準は推奨量として成人で 650~800 mg とされているが, 実際の摂取量は推奨量を大きく下回っており, 年次推移は近年再び減少傾向にある.

5) 朝食の欠食率

30 歳未満の欠食率は, 男性はこのところ横ば

表5-6　主な飲料の酸蝕リスク

飲料	pH	pHを7.0上昇させるのに要する塩基（OH⁻）の量	歯の表面ダメージ度合
ジュース			
リンゴジュース	3.4	82	−154.4
にんじんジュース	4.2	42	−57.5
グレープフルーツジュース	3.2	218	−119.9
生搾りグレープフルーツジュース	3.1	70.6	−108.7
乳酸飲料			
牛乳	6.7	4	10.9
飲むヨーグルト（レモン味）	4.1	110.4	17.8
その他			
ドレッシング	3.6	210	−109
お酢	3.2	740.8	−303
ミネラルウォーター	5.3	24	5.9

※歯の表面ダメージ度合として，−は軟化度を示す．
（Caries Res 2004；38（Suppl1）34-44 The Role of Diet in the Aetiology of Dental Erosion：T.Jaeggi, D. Zero）

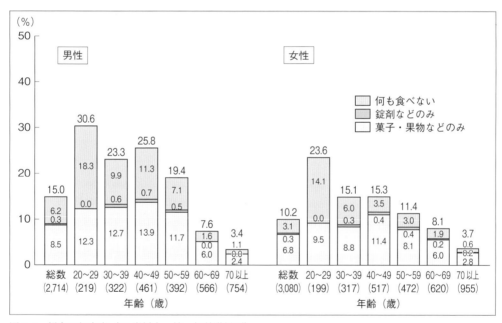

図5-6　朝食の欠食率（20歳以上，性・年齢階級別）

（厚生労働省：平成29年国民健康・栄養調査）

い，女性は20歳代では低下しているが，それ以外の年齢期ではこのところ上昇している．20歳代の男女では2〜3割程度が朝食を欠食している（**図5-6**）．

3. 咀嚼習慣と肥満

よくかんで食べると満腹中枢が刺激され，食物の摂取量が少なくなり，さらにインスリンの分泌も上昇する．**内臓脂肪型肥満**は動脈硬化のリスクが高い．よくかんで食べることは，摂取量の減少→肥満予防→生活習慣病予防につながる．

しかし，近年の**グルメ志向や食品のソフト化**などによって，日本人の食生活は「よくかむこと」が減少している．

対象別の指導

Ⅰ ライフステージに応じた食生活指導

各ライフステージの食生活指導の要点は以下のとおりである.

1. 妊産婦期

1) 妊娠期

初期はつわりや貧血対策, 中・後期では肥満や妊娠高血圧症などの予防に重点をおく. 胎児の成長・発育のために, **n-3系脂肪酸, ビタミンA, 葉酸**を摂取するように心がける.

2) 授乳期

乳汁に移行するカフェイン, アルコール類の摂取を避け, 栄養バランスのよい食事を心がける.

2. 新生児期・乳児期

嗜好は生後の学習経験によりほぼ形成されるため, この時期の幅広い食体験がその後の嗜好に大きく影響する. 特に甘いものは与え方に注意する.

1歳過ぎてからの卒乳は母子関係の確認など

の意味合いがあるため, 無理にするのではなく母子関係の状態に合わせて行えばよい (**表5-7**).

3. 幼児期

偏食など食事に関するなんらかの問題をもつ場合が多いが, ほとんどは発達過程上にみられる食事行動で, 適切な対応が求められる. 幼児期の食事は単に栄養を満たすというだけではなく, 子どもの自立心や社会性を育むものである. そのため, 「食事マナー」の習得を中心に, 楽しく満足感が得られる**食事環境**が大切である.

4. 学齢期

食習慣の基礎が確立する時期. 「**食の自己管理能力**」を育む指導が重要である. 小学校での集団指導では, 多様な意見を引き出し, 成長に合わせた肯定的な指導が大切である.

問題点として, 孤食と欠食, 間食, 偏食, 生活習慣病予備軍などがあげられる. また, 著しい身体の発育にあわせ, **タンパク質, カルシウム**など多くの栄養素が必要である.

表5-7 乳幼児期の口腔の発達と摂食機能・行動

月例	哺乳期 0～5カ月	離乳初期 5～6カ月	離乳中期 7～8カ月	離乳後期 9～11カ月	離乳完了期 12～18カ月
口腔内の様子	吸綴窩の存在	首の座り完成 乳前歯萌出開始	下顎乳中切歯萌出	上顎乳切歯萌出	乳前歯萌出完了 よだれ消失 第一乳臼歯萌出開始
食べ方の目安	生後1～2カ月 3時間おきに授乳 生後4カ月 4時間おきに授乳	1日1回1さじずつ 母乳・ミルクは飲みたいだけ与える	1日2回食 食事のリズムをつくる 食品の種類を増やしていく	1日3回食 家族一緒に 楽しい食卓体験	1日3回食 自分で手づかみで食べる
食物形態 摂食機能・行動など		ドロドロ (ヨーグルトくらい) なめらかにすりつぶした状態 つぶしがゆから開始 哺乳反射消失開始	舌でつぶせる硬さ (豆腐くらい) 水分をスプーンですする コップの使用開始 哺乳反射消失	歯ぐきでつぶせる硬さ (バナナくらい) コップからの連続飲みができる	歯と歯ぐきでかみつぶせる硬さ 上肢・手指・口の動きの協調運動 コップのみが介助なしでできる

5. 青年期

　生活領域が広がり，精神的に不安定な時期とされるため，心と体に見合った食生活を自己管理する必要がある．生活リズムの変化や栄養バランスの乱れなどによって口腔衛生状態が悪化しやすい時期でもある．

6. 成人期

　対象者の生活背景も含めた食生活の実態を把握し，個人に合わせた問題解決を目指すことが大切である．生活習慣病予防のために，味の濃さや食事の量と運動に対する理解を深め，**タンパク質**が不足しないようバランスのとれた食生活をするよう指導する．

7. 老年期

　身体機能の衰えや社会的・経済的自立能力の低下，精神的な孤独感や喪失体験の増加などが食生活と栄養に影響して，健康の維持増進に大きく関与する．個人差が大きいため，その特徴を考えながら食べすぎや偏りを避ける（**表5-8**）．

Ⅱ　配慮を要する者への指導

1. 妊産婦

1）食事の留意点

・つわり時には，食欲のあるときに好みに応じ

て摂取する．
・栄養補助剤に依存せず，基本的には食事から栄養成分を摂取する．
・食事の量よりも種類を増やす．

・妊娠前から，バランスのよい食事をしっかりとりましょう
・「主食」を中心に，エネルギーをしっかりと
・不足しがちなビタミン・ミネラルを，「副菜」でたっぷりと
・「主菜」を組み合わせてたんぱく質を十分に
・乳製品，緑黄色野菜，豆類，小魚などでカルシウムを十分に
・妊娠中の体重増加は，お母さんと赤ちゃんにとって望ましい量に
・母乳育児も，バランスのよい食生活のなかで
・無理なくからだを動かしましょう
・たばことお酒の害から赤ちゃんを守りましょう
・お母さんと赤ちゃんのからだと心のゆとりは，周囲のあたたかいサポートからる

（厚生労働省：妊娠前からはじめる妊産婦のための食生活指針～妊娠前から，健康なからだづくりを～．令和3年．より）

2. 全身疾患のある者

　疾患の状態に応じて，バランスのよい食生活習慣を支援する．歯科的視点だけとらわれず，

表5-8　高齢者に不足しがちな栄養素とそれらを含む食品

栄養素および食品	栄養素の働き
[タンパク質] 魚，魚類，鶏肉，大豆・大豆製品	筋量，筋力の維持 骨格筋のタンパク質代謝の低下予防
[n-3系脂肪酸] 魚類，くるみ，なたね油，大豆油	循環器系疾患のリスク低減
[ビタミンA] 緑黄色野菜（ほうれん草，にんじん，春菊など），うなぎ，レバー	夜盲症や皮膚の角質化の予防 細菌に対する抵抗力増進
[ビタミンE] らっかせい，たらこ，うなぎ，アーモンド，魚類	血中コレステロール値の調整 抗酸化力により老化を遅らせる
[ビタミンB₆, B₁₂, 葉酸] 緑黄色野菜，果実，レバー，のり	身体の脆弱性，身体機能の低下予防
[カリウム] 海藻，果物，野菜	血圧低下，脳卒中予防，骨粗鬆症予防
[カルシウムとビタミンD] カルシウム：乳類，大豆，海藻 ビタミンD：きのこ，小魚類，うなぎ	骨粗鬆症予防，脳卒中予防，大腸がん予防

（日本人の食事摂取基準2010年版）

表5-9　嚥下障害者に好ましい食物形態

嚥下しやすい食物形態	・適度な粘度をもち，かむとペースト状の食塊をつくりやすいもの ・性状が均一で，咀嚼しやすいもの ・嚥下反射を誘発しやすい温度（10〜15度）のもの ・好みの味の食べ物は嚥下しやすい ・ゼラチンや片栗粉などで凝集性を高める
嚥下しにくい食物形態	・サラサラな水 ・もちやこんにゃくのような粘度や弾性の高すぎるもの ・歯や口蓋にへばりつきやすいもの ・異なる性状のものが混じったもの ・おからなどポロポロしているもの ・生野菜のように繊維質の多いもの

多面的に対象者を支援するためにほかの専門職種から得られる情報も重要である．糖尿病患者では，低血糖や高血糖が起こらないように朝・昼・夕と3食規則正しく食べる．

3．障害児者

指導にあたり，対象者のおかれている状況や抱えている問題点を正確に把握し，日常生活の中で無理のない指導を行う．摂食機能の発達段階を正しく評価し，それに合わせた指導を行う．

4．要介護者

対象者の過去の生活習慣を考慮し，尊重する．摂食能力や咀嚼機能を評価し，バランスのよい食生活を心がけるとともに，介護者の身体的・精神的負担を軽減するような支援が必要である．

5．摂食嚥下障害のある者

実際の食事場面を観察し，食環境を整えることや摂食嚥下機能のどの領域に問題があるのかを明確にする．

6．入院患者

入院患者の手術前・手術中・手術後の一連の期間を周術期といい，周術期に医科と歯科が連携して口腔機能管理を行うことで，術中のトラブルや術後の合併症を軽減し，患者のQOLを向上することを目的として行われる．

Ⅲ　障害児者・要介護者の食事介助

1．食形態

嚥下障害者に好ましい食物形態は**表5-9**のとおりである．このほか，以下の点に注意する．
- ・欠損歯が多い場合は，繊維の多い肉や野菜を避けるか，繊維を切断した調理方法をとる．食物繊維が不足すると便秘の原因になる．舌でつぶせる程度の軟らかさにする．
- ・麻痺や感覚機能が低下している場合は，熱いものによるやけどに注意する．
- ・好みや彩りに配慮する．

2．食事姿勢

①少し前屈み，②背は90°，③足は床にぴったりつける，④体とテーブルの間に握りこぶし1つくらいの隙間をあける．⑤膝が90°に曲がるくらいの椅子の座面の高さと，⑥テーブルの高さにする．

3．食事介助の際の留意点

- ・介助の場合は，声かけをして食事に集中させる（認知）．
- ・口の中に詰め込みすぎない．むせた後は時間をおく（ペース）．
- ・大きなスプーンで一口量を多く摂らない（一口量）．
- ・大きく開口せず，口唇で捕食させる（口への運び方）．
- ・口唇閉鎖が不十分な場合は，浅いスプーンで濡らしておく．咀嚼中の口唇閉鎖不全は，自分の手あるいは介助者の手で介助する．

6章 健康教育

SECTION 1

健康教育の要点

Ⅰ 健康教育の概要（推進）

集団への保健指導にあたっては，その手段が属する環境によって影響がもたらされる場合も少なくないため，その属性を十分に理解することが重要になる．

1. 対象の把握

集団指導の内容や目標の設定には事前にその対象集団の特徴を理解したうえで問題点を抽出しておく．集団の対象となるのは，乳幼児，学童，生徒，学生，保護者，一般成人，高齢者，障害者，保育士，教職員，施設職員，保健関係者などである．また，集団の特性を理解するには，①どのような目的で集まっているか（性，年齢，職業など），②これまでの活動状況などを事前に調査することも重要である．

Ⅱ 健康教育の進め方

実施にあたっては**PDCAサイクル**（p.72参照）を用いて実践するとよい．

Ⅲ 健康教育の方法

1. 受動的・能動的な方法

受動的な方法には，示説（デモンストレーション）や講義（講話），パネルや紙芝居の活用，DVDやVTR，展示，パワーポイントなどを活用する指導があり，能動的な方法には，体験型学習やグループワーク，実習などを通して問題点を理解し，行動変容を促すあるいは健康を維持するための方法があり，適切な方法を選択して支援する．

2. 媒体（教材）の活用

歯科保健指導をスムーズに進めるために，実践につながりやすい媒体（教材）が必要になる

表6-1 媒体（教材）の種類[24]

大分類	媒体	備考
直接視聴覚に訴えるもの	立体的：標本，実物，模型，パノラマ，ジオラマ，立体鏡 平面的：地図，パネル，掛図，壁新聞，ポスター，フランネルグラフ，スライド，紙芝居，ペープサート 動きがあるもの：映画，人形劇，演劇	いわゆる視聴覚媒体のうち，主にマス・コミュニケーション的なものを除いてある．一般に理解しやすく，いくつかを組み合わせて使うのがよい．
読んでもらう媒体	パンフレット，リーフレット，ちらし，定期的印刷物，会報，回覧，手紙	使い方によってはマス・メディアに入る．
その他	黒板，テープレコーダーなど	

（**表6-1**）．媒体は健康教育の目的や目標の実現に合わせて選択し，計画，実施，評価のプロセスにおいて体系的に活用できることが望ましい．

また，テレビやインターネットなどのマスメディアをとおして多くの情報を入手できるが，信頼できる情報を選択する能力が求められる．

Ⅳ　健康教育の評価

　健康教育は実施後に，設定した目標に対して対象者にどのような変化や効果があったかどうかを確かめ，企画や実施についての分析・検討を行い，フィードバックする．そのために，計画段階から具体的な数値で達成目標を明確にするとともに，**アウトカム**，**アウトプット**，**プロセス**，**ストラクチャー**の４つの側面から評価を行う．

1. アウトカム（結果）評価

　アウトカムとは結果や成果の意味で，疾患量や医療費の減少などの成果を示す．DMFTやCPIの変化などである．

2. アウトプット（事業実施量）評価

　アウトプットは出力，生産高，生産活動の意味で，事業の実施回数，参加者や受診者数がこれにあたる．

3. プロセス（過程）評価

　プロセスとは，過程，作業，手順の意味で事業の質の評価である．

4. ストラクチャー（構造）評価

　ストラクチャーとは仕組や体制の意味で，事業における人員体制，予算，施設の状況，他機関との連携体制などの評価である．

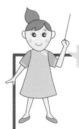

国試に出題されています！

問　地域保健活動の評価とその内容の組合せで正しいのはどれか．（第28回/2019年）

a　プロセス評価————疾患の減少
b　アウトカム評価———人員体制
c　アウトプット評価——事業実施量
d　ストラクチャー評価—目標設定

答　c

SECTION 2 健康教育の対象

歯科衛生士が行う保健指導は対象が個人だけではなく集団を対象として行うこともある．口腔保健活動における集団指導は，公衆衛生活動，地域保健活動として，行政などの組織のもとで行われることが多いため，さまざまな場の特徴を知ることが必要である．

I 保育所，幼稚園

保育所は**児童福祉法**により「保育に欠けるその乳児または幼児を保育することを目的とする」ことで設立されており，**幼稚園**は**学校教育法**により「幼児を保育し，幼児の健やかな成長のために適当な環境を与えて，その心身の発達を助長すること」を目的に設立されている．制度的な違いは，**表6-2**のとおりである．

健康教育の対象は，乳幼児，保護者，保育士・教員等である．

II 学校

幼稚園，小学校，中学校，高等学校，大学など**学校教育法**に基づいて運営されている．**学校歯科保健**は，**歯科保健教育，歯科保健管理，組織活動**に分かれ，歯科衛生士は歯科保健教育の中で，特別活動として学校行事で現場活動を行うことがある．学校で集団指導を行う場合は，**文部科学省「生きる力」を育む学校での歯・口の健康づくり**（**表6-3**）に基づき，各年代に応じた課題を理解したうえで指導を進める必要がある．

健康教育の対象は，児童・生徒・学生のほか，保護者，教員等である．

III 事業所

事業所の労働者の健康管理は**労働安全衛生法**に基づいて，衛生管理者が行う．事業所では労働者の心身両面の健康保持増進などの積極的な推進をはかるものであり，この措置は「**トータル・ヘルスプロモーション・プラン（THP）**」といわれ，健康測定の際に行われることが多い．事業所での口腔保健は，THPにおける健康づくりの「保健指導」の中に位置づけられている．

健康教育の対象は，労働者および衛生管理者等である．なお衛生管理者とは，労働者の健康障害を防止するため，常時50人以上の労働者を使用する事業者が選任した者のことである．

IV 保健所，市町村保健センター

1. 保健所

地域保健法により，都道府県と政令市，東京都23区が設置することになっており，2022年現在全国で468カ所設置されている．一般的な対人保健サービスは市町村レベルで行われてお

表6-2 保育所と幼稚園の制度的な違い

	保育所	幼稚園
所 管	厚生労働省	文部科学省
根拠法令	児童福祉法第7条	学校教育法第1条
対象児童	0〜5歳児	3〜5歳児
対 応	保育士が保育にあたる．	教諭が主体となって教育活動にあたる．

表6-3 歯・口の健康づくりのねらいと内容例

	ねらい	歯・口の機能・口腔清掃に関する内容	食生活・嗜好品に関する内容
幼稚園等	○自分の体を大切にしなければならないことが分かるようにする. ○歯みがき,うがいなど身の回りを清潔にすることに心地よさを感じるようにする. ○歯みがき,うがいなど病気にかからないために必要な活動を自分からしようとする態度を養う.	○むし歯を防ぐには,うがいや歯みがきが大切であること. ○歯みがきやうがいには,行い方があること. ○歯ブラシを使って歯をみがくこと.	○甘味食品,甘味飲料の取り過ぎは,むし歯の原因となること. ○食べ物をよく噛んでから飲み込むこと.
小学校	○病気の予防に関する自己の生活上の課題の改善に向けて取り組むことの意義を理解し,必要な知識や行動の仕方を身に付けるようにする. ○病気の予防に関する自己の生活上の課題に気付き,多様な意見を基に,自ら解決方法を意思決定することができるようにする. ○他者と協働して,病気の予防に関する自己の生活上の課題の改善に向けて粘り強く取り組む態度を養う.	○むし歯を防ぐには,食後や就寝前のうがいや歯みがきが大切であること. ○歯には,それぞれ特徴や役割があること. ○奥歯(第一大臼歯,第二大臼歯)には,汚れが残りやすいこと. ○歯肉に近い歯の汚れは,歯肉炎の原因となること. ○歯ブラシの各部位の機能を生かして歯をみがくこと.	○甘味食品,甘味飲料の取り過ぎは,むし歯の原因となること. ○病気の予防には,食べ物をよく噛んで食べることが大切であること. ○病気の予防には,好き嫌いなくバランスよく食べることが大切であること.
中学校	○口腔の衛生に関する自己の生活上の課題の改善に向けて取り組むことの意義を理解し,必要な知識や行動の仕方を身に付けるようにする. ○口腔の衛生に関する自己の生活上の課題を見いだし,多様な意見を基に,自ら意思決定することができるようにする. ○他者と協働して口腔の衛生に関する自己の生活上の課題の解決に取り組み,将来にわたって自他の健康な生活づくりに配慮しようとする態度を養う.	○歯肉に近い歯の汚れは,放置するとプラークとなり,歯肉炎(歯周病)の原因となること. ○歯肉炎は,丁寧な歯みがきで改善すること. ○口臭の予防には,歯周の清掃と舌清掃が有効であること. ○歯間部の清掃には,デンタルフロスや歯間ブラシが有効であること. ○口腔外傷は,転倒,転落,交通事故,殴打,スポーツなどが原因で発生すること. ○プラーク除去と歯肉マッサージを意識してブラッシングすること.	○間食としての甘味食品・飲料の摂取は,むし歯の発生リスクを高めること. ○歯の健康には,カルシウムを多く含む食品の摂取が有効であること. ○口臭の予防には,定期的な水分の摂取が有効であること. ○自己の口腔の状態に応じて,食生活を見直すことが大切であること.
高等学校	○口腔の衛生に関する自己の生活上の課題の改善に向けて主体的に取り組むことの意義を理解し,適切な意思決定を行い実践し続けていくために必要な知識や行動の仕方を身に付けるようにする. ○口腔の衛生に関する自己の生活上の課題を見いだし,多様な意見を基に,自ら意思決定することができるようにする. ○他者と協働して口腔の衛生に関する自己の生活上の課題の解決に取り組み,将来にわたって自他の健康な生活づくりに配慮しようとする態度を養う.	○スポーツにおける口腔外傷の予防には,マウスガードの使用が有効であること. ○口臭予防のための舌清掃には,舌ブラシの使用が有効であること. ○歯周病(歯肉炎・歯周炎)は,有病者率が高い慢性疾患であり,QOLに大きく影響すること. ○社会全体の取組として,「8020運動」「噛ミング30」「歯と口の健康週間」などが推進されていること. ○自己の口腔の状態やライフスタイルに応じて,舌ブラシ,デンタルフロス,歯間ブラシ,フッ化物配合歯磨剤,洗口剤,マウスガード等を活用すること.	○喫煙は,歯や口腔の健康へ様々な悪影響を及ぼすこと. ○頻繁な間食の摂取は,プラークの付着を招き,むし歯や歯周病の原因となること. ○自己の口腔の状態に応じて,食生活を見直すことが大切であること.
特別支援学校	○視覚障害者,聴覚障害者,肢体不自由者又は病弱者である子供に対する教育を行う特別支援学校 幼稚園等,小学校,中学校,高等学校に準ずる.指導に当たっては,子供の障害の状態や特性及び心身の発達の段階等を十分考慮する. ○知的障害者である子供に対する教育を行う特別支援学校 幼稚園等,小学校,中学校,高等学校に準ずる.指導に当たっては,個々の子供の知的障害の状態,生活年齢,学習状況や経験等に応じて適切に指導の重点を定め,実態に即して具体的に行う.		

(公益社団法人日本学校保健協会:「生きる力」を育む学校での歯・口の健康づくり 令和元年度改訂. 2020.)

り,保健所は,地域保健に対する情報収集・調査研究,企画調整・指導と市町村間の連絡調整,技術的援助を行う.また,地域住民の健康危機管理も業務として定められている.

2. 市町村保健センター

市町村保健センターは**地域保健活動**の拠点であり，**対人保健サービス**を行うことを目的に設置されている．主な歯科保健事業は，母子保健法により行う**1歳6か月児歯科健康診査**，**3歳児歯科健康診査**などである．

V 地域・病院・施設

1. 地域

2006年の介護保険法の改正において「地域支援事業」が開始された．要支援状態や要介護状態になる前からの介護予防が重要であるとして，住み慣れた地域で自立した日常生活を送ることができるように市町村が主体となって介護予防事業などの取り組みが行われている．

2. 病院

病院における歯科衛生業務は，一般歯科診療や周術期における歯科診療補助のほか，入院患者の口腔健康管理，他職種と連携して栄養サポートチーム（NST）の一員として行う栄養管理，糖尿病患者における歯科衛生管理などがある．

3. 施設

施設における歯科衛生士は，利用者の**口腔機能の維持・向上**を支援することが重要な業務となる．看護師，介護福祉士，栄養士などさまざまな専門職と連携をとりながら口腔健康管理を行い，誤嚥性肺炎の予防を行い，介護の質を向上させる．

また，居宅療養管理指導を行う**介護保険施設**として設置されているのは，**介護老人保健施設**，**通所介護施設（デイサービスセンター），短期入所施設（ショートステイ），特別養護老人ホーム（介護老人福祉施設），介護老人支援センター，認知症対応型共同生活介護施設（グループホーム）**である．

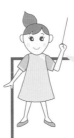

国試に出題されています！

問　工場でメッキ作業を行う職員を対象とした集団歯科保健指導で適切なのはどれか．2つ選べ．（第31回/2022年）

a　専用マスクの使用
b　歯垢染め出しの実施
c　小窩裂溝塡塞の勧奨
d　フッ化物洗口の勧奨

答　a, d

Ⅲ編

歯科診療補助論

1章 総論

SECTION 1 概要

Ⅰ 歯科診療補助の範囲と業務

診療の補助は看護師(准看護師を含む)にしかできない**業務独占**であることが定められている．このうち，歯科診療の補助については，**歯科衛生士法第2条第2項**「保健師助産師看護師法第31条第1項及び第32条の規定にかかわらず，歯科診療の補助をなすことができる」とあり，歯科衛生士法に定められている歯科衛生士の業務である．

Ⅱ チーム歯科医療の考え方

1. 歯科医師との連携

通常の歯科業務においては，患者を中心とし，歯科医師，歯科衛生士，歯科技工士などその他のデンタルスタッフがチームを構成して歯科医療にあたる．そのなかでも歯科衛生士は歯科医師と協働して歯科診療に取り組むことが多いことから，意見交換を行い，安全で効率的に診療を進める．

2. 多職種との連携

現在の歯科医療は診療室にとどまらず，地域社会のなかで，在宅や病院などで行われることも多い．そのため，歯科医療従事者のみならず，

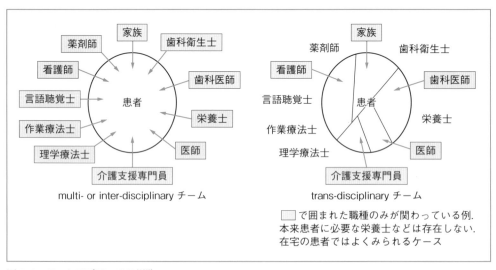

図1-1 チームアプローチの例[25]

表1-1 訪問可能な施設[25)]

施設	在宅	
・介護老人福祉施設（特別養護老人ホーム） ・介護老人保健施設 ・介護療養型医療施設 ・歯科のない医療機関（病院や診療所） ・療養施設（入所） ・更生施設（入所） ・授産施設（入所） ・ショートステイ	・患者居住の戸建て住宅 ・患者居住の集合住宅 ・養護老人ホーム ・軽費老人ホーム ・有料老人ホーム ・小規模多機能ホーム（宿泊サービス利用者のみ） ・グループホーム ・サービス付き高齢者向け住宅 ・宅老所	居住系施設

表1-2 在宅療養支援診療所の要件[25)]

1. 保険医療機関たる診療所であること
2. 当該診療所において，24時間連絡を受ける医師または看護職員を配置し，その連絡先を文書で患家に提供していること
3. 当該診療所において，または他の保険医療機関の保険医との連携により，当該診療所を中心として，患家の求めに応じて，24時間往診が可能な体制を確保し，往診担当医の氏名，担当日等を文書で患家に提供していること
4. 当該診療所において，または他の保険医療機関，訪問看護ステーション等の看護職員との連携により，患家の求めに応じて，当該診療所の医師の指示に基づき，24時間訪問看護の提供が可能な体制を確保し，訪問看護の担当看護職員の氏名，担当日等を文書で患家に提供していること
5. 当該診療所において，または他の保険医療機関との連携により他の保険医療機関内において，在宅療養患者の緊急入院を受け入れる体制を確保していること
6. 医療サービスと介護サービスとの連携を担当する介護支援専門員（ケアマネジャー）等と連携していること
7. 当該診療所における在宅看取り数を報告すること

医師，保健師，看護師，薬剤師，栄養士，理学療法士，作業療法士，介護支援専門員（ケアマネジャー），介護福祉士などさまざまな職種のスタッフがチームを組み，同じ患者を相手に治療・ケアをするという共通の目標と認識をもって質の高い医療サービスを行う（**図1-1**）．

また，そのチームは職種の役割を状況に応じて変動させる．

Ⅲ 歯科訪問診療

在宅医療とは，自宅もしくは高齢者施設などに訪問し医療行為を行うことである．通院が困難で，本人や家族が在宅医療を希望する人が対象となる．具体的には，以下のとおりである．

- 自宅で療養している人
- 入院中で自宅に戻って療養したいと考えている人
- グループホームなど医師が常勤していない施設にいる人　など（**表1-1**）．

年齢では，90％以上が高齢者であり，主な疾患は以下のとおりである．

- 脳血管疾患後遺症，多発性脳梗塞，脳血管性認知症
- 慢性呼吸不全
- アルツハイマー病およびその他の認知症
- 慢性心不全，慢性腎不全
- 老人性運動器疾患
- 合併症を伴った糖尿病
- 神経難病
- 各種皮膚疾患，褥瘡
- 老衰　など

高齢者は1つの疾患だけではなく，複数の疾患をもっている状態にあることも多い．さらにその疾患や状況によって引き起こされる摂食嚥下障害，誤嚥性肺炎，寝たきりなどがある．

1. 在宅療養支援診療所

2006（平成18）年，医療法の改正により，24時間体制で在宅診療に取り組む診療所として

113

「在宅療養支援診療所」の制度が新設された．これは，24時間連絡を受ける医師，看護師を配置して，その連絡先を文書などで利用者に情報提供し，関係機関と連携を諮（はか）れるようにしたうえで，届出により認可される（**表1-2**）．この要件からもわかるように多職種と連携して，支援することが重要視されている．さらに2012（平成24）年から「**機能を強化した在宅療養支援診療所**」という制度がつくられている．

2. 歯科訪問診療の内容

1) 歯科診療

歯科訪問診療では，義歯の調整，歯周治療，口腔衛生指導を実施することが多い．診療器材や環境の確保ができれば，診療室と同程度の診療が可能になってきている．

2) 口腔健康管理

歯科衛生士が行う専門的口腔ケアのほか患者や家族，病院・施設のスタッフなどへの適切な情報提供や指導を行う．

3) 摂食嚥下リハビリテーション

歯科訪問診療では，摂食嚥下機能評価や訓練を行うケースが増えてきている．持ち運びが可能な嚥下内視鏡検査（VE）を実施し，食事の観察（ミールラウンド）を行い，食形態や摂取方法を検討し，カンファレンスへの参加を依頼されることもある．

3. 在宅医療でできる検査・治療

在宅では下記のような検査・治療を行うことができる．

- 採血，検尿，心電図検査，超音波検査
- エックス線写真検査
- 各種カテーテルの交換（経尿道膀胱内留置カテーテルなど）
- 注射，輸液（末梢静脈輸液，皮下輸液），輸血
- 気管切開の処置，カニューレの交換，吸引

さらに，下記の処置が病院だけではなく，在宅でも可能である．

- 在宅酸素療法（HOP：Home Oxygen Therapy）
- 在宅人工呼吸器療法（HMV：Home Mechanical Ventilation）
- 在宅中心静脈栄養法（HPN：Home Parenteral Nutrition）
- 在宅成分栄養経管栄養法：経鼻胃管・PEG（胃瘻，Percutaneous Endoscopic Gastrotomy）
- 在宅自己腹膜還流（CAPD：Continuous Ambulatory Peritoneal Dialysis）
- 在宅血液透析（HHD：Home Hemo-Dialysis）
- がん終末期の疼痛管理（在宅緩和ケア）

4. 在宅医療で必要とされる歯科衛生士

口腔内細菌は誤嚥性肺炎や糖尿病など多くの疾患に影響を及ぼすことが明らかなため，経口摂取の有無にかかわらず，口腔健康管理はほとんどの患者に必要であり，最後まで口から食べられるようにサポートすることが歯科衛生士の重要な役割である．

情報収集

Ⅰ　全身状態の把握

全身状態を把握するには，生体検査と検体検査が必要である．特定健康診査では，体重，腹囲，血圧を測定する生体検査と血液を用いて血糖値，脂質の量を測定する検体検査を行い，それらの結果を統合して判定する．

1. 生体検査

患者の身体を直接調べる検査であり，以下のような検査がある．

1) 体温

日本人の平均体温は 35.5～37.0℃ とされている（直腸温＞口腔温＞腋窩温）．

2) 脈拍

脈拍数は1分間あたりの数（回/分）で表され，健常人では心拍数と一致する（**表1-3**）．

3) 血圧

心臓が収縮した際（収縮期）の動脈血圧を**収縮期血圧（最大血圧もしくは最高血圧）**といい，弛緩して心臓が拡張した際（拡張期）の動脈血圧を**拡張期血圧（最低血圧）**といい，成人における血圧値の分類は**表1-4**のとおりである．

4) 心機能

心臓の筋肉（心筋）が血液を送り出すために縮む（収縮）．このときに発生する微小な電流の波形を測定する．また，高齢化に伴い心疾患の罹患率も上昇している．心臓の働き（心機能）を評価するには NYHA 分類（**表1-5**）などがある．

5) 肺機能

空気を出し入れする換気機能（外呼吸）と血液に酸素を渡し血液から二酸化炭素を受け取る呼吸機能（内呼吸）があり，肺機能検査では，通常前者の換気機能を調べる．

6) 筋電図

筋肉の活動性を調べる検査で，筋力低下や筋萎縮などの症状があり，画像検査では診断がつかない場合に行われる．

7) 脳波

脳の微弱電流を分析し，脳腫瘍・脳出血・脳梗塞などの部分的な病態を推定する．

8) 血中酸素濃度

動脈血中における酸素とヘモグロビンが結合

表1-3　脈拍数の基準値（回/分）

新生児	70～170
乳　児	80～160
幼　児	75～130
学　童	70～110
成　人	60～80

表1-4　成人における血圧値の分類

分類	診療室血圧（mmHg）			家庭血圧（mmHg）		
	収縮期血圧		拡張期血圧	収縮期血圧		拡張期血圧
正常血圧	<120	かつ	<80	<115	かつ	<75
正常高値血圧	120～129	かつ	<80	115～124	かつ	<75
高値血圧	130～139	かつ/または	80～89	125～134	かつ/または	75～84
Ⅰ度高血圧	140～159	かつ/または	90～99	135～144	かつ/または	85～89
Ⅱ度高血圧	160～179	かつ/または	100～109	145～159	かつ/または	90～99
Ⅲ度高血圧	≧180	かつ/または	≧110	≧160	かつ/または	≧100
（孤立性）収縮期高血圧	≧140	かつ	<90	≧135	かつ	<85

（日本高血圧学会，2019）

表1-5　NYHA（New York Heart Association）による心機能分類

I度	心疾患はあるが身体活動に制限はない 日常的な身体活動では著しい疲労，動悸，呼吸困難（息切れ）を生じない
II度	軽度の身体活動の制限がある．安静時には無症状 日常的な身体活動で疲労，動悸，呼吸困難（息切れ）を生じる
III度	高度な身体活動の制限がある．安静時には無症状 日常的な身体活動以下の労作で疲労，動悸，呼吸困難を生じる
IV度	心疾患のためいかなる身体活動も制限される 心不全症状が安静時にも存在する．わずかな労作でこれらの症状は増悪

表1-6　肝機能の検査項目と検査値の意味

検査項目	検査値の意味
AST	↑　肝細胞の破壊
ALT	↑　肝細胞の破壊
血清総タンパク（TP） 血清アルブミン（Alb） アルブミン/グロブリン比（A/G比）	↓ ↓　｝肝臓でのタンパク質合成能の低下 ↓
中性脂肪（トリグリセライド：TG）	↓　肝臓での脂質合成能の低下 ↑　脂肪肝
総コレステロール（TC）	↓　肝臓での脂質合成能の低下
γ-GT	↑　アルコール性肝障害（脂肪肝），胆汁の排泄障害
総ビリルビン	↑　肝臓でのビリルビン代謝障害，胆汁の排泄障害 　　（溶血の亢進）
直接ビリルビン	↑　肝臓でのビリルビン代謝障害，胆汁の排泄障害
血中尿素窒素 アンモニア	↓ ↑　｝肝臓での解毒機能の低下

↓：基準値より低い，↑：基準値より高い

する割合(酸素飽和度)を非侵襲的・連続的に測定する．測定された値は**経皮的動脈血酸素飽和度（SpO₂）** で示される．基準値はおおむね96%以上で，**95%以下では低酸素症**となる．

2. 検体検査
1) 血液を用いる検査
(1) 血液学的検査
血球を用いその数や大きさ，比率などを調べる検査である．
①赤血球の検査
赤血球数，ヘモグロビン濃度，ヘマトクリット値
②白血球の検査
白血球数，白血球分画，好中球の核形移動
③血小板数の算定
(2) 血液凝固・線溶（線維素溶解）系検査
血液凝固系と線溶系(凝固した血液を溶かす)の活性やそれに関わる物質の量などから出血性

素因などを調べる．
(3) 生化学検査
血球と凝固因子を取り除いた血清を使用し，その中の酵素，タンパク質，電解質や金属，糖，脂質などの量を化学的に分析する．
①肝機能の検査（表1-6〜9）
肝臓はヒトの臓器の中では最大で，1日に体内で消費されるエネルギーの約1/3を使って，血液によって運び込まれたタンパク質，脂質，糖質などの代謝や異物の排泄を行って代謝産物を血液に出している．そのため，血清を用いてそれらの量の変化を調べれば，肝臓の状態を知ることができる．
②腎機能の検査
腎臓は尿をつくって体内の水分量を維持する．腎機能の低下で血液中に老廃物が停滞すると生命に関わる（**表1-10**）．
③糖代謝の検査
糖尿病の検査として血糖値の測定の**HbA1c**

表 1-7 タンパク質代謝に関係する検査項目と基準値

検査項目	基準値
血清総タンパク（TP）	6.6〜8.1（g/dL）
血清アルブミン（Alb）	4.1〜5.1（g/dL）
アルブミン/グロブリン比（A/G 比）	1.32〜2.23

表 1-8 脂質代謝に関係する検査項目と基準値

検査項目	基準値（mg/dL）
中性脂肪（TG）	男性：40〜234 女性：30〜117
総コレステロール（TC）	142〜248
LDL コレステロール（LDL-C）	65〜163
HDL コレステロール（HDL-C）	男性：38〜90 女性：48〜103

表 1-9 脂質異常症の診断基準（空腹時採血）

疾患名	検査項目	診断基準
高トリグリセライド血症	中性脂肪（トリグリセライド）	150 mg/dL 以上
高 LDL コレステロール血症	LDL コレステロール	140 mg/dL 以上
低 HDL コレステロール血症	HDL コレステロール	40 mg/dL 未満

（日本動脈硬化学会：動脈硬化性疾患予防ガイドライン 2017 年版）

表 1-10 腎機能に関する血清学的検査項目と腎機能低下時の変化

検査項目	腎機能低下時の変化（理由）
血中尿素窒素（BUN）	↑（尿中に排泄されないため血中で増加）
血清クレアチニン（Cr）	↑（尿中に排泄されないため血中で増加）
血清総タンパク（TP）	↓（尿中に排泄されるため血中で減少）
血清アルブミン（Alb）	↓（尿中に排泄されるため血中で減少）

↓：基準値より低い，↑：基準値より高い

測定などが行われる（**表 1-11**）.

（4）免疫・血清検査

　血清を用い抗原抗体反応を応用して感染症やアレルギー，自己免疫疾患あるいは腫瘍に関する項目を検査する．

　①炎症の検査

　感染症，外傷，腫瘍の反応として炎症反応が起こる．最も利用される急性期反応物質は**C反応性タンパク（CRP）**で代表的な炎症マーカーである．

　②ウイルス感染症の検査（表 1-12，13）

　細菌，ウイルスなどの病原微生物（病原体）が体内に侵入し，増殖することを感染といい，感染が原因となる疾患を感染症という．ウイルス感染症の検査は血清中の抗体や抗原を調べ，感染の有無を判定する．

（5）血液型検査

　血液内の血球がもつ抗原ならびに血清中の抗体の違いによる血液の分類を血液型という．ABO 式血液型検査と Rh 式血液型検査がある．

Ⅱ 口腔内状態の把握

1）口臭検査

2）味覚検査

3）歯科金属アレルギーの検査

4）舌の検査

5）口腔粘膜の検査

6）唾液検査

（1）う蝕プログラムにおける唾液検査

（2）歯周病プログラムにおける唾液検査

7）歯周組織検査

（1）歯周組織の破壊の程度を調べる検査

　①エックス線写真検査

　②臨床的アタッチメントレベル（CAL）の測定

　③付着歯肉の幅の測定

（2）歯周局所の炎症の程度を調べる検査

　①歯周ポケット深さの測定（PPD）

　②プロービング時の出血（BOP）

　③歯の動揺の測定（**表 1-14**）

表 1-11　糖尿病の検査項目と診断基準

①および②が確認された場合は「正常型」と判定．③〜⑥が確認された場合は「糖尿病型」と判定し，別の日に検査して再度「糖尿病型」と判定されたら「糖尿病」と確定診断．なお，初回の検査で「糖尿病型」に該当するのが⑥のみで，再検査でも血糖値が糖尿病型ではなく⑥のみの場合には「糖尿病の疑い」として再検査を行う．「正常型」「糖尿病型」のいずれにも属さない場合は「境界型」と判定する．

検査項目	判定基準	
	正常型	糖尿病型
空腹時血糖値	①110 mg/dL 未満	③126 mg/dL 以上
75 g 経口ブドウ糖負荷試験 2 時間値 （75 g OGTT 2 時間値）	②140 mg/dL 未満	④200 mg/dL 以上
随時血糖値	—	⑤200 mg/dL 以上
HbA1c	4.9〜6.0%※	⑥6.5%以上

（※は共用基準範囲（JCCLS）の基準値）
（日本糖尿病学会：糖尿病診療ガイドライン 2019）

表 1-12　B 型肝炎ウイルス検査と臨床的な意味

ウイルス	検査項目	"陽性"の臨床的な意味
B 型肝炎（HBV）	HBs 抗原	・HBV に感染している
	HBs 抗体	・HBV に感染したことがある ・HBV のワクチン接種後
	HBe 抗原	・HBV の増殖力が強い（感染力が強い）
	HBe 抗体	・HBV の増殖力が弱い（感染力は弱い）

表 1-13　C 型肝炎ウイルス検査と臨床的な意味

ウイルス	検査項目	"陽性"の臨床的な意味
C 型肝炎（HCV）	HCV 抗体	・HCV に感染したことがある ・HCV に感染している
	HCV–RNA	・HCV に感染している

表 1-14　臨床的な歯の動揺度＜Miller＞

0 度	生理的動揺の範囲（〜0.2 mm）
1 度	唇舌方向にわずかに動揺（0.2〜1.0 mm）
2 度	唇舌方向に中等度に動揺，近遠心的にわずかに動揺（1.0〜2.0 mm）
3 度	唇舌・近遠心方向に動揺し（2.0 mm 以上），歯軸方向にも動揺

表 1-15　歯肉炎指数（GI）＜Löe と Silness＞

0	炎症なし
1	軽度の炎症：歯肉の色調と形態のわずかな変化
2	中等度の炎症：中等度の歯肉表面の光沢，発赤，浮腫および腫脹圧迫による出血
3	重度の炎症：著しい発赤と腫脹，突発性出血の傾向および潰瘍

④歯肉炎指数による評価（**表 1-15**）

8）歯の検査

①エックス線写真による検査

②う蝕の検査

③マイクロスコープによる検査

9）根管内細菌培養検査

SECTION 3 患者への対応

Ⅰ 一般的対応

患者対応の基本は「歯科診療を安全かつ安心して受けてもらうための対応」である．歯科医療従事者は，患者の状態を正しく把握し，患者に落ち着いて診療に臨んでもらうことが大切である．そのために患者の主訴や病歴を把握し，その日の全身状態や気分，精神的な状態にも目を向けて対応し，患者とのコミュニケーションを構築することが大切である．

Ⅱ 配慮を要する者への対応

小児や高齢者，障害を有する患者には，状況や注意点を事前に把握して対応する．

1. 高齢者

・問診票やカルテを確認し，全身疾患の有無やこれまでの治療歴などを確認する．

・必要に応じてモニターを準備し，疾患に応じて対応する．

・患者を誘導する前に，動線に危険や障害物などがあればそれを除去しておく．

・診療室への誘導は患者の歩行スピードに合わせて案内する．

・患者が歯科用ユニットに完全に座るまで安全を確認する．

・歯科用ユニットの傾斜がつらい高齢者には背中や腰にクッションを置くなど姿勢が楽になるような工夫をする．

・嚥下機能が衰えていることも多いので，バキュームやうがいなどに注意する．

2. 妊産婦

妊娠中の歯科診療の際には，子宮内の胎児の重さにより大静脈などの圧迫を防ぐために体の左側を下にした側臥位で診療を行うこともある（**図1-2**）．

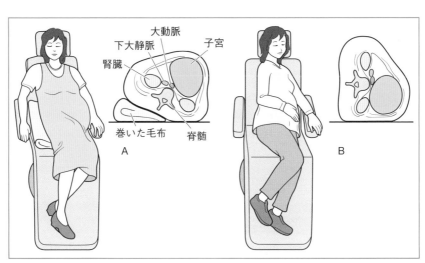

図1-2　歯科診療の際の妊娠中の体位[26]
仰臥位では，主要脈管に発育中の胎児の体重がかかる．
A：患者は左側を下にして横たわり，枕や巻いた毛布などで右側の臀部を挙上する．
B：患者がさらに左側へ向いた場合．腹部の横断図で子宮の位置を示す．

3. 全身疾患を有する者

全身疾患を有する患者は，服薬による口腔乾燥，化学療法や放射線療法による口腔粘膜疾患などその疾患に応じて対応することが必要である．また，疾患に応じてバイタルサインやその他の検査が随時必要になるので，必要機材やモニタなどの準備を行っておく．

4. 通院困難者

さまざまな疾患により通院するのが困難で，本人や家族が希望すれば訪問歯科診療の対象になる．

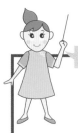

国試に出題されています！

問　うっ血性心疾患を有する患者の歯科診療時の体位で適切なのはどれか．2つ選べ．（第31回/2022年）

a　座　位
b　水平位
c　側臥位
d　半座位

答　a, d

SECTION 4 診療時の共同動作

Ⅰ 共同動作の基本

　術者と補助者が安全で効率的に歯科診療を進められる体制の下で行う歯科診療を**共同動作**という.

1. 安全性の確保

　歯科診療は共同動作によって術者と補助者が分業できれば,補助者は患者の顔色の変化や不快感の現れに注意を払うことができるため,患者の安全性の確保と不快感の軽減につながる.

　また,器具の落下などの不慮の事故にも迅速に対応することができる.

2. 歯科診療の効率化

　共同動作で行う歯科診療は,術者が処置に専念できるため,診療効率を高め,チェアタイムを軽減することが可能になる.

3. 共同動作における行動パターンの確立

　共同動作では,術者と補助者の完全な分業化が必要とされるため,円滑なチームワークが必要とされる.補助者は,あらゆる歯科診療の流れを理解し,術者の行動パターンやタイミングの熟知が必要である.そのためには以下の点に留意する.

(1) 診療に必要な器具や器材は診療室の動線に配慮して配置する.
(2) 歯科医院で慣習となっている診療の流れを熟知する.
(3) 共同動作の範囲や必要物について歯科医師と確認をとる.
(4) 診療の最中に声を掛け合い,手順の間違いやタイミングのずれなどを防止する.
(5) 術者・補助者相互の行動パターンについて十分理解しあう.

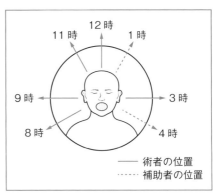

図1-3　術者の位置[26]

Ⅱ 術者・補助者・患者の位置と姿勢

　共同動作では,患者水平位で診療が行われる.両者の位置と姿勢は,患者の安全と診療の効率化を考慮することや,術者の疲労を最小限にするためにも最善のポジショニングを行う.

1. 術者の位置と姿勢

1) 術者の位置

　歯科診療時の術者位置は,尺度として時計の文字盤が用いられることが多い(**図1-3**).

　術者は施術部位や内容に応じて適宜位置を調整するが,患者水平位の場合は,基本的に8時～12時の位置にポジショニングすることが多い.

2) 術者の姿勢(図1-4,水平位)

　歯科衛生士は術者として直接行為を行うこともある.術者の姿勢は以下の順序で合わせるとよい.

①下半身を安定させるために,体重をスツールに均等に乗せ両足が完全に床に着くようにスツールの高さを調整する.両足の間隔を30cm程開けるとより安定感が増す.
②施術部は体の中心に位置させ,患者の頭部

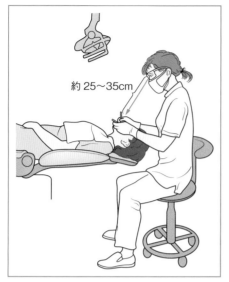

約25〜35cm

図1-4　術者の基本姿勢[26]

を術者のみぞおち辺りの高さに合わせる.
　③術者が脇を閉じた状態で前腕を床に平行に
　　伸ばし手元に患者の口腔がくるようにす
　　る.
　また，歯科衛生士が保健指導を行う際は，術
者，患者とも座位で行うほか，歯科医師が外科
手術を行う際は術者立位で診療を行う場合もあ
る.

2. 補助者の位置と姿勢
1）補助者の位置
　補助者は術者の施術範囲を妨げないように患
者水平位，患者座位ともに3時の位置で補助す
る場合が多く，そのほか1時〜4時の位置で補
助することもある．術者と補助者は患者の口腔
を中心にして対称となる位置を基準とすること
が多い.

2）補助者の姿勢
　補助者は診療の流れ全体を把握するため，術
者よりもスツールを高くし（目安として10〜15
cm程度：ただし補助者の体型により異なる），
目線を高くするとよい．これにより視野が広く
なるため，術中の偶発事故にも迅速に対応でき
る.

3. 患者の姿勢
　患者水平位の診療は体の大部分がチェアに接
触し，最も安定した体位である．正確に患者を
水平位にするには，患者の上顎の咬合平面が床
面と垂直になるようにする．体全体では，鼻と
膝が同じ高さにあり，足と腰が下がる姿勢を
Knee-nose-position（**図1-5**）という．また，
患者の頭部はヘッドレストの先端まで届くよう
にする.

4. 診療時のライティング
　術者・補助者・患者のポジションを適切にと

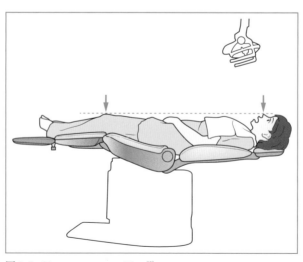

図1-5　Knee-nose-position[25]

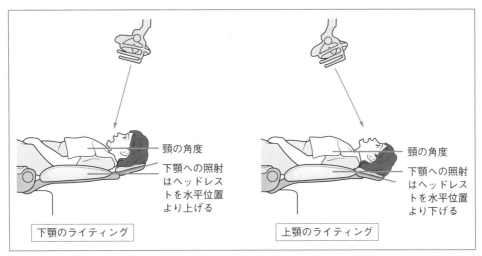

図1-6　下顎・上顎のライティング[25)]

ることができたら，口腔内を明視するために術部のライティングを行う．ライトから口腔までの距離は，患者水平位で60〜80 cm，座位で40〜50 cmである．ライトの光は患者の目に当てないよう注意し，施術部位を十分明視できるように照射する．術野各部位の照射については**図1-6**のとおりである．

Ⅲ　フォーハンド

フォーハンデッドデンティストリー（Four handed dentistry）術者と補助者の左右4つの手で効率的に診療を進めることをいう．フォーハンドの基本は，術者が持つ切削器具とデンタルミラー，補助者が持つバキュームとスリーウェイシリンジを順番に口腔内に挿入するが挿入順序は治療の内容により異なり，術者の操作を優先する．

1.　フォーハンドの原則
- ・治療の内容に合わせ，術者・補助者が共通のルールに基づいて行う．
- ・補助者は原則として，右手でバキューム，左手でスリーウェイシリンジを操作する．
- ・術者の視野の妨げにならないよう注意する．
- ・術者のデンタルミラーが汚染された場合，

スリーウェイシリンジで汚れを除去する．

2.　器具の受け渡し
1)　受け渡しに適した位置
スムーズな器具の受け渡しは，診療効率を上げ，時間の短縮につながる．受け渡しの位置は，患者の顔面上方を避け，胸元または頭部後方で受け渡す．
2)　受け渡しを避ける位置
患者の顔面上は，器具の落下の可能性や，特に小児の患者では恐怖感を与えるので受け渡しを避ける．

Ⅳ　バキュームテクニック

歯科診療を効率的に進めるためにバキュームによる吸引は欠かせない．術者の妨げにならず，患者に不快感を与えないバキュームテクニックが求められる．

1.　バキュームの目的
(1) 切削粉塵，唾液，血液などの吸引
(2) 頬粘膜，口唇，舌の圧迫と保護
(3) 電気メス使用時などの悪臭による不快感の除去
(4) 視野とコントロールスペースの確保

2. バキュームの種類

(1) 標準タイプ（直，曲）

(2) 外科用タイプ

　細かい出血部位を直接吸引できるように先端が細くなっている．目詰まりしやすいので，水を注水しながら使用する．

3. バキューム操作の基本

　バキューム操作は原則として，右手にバキューム，左手にスリーウェイシリンジを持つ．ライトの調節は左手で行う．各部位における吸引の位置は**図1-7**のとおりである．また，軟口蓋，咽頭部，舌根部などバキュームの挿入禁忌部位には注意する．

4. バキューム操作の注意事項

(1) 長時間の吸引による口腔乾燥を避ける．

(2) チップの先端で過度の圧迫をしない．

(3) 舌や粘膜を吸引しない．

(4) 切削器具から出る水を直接吸引しない．

(5) 口角の口裂延長線に沿って強く引かない．

(6) 治療終了後にはコップ1杯程度の水などを吸引する．

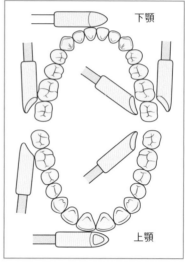

図1-7　各部位のバキューム吸引[26]

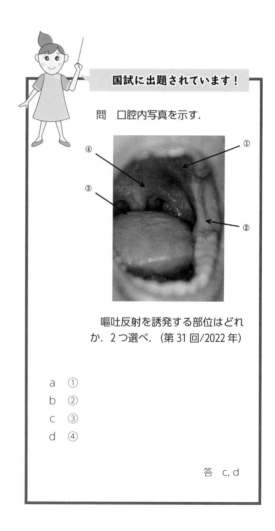

国試に出題されています！

問　口腔内写真を示す．

嘔吐反射を誘発する部位はどれか．2つ選べ．（第31回/2022年）

a　①
b　②
c　③
d　④

答　c, d

診療設備の管理

Ⅰ 歯科用ユニット

歯科用ユニットは診療の際に患者が座る椅子（デンタルチェア）およびその他の歯科診療用機器を備えた装置である．一般診療に使用される一般診療用ユニットのほか，インプラントの手術や，顎口腔領域の外科処置などに使用される口腔外科用ユニット，障害者用ユニット，小児用ユニットなどがある．また，訪問診療や災害時用のポータブル歯科治療用ユニットなどもある．

1. 歯科用ユニットの構造（図1-8）

1) ブラケットテーブル

基本セットや治療に必要な小器具，綿花やロールワッテを収納したケースを乗せるもので

ある．

2) 回転切削機器

高速切削用エアータービン，低速切削用マイクロモーターなどが設置されており，それぞれ専用のハンドピースを装着して使用する．

3) スリーウェイシリンジ

空気，水，噴霧（スプレー）の3通りの用途に分けて使用する．

4) 照明装置（歯科用ライト，無影灯）

口腔内を照射するための照明装置で，影を生じない無影灯である．

5) スピットン（洗口装置）

診療中に患者が洗口する装置で，水や唾液を流すスピットンと洗口用のコップに水を供給する装置がある．

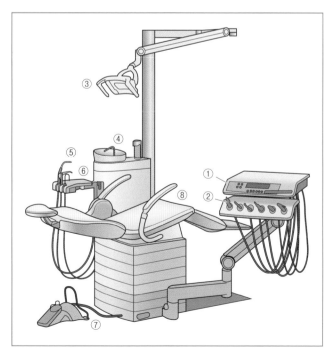

図1-8 歯科用ユニットの構造
①ブラケットテーブル
②切削機器
③歯科用ライト（無影灯）
④スピットン
⑤スリーウェイシリンジ
⑥排唾管
⑦フットコントローラー
⑧チェア

6) バキュームシリンジ（サクション），排唾管（エジェクター）

バキュームシリンジは診療中，注水下で行う切削の余剰や唾液などの吸引に用い，排唾管はラバーダム防湿時など口角に引っ掛けて使用する．

7) フットコントローラー

回転切削機器の回転速度のコントロール，オン・オフの切り替え，デンタルチェアの昇降や背板の傾斜の調整などを行う．

Ⅱ　エックス線撮影装置とその他の検査

1. 主なエックス線撮影装置

1) 口内法エックス線撮影装置

歯および歯周組織の撮影を目的として，口腔内に直接フィルムを挿入して撮影するエックス線撮影装置で，備え付けタイプのほかに，歯科訪問診療に対応可能なポータブルタイプのものもある．撮影法には，二等分法（等長法），平行法，咬翼法，咬合法などがある．

2) パノラマエックス線撮影装置

上下顎骨を中心に顎顔面部を総覧的に撮影できる．顎関節疾患，囊胞，腫瘍など広範囲の検査などに用いられる．

3) 頭部エックス線規格撮影装置

セファログラフィとよばれ，矯正治療前後の顎顔面形態や標準値との比較による診断や治療計画の立案などに用いる．

4) 顎関節エックス線規格撮影装置

顎関節症による下顎頭の形態変化や開閉時の下顎窩と下顎頭の位置関係を観察する．

5) コンピュータ断層撮影装置（CT）

歯科用 CT は医科用と比較して低被曝で撮影時間も短い．また，座位や立位で撮影できる．インプラント術前・術後検査，歯周病診断の歯槽骨の状態の把握などに用いる．画像は高画質であるが，撮影する範囲は限られている．

2. その他

1) 磁気共鳴撮像（MRI）

筋肉や脂肪などの軟組織を対象とする．歯科では顎関節や顎骨壊死，腫瘍や囊胞の診断に用いる．

2) 超音波断層撮影装置（US）

顎下部のリンパ節や唾液腺などの軟組織疾患の検査に用いる．

3) 嚥下造影検査（VF）

嚥下障害を有する患者の誤嚥や咽頭残留の有無を検査するだけではなく，口腔・咽頭・食道の動きを観察する．

4) 嚥下内視鏡検査（VE）

嚥下内視鏡検査は VF と並ぶ摂食嚥下障害の主たる検査方法である．

Ⅲ　歯科用レーザー装置

レーザーによる歯科治療は歯の切削（蒸散）や軟組織切開などに用いる HLLT（High reactive Level Leaser Treatment：高反応レベルレーザー治療）と，鎮痛，消炎などに用いる LLLT（Low reactive Level Laser Treatment：低反応レベルレーザー治療）がある．

このうち，歯質の切削に用いるのは **YAG レーザー**であり，**CO_2 レーザー**はう蝕象牙質の除去に補助的に用いる．これらの使用には，防護眼鏡の使用が義務づけられている．

Ⅳ　酸素吸入器

治療中の疼痛や恐怖心が誘因で血管迷走神経反射を起こし，呼吸が浅く徐脈や血圧低下を認める場合は低酸素状態となっているので，ただちに酸素吸引を行う．吸入器具は，鼻腔カニューレ，フェイスマスク，リザーバー付きのフェイスマスクなどがある．

Ⅴ　口腔外バキューム装置

口腔内バキュームで吸引できない切削粉塵や注水噴霧，エアロゾルなどは口腔外バキュームで吸引する．「**歯科外来診療環境体制加算（外来環）**」では，口腔外バキュームを設置することが条件としてあげられている．

表 1-16　薬物の表示と保管

	ラベルの表示	保管
毒薬	黒地に白枠，白字で薬品名と"毒"の表示	鍵をかけた場所で，他の医薬品と区別
劇薬	白地に赤枠，赤字で薬品名と"劇"の表示	他の医薬品と区別
普通薬	特定の取り決めはない	特定の取り決めはない
麻薬	㊕の表示	鍵をかけた堅固な設備で，他の医薬品と区別
向精神薬	㊐の表示	鍵をかけた設備

Ⅵ　薬品，歯科材料の管理

歯科診療所においては医薬品安全管理責任者と医療機器安全管理責任者の配置が義務づけられており，医師，歯科医師，薬剤師，助産師，看護師とともに歯科衛生士も役割を担う．

1. 薬品（薬物）の管理

医薬品とは日本薬局方に収められているもので，機械器具，歯科材料，医療品及び衛生用品でないもの（医薬部外品を除く），人または動物の身体の構造または機能に影響を及ぼすことが目的とされ，機械器具などでないもの（医薬部外品および化粧品を除く）である．

また，薬物とは，薬理活性をもつ化学物質のことで，病気の治療や予防などを目的として人や動物に適用するものをいう．

毒薬・劇薬と薬物は容器や被包の表示については，毒薬は黒地に白枠白字，劇薬は白地に赤枠赤字で表示する（「ポイントチェック①」参照）．貯蔵，陳列する場所は他のものと区別し，特に毒薬と毒物，劇物は施錠できる場所で保管する．**表 1-16** に薬物の表示と保管方法を示す．

2. 管理上の注意

(1) 類似名称，外観類似の医薬品などの取り違い防止対策
(2) 規制医薬品（毒薬・劇薬など）の施錠管理
(3) 有効期間・有効期限や保管条件などの品質管理
(4) 処置用医療品などの小分け用薬瓶への充塡・補充間違いの防止対策

などがある．

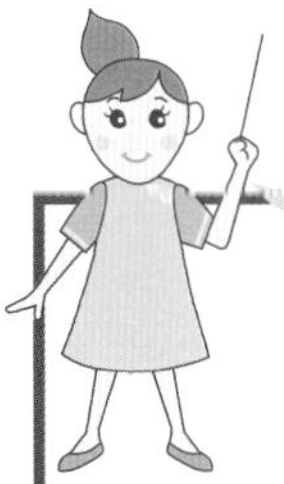

国試に出題されています！

問　口腔外バキューム装置を使用して吸引するのはどれか．2つ選べ．（第 28 回/2019 年）

a　注水噴霧
b　エアロゾル
c　切開時出血
d　切削時注水

答　a, b

Ⅰ 消毒・滅菌の定義

感染を予防するためには，診療に使用する器材を無菌の状態に処理し，手指や衣服についた微生物を除去することが重要である．

滅菌：すべての微生物を死滅させるか完全に除去し無菌状態にすること．

消毒：人体に有害な微生物の感染性をなくすか菌量を少なくすること．

洗浄：流水と洗剤などを用いて目視できる汚れを洗い流すこと．

滅菌・消毒には物理的方法と化学的方法がある．感染リスクのレベルや対象物に応じて処理法を選択する．

Ⅱ 消毒・滅菌の種類と効能

滅菌は芽胞，ウイルス含むすべての微生物を死滅させ無菌性保障水準を 10^{-6} レベルに達した状態にする．また，対象物への影響を極力少なく，器材の形状や機能を変化させない方法を選択し，環境汚染にも配慮する．滅菌法には，加熱（乾熱と湿熱），放射線照射，紫外線照射，濾過などの物理的方法や，殺菌性ガスによる化学的方法がある（**表 1-19** 参照）．

また，消毒法には加熱による煮沸消毒法と化学薬品による薬液消毒法がある．消毒薬はリスクのレベルにより選択する．

近年は診療室のみならず，訪問歯科診療時の感染対策も考慮する必要がある．主な対象者は要介護高齢者であり，免疫力の低下に伴い感染リスクが高いことも多い．したがって，治療や口腔健康管理においても，感染対策に細心の注意を払う必要がある．

また，歯科医療従事者に咳や発熱がある場合は，訪問スタッフから外れる必要もある．

Ⅲ 消毒法

消毒薬（**表 1-17**）による消毒は化学反応を利用する．濃度，時間，温度の三要素により効果が左右される．

（1）濃度：決められた濃度で使用する．薄すぎると効果が期待できず，濃すぎると副作用，経済性，環境汚染の問題が生じる．

（2）微生物と時間：十分な接触時間をとる．

（3）温度：一般的には 20℃以上で使用する．

1. 使用薬の種類・用途および濃度

消毒薬の分類，用途，濃度等は**表 1-18** のとおりである．

2. 消毒の方法
1）浸漬法

一般的に行う消毒法で，器具を洗浄した後，消毒薬に浸して十分接触させる方法である．このとき，消毒薬が蒸発しないようにふたをする．

2）清拭法

消毒薬をガーゼなどにしみ込ませて，拭き取る．十分な量の消毒薬を使用する．

3. 手指消毒

手指消毒は，感染予防の基本手段である．これは，歯科医療従事者の手指を介して病原体を伝搬・拡散させないことと，歯科医療従事者自身を病原体から守ることである．

手指消毒の種類は以下のとおりである．

1）石けんと流水を用いた手洗い

手を水で濡らした後石けんを使って手洗いし，使い捨てペーパーなどで完全に乾燥させる．

2）速乾性擦式消毒薬を用いた手指衛生

速乾性擦式消毒薬を乾燥するまで手指全体にこする．

表1-17　消毒薬の抗微生物のスペクトル

消毒薬	対象微生物								適用対象		
	一般細菌	MRSA	芽胞	結核菌	真菌	一般ウイルス	HBV	HIV	手指皮膚	粘膜	器具
グルタラール,フタラール過酢酸	◎	◎	◎	◎	◎	◎	◎	◎	×	×	◎
消毒用エタノール	◎	◎	×	◎	○	◎	×	◎	◎	×	◎
次亜塩素酸ナトリウム	◎	◎	○	◎	◎	◎	◎	◎	×	×	◎
ポビドンヨード	◎	◎	○	◎	○	◎	○	◎	◎	◎	×
ベンゼトニウム塩化物	◎	○	×	×	○	×	×	×	◎	○	◎
ベンザルコニウム塩化物	◎	○	×	×	○	×	×	×	◎	○	◎
クロルヘキシジングルコン酸塩	◎	○	×	×	○	×	×	×	◎	○	◎
アルキルジアミノエチルグリシン塩酸塩	◎	○	×	○	○	×	×	×	◎	○	◎

◎：有効　　　　　　　　　　　　　　　　　　　◎：使用可能
○：効果弱い　　　　　　　　　　　　　　　　　○：注意が必要
×：無効　　　　　　　　　　　　　　　　　　　×：使用不適

（ICHG 研究会編：新・歯科医療における感染予防対策と滅菌・消毒・洗浄. 医歯薬出版, 2015[26]より改変）

3) 手術時手洗い

①石けんと水道水による手洗いの後, 水分を十分拭き取って, 持続殺菌効果のある速乾性擦式消毒薬（アルコール製剤など）を用いて擦式消毒を行う.

②手術時手洗い用の外用消毒薬（クロルヘキシジン, スクラブ製剤など）および水道水による手洗いを基本とし, 最後にアルコール製剤などによる擦式消毒を併用することが望ましい.

4) 手指消毒の手順

①手掌を合わせよくこする.

②手の甲を伸ばし反対の手のひらでこする.

③指先, 爪の間をこする.

④指の間をこする.

⑤親指を反対の手のひらでねじり洗いをする.

⑥手首を洗う.

5) 手指消毒のタイミング

①患者に触れる前

②清潔・無菌操作の前

③血液・体液に触れた後

④モニターなど患者周辺の環境に触れた後

⑤患者に触れた後

6) グローブの装着

患者ごとに新しいグローブを装着する. 使用済みグローブは, 表面に残存した微生物の完全な除去が困難であり, グローブの劣化もあるため, 患者ごとに交換する.

Ⅳ　滅菌法 （表1-19）

1. 高圧蒸気滅菌

温度上昇が速やかで浸透性に富み, 短時間で確実な滅菌ができる. 残留性毒素がないため安全性が高く, 低コストで使用できる.

2. エチレンオキサイドガス（EOG）滅菌

エチレンオキサイドを約10〜20％含むガスを用いる方法で, プラスチックやゴム製品など

表 1-18 消毒薬の用途使用濃度[27]

分類	一般名	使用濃度	主な用途	備考	商品名
アルデヒド系	グルタラール	2〜3.5%	医療器具 人体には使用できない	・作用時間：30分. ・体液等の付着した器具は1時間以上.	ステリハイドL デントハイド サイデックスプラス28
	フタラール	0.55%		・作用時間：5分以上（短い時間では効果が期待できない）.	ディスオーパ
酸化剤	過酢酸	0.30%		・作用時間：5分. ・芽胞に対しては10分以上. 浸漬後，流水で15秒以上すすぐ. 器具によっては変色のおそれがあるので連続1時間を超えて浸漬しない.	アセサイド6%消毒液
塩素系	次亜塩素酸ナトリウム	0.1〜0.5%	血液・体液・排泄物に汚染された器具・リネン・環境の消毒	・金属の腐食性，皮膚・粘膜刺激がある. ・漂白作用がある.	ハイポライト10 ピューラックス
		0.02〜0.05%	医療器具・手術室・病室・家具・物品等の消毒		
アルコール系	エタノール製剤	76.9〜81.4%	生体（手指・皮膚）の消毒	・粘膜や損傷部位には禁忌. ・手荒れが起こる. ・引火性に注意する.	日局消毒用エタノール
	イソプロパノール製剤	50〜70%	一般細菌の消毒		消毒用イソプロパノール
	0.2〜1%クロルヘキシジングルコン酸塩エタノール液	原液	速乾性擦り込み式の手指消毒	・汚れのある手指では手洗い, 乾燥後に使用する.	ヒビソフト
	0.2%ベンザルコニウム塩化物エタノール液				ウエルパス
ヨウ素系	ポビドンヨード	10%	手術部位の皮膚・粘膜の消毒	・ヨード過敏症，甲状腺機能に異常のある患者には慎重に投与する. または，使用禁忌.	イソジン液
		7.50%	手指・皮膚の消毒		
		0.25〜0.5%	口腔内の消毒・含嗽		イソジンガーグル
ビグアナイド系	クロルヘキシジングルコン酸塩	0.1〜0.5%	手指・皮膚・医療器具の消毒	・界面活性剤を含む赤色と含まない無色があり，区別して使い分ける.	20%ヒビテングルコネート液 20%マスキン液 5%ヒビテン液 マスキン（5%）液
		0.05%	皮膚の創傷部位の消毒		
四級アンモニウム塩	ベンザルコニウム塩化物	0.05〜0.1%	手指・皮膚の消毒	・石けんをよく洗い落としてから使用する.	オスバン液 ヂアミトール液
	ベンゼトニウム塩化物	0.01〜0.025%	手術部位の粘膜, 皮膚・粘膜の創傷部位の消毒		ハイアミン
		0.10%	医療器具の消毒		

※消毒薬を使用する際は添付されている説明書を確認すること

表1-19　医療現場で用いられる滅菌法の特徴と適用[27)]

	高圧蒸気滅菌	EOG滅菌（エチレンオキサイドガス滅菌）	低温プラズマ滅菌（過酸化水素水低温プラズマ滅菌）	LTSF滅菌（低温蒸気ホルムアルデヒド滅菌）
滅菌温度	121〜134℃	40〜60℃	45℃	50〜80℃
滅菌時間	10〜50分	2〜24時間	75分	約4時間
毒性	なし	あり エアレーションが必要	なし	なし
環境汚染	なし	あり	なし	なし
適用	歯科用器材 金属製器材 リネン類，ガーゼ ガラス製品など	歯科用器材 金属製器材 プラスチック製品 ガラス製品	歯科用器材 低温処理できるので過酸化水素を吸収する繊維製品，液体を除いて広く適用	歯科用器材 リネン，ガーゼ類やスポンジ類には適さない

高圧蒸気滅菌ができないものに使用される．しかし，ガスの引火性や爆発性があるうえ，毒性やコストの面で欠点がある．また，環境の問題からも使用が制限される傾向にある．

3. 低温プラズマ滅菌

過酸化水素水に高周波エネルギーを与え，過酸化水素水のプラズマ状態をつくって滅菌する．全工程が低温・低湿であるため，多くの金属製品や非金属で熱や湿度に弱い製品に使用できる．また，75分程度の短時間で全工程が終了する．

4. 低温蒸気ホルムアルデヒド滅菌（LTSF滅菌）

ホルムアルデヒドガスによる滅菌法である．ホルムアルデヒドガスは毒性をもっているが，滅菌後，アルカリ蒸気により無毒化される．リネン，ガーゼなどには適さないが，50〜80℃で滅菌されるためほとんどの器材に使用できる．滅菌工程時間は約4時間であるが，滅菌後ただちに滅菌物は使用できる．また，全行程陰圧下で行われるので安全に作業できる．

Ⅴ　消毒・滅菌済み器材の管理

滅菌・消毒した器具は紫外線ケースなどで清潔な状態で保管する．その際，滅菌パックに日付を記入して古いものから使用し，滅菌の安全保存期間については滅菌方法，包装材，保管の条件（温度・湿度・清潔度）に影響されること

を理解しておく．滅菌パック中の滅菌物は3〜6カ月ごとに再滅菌することが望ましい．

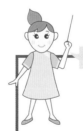

国試に出題されています！

問　寒天アルジネート連合印象採得直後の感染対策として，水洗後に行うのはどれか．1つ選べ．（第31回/2022年）

a　熱湯による洗浄
b　強圧エアによる乾燥
c　80%アルコールでの清拭
d　1.0%次亜塩素酸ナトリウム溶液への浸漬

答　d

2章 主要材料の種類と取扱いと管理

模型用材料

Ⅰ 歯科用石膏の種類と用途

歯科用石膏は，石膏石を加熱脱水してつくる．加熱の方法により，α石膏とβ石膏がある．

表2-1に石膏のタイプと用途を示す．

Ⅱ 歯科用石膏の性質

・水と反応して発熱を伴い硬化する．
・硬化時に膨張する．通常，α石膏よりもβ石膏の膨張率が大きい．
・混水比が小さいほど強度は増す．
・寸法変化が少ない．
・印象材と反応しない．

Ⅲ 硬化時間

・混水比を小さくすると硬化時間が早い．
・水温が高いほど（40℃まで）硬化時間が早い．
・練和速度が速いほど硬化時間が早い．
・食塩（4％まで）や硫酸カリウム，硫酸カルシウムは硬化を促進する．
・コロイド性物質やホウ砂は硬化を遅延させる．

Ⅳ 歯科用石膏の取扱い

①石膏と水と標準混水比で計量する．水の適温は 10〜20℃．
②ラバーボウルに水を入れ，石膏を徐々にふ

表2-1　石膏のタイプと用途[31]

タイプ	名称	主な用途	混水比
1	普通石膏	印象用	0.5〜0.6
2 （クラス1）	普通石膏	咬合器装着用	0.4〜0.5
2 （クラス2）	**普通石膏**	模型用および義歯埋没用 （研究用模型）	0.35〜0.50
3	**硬質石膏**	模型用および義歯埋没用 （研究用模型，作業用模型）	0.20〜0.30
4	**硬質石膏** （高強度，低膨張） （超硬質石膏）	模型用 （作業用模型）	0.18〜0.25
5	硬質石膏 （高強度，高膨張）	収縮補償に必要な膨張量をもつ模型用	0.18〜0.22

るい落とすように加える.

③はじめは石膏に水がなじむようにスパチュ
ラをゆっくりと回転させ,むらなく混ぜる.
その後,スパチュラを手早く回転させ,30～
60 秒間練和する.

④バイブレーター上にラバーボウルを置き,
振動を加えながら石膏泥中の気泡を浮き立
たせ,取り除く.

⑤最後臼歯から前歯方向へゆっくりと少量ず
つ流し込む.注入位置は 1 カ所にする.

⑥石膏泥は歯肉頬移行部を 1 cm 程度超えた
あたりまで盛り上げる.

⑦完全に硬化したら,模型上の歯軸の方向に
一挙に外す.

⑧撤去後,バリや不必要な部分はトリーマー
で削除し,修正する(トリミング).

⑨研究用模型として保存する場合には,台付
けを行う.台付けは,ゴム枠の中に石膏を
注入し,トリミングした模型を置き,模型
と石膏の移行部を滑らかに整える.石膏が
硬化したら,ゴム枠から取り出す.

⑩仕上げが済んだ模型はよく乾燥させ,ソー
ピング液(せっけん液)の中に約 15～30 分
漬けた後,水洗いしながら軟らかい布で表
面をこすって艶を出し完成させる.

※石膏は,空気中の湿気を吸収するので,保
管は湿気の高い所を避け,必ず密栓する.

Ⅴ　模型の消毒

・0.1%次亜塩素酸ナトリウム溶液に 10 分間
浸漬後,密閉容器内で 1 時間放置する.
・アルコール系消毒薬を噴霧する.

(日本補綴歯科学会:補綴歯科治療過程における感染
対策指針 2007)

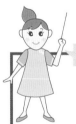

国試に出題されています!

問　78 歳の男性.上顎の全部床
義歯の印象採得を行うことに
なった.歯科医師より普通石膏
を用いた印象用石膏の準備を指
示された.印象用石膏として使
用するにあたり,準備するのは
どれか.1 つ選べ.(第 30 回/
2021 年)

a　ホウ砂
b　過酸化水素
c　塩化ナトリウム
d　チオ硫酸ナトリウム

答　c

合着・接着・仮着用材料

Ⅰ 合着材・接着材の所要性質

(1) 流れがよく，被膜厚さが小さい．

(2) 機械的強さに優れ，嵌合力を発揮する．

(3) 唾液や酸に溶解，崩壊しない．

(4) 硬化時間が適当で操作性がよい．

(5) 発熱や膨張収縮しない．

(6) 歯髄に対する為害性がない．

(7) 歯質や修復物に対して「ぬれ」がよい．

(8) 接着材は，歯質，金属，セラミックスに対して接着する．

Ⅱ 合着材・接着材の種類と用途

合着材・接着材の種類と用途を**表2-2**に示す．

Ⅲ 合着材・接着材・仮着材の取扱い

1. 従来型グラスアイオノマーセメント

(1) 練和には紙練板とプラスチックスパチュラを使用する．ガラス練板や金属スパチュラは粉末成分によりガラスや金属が削られセメント泥に混入するため使用しない．

表2-2 合着材・接着材の種類と用途

セメントの種類	主成分	用途	使用器材	特徴
従来型グラスアイオノマーセメント	粉末：ガラス粉末（シリカ・アルミナ）液 ：ポリアクリル酸水溶液	合着裏層	練板：紙練板スパチュラ：プラスチック	・歯質，金属に接着・歯髄刺激性は少ない・感水性がある
レジン添加型グラスアイオノマーセメント	従来型の液に，レジン成分を添加	合着	粉末・液，ペーストタイプとも練板：紙練板スパチュラ：プラスチック	・唾液や水に対する溶解性を改良
ポリカルボキシレートセメント	粉末：酸化亜鉛液 ：ポリアクリル酸水溶液	合着裏層	練板：紙練板スパチュラ：プラスチック	・歯質，金属に接着・歯髄刺激性は少ない・機械的性質が劣る
接着性レジンセメント（MMA系）	粉末：PMMA粉末重合成分：MMA	接着動揺歯の固定	（筆積法）混和皿・小筆（混和法）混和皿・プラスチックスパチュラ	・金属，歯質，セラミックスに対する接着性が高い・唾液に対する溶解性が少ない
接着性レジンセメント（コンポジットレジン系）	粉末：ガラス粉末（シリカ・アルミナ）重合成分：多官能性モノマー	接着	粉末・液，ペーストタイプとも練板：紙練板スパチュラ：プラスチック	・エナメル質，象牙質，金属，レジンに対する接着性が高い・唾液に対して溶解しない
リン酸亜鉛セメント	粉末：酸化亜鉛液 ：リン酸水溶液	合着裏層暫間修復	練板：ガラス練板スパチュラ：金属	・嵌合力により合着する・歯髄刺激性が強い・反応熱が大きい

(2) 練和は常温（15〜25℃）で行う.

(3) 練和方法は粉末を一括または2分割し，20〜40秒で練和する.

2. レジン添加型グラスアイオノマーセメント

(1) 粉末・液タイプ，ペースト・ペーストタイプとも紙練板とプラスチックスパチュラを使用する.

(2) 練和は常温（15〜25℃）で行う.

(3) 粉末・液タイプは一括または2分割し，15〜30秒で練和する.

　　ペースト・ペーストタイプは，10〜20秒で練和する.

3. ポリカルボキシレートセメント

(1) 練和には紙練板とプラスチックスパチュラを使用する.

(2) 練和は常温（15〜25℃）で行う.

(3) 練和方法は粉末を一括または2分割し，30〜60秒で練和する.

4. 接着性レジンセメント

接着性レジンセメント（MMA系）では，筆積み法と混和法がある.

［混和法］

①ディッシュに液（モノマー液・キャタリスト液）を入れる.

②粉末をよくほぐしてから専用のスプーンですり切って液に加える.

③付属の混和用筆やスパチュラで混ぜ合わせる.

5. 仮着用セメント

1) ユージノール系

練和時の発熱がないため，紙練板を用い，スパチュラは金属，プラスチックどちらでも使用できる.

2) 非ユージノール系

練和時の発熱がないため，紙練板を用い，スパチュラは金属，プラスチックどちらでも使用できる. 歯肉への刺激性は低い.

3) カルボン酸系セメント

練和は合着用のカルボキシレートセメントとほぼ同様である.

4) グラスアイオノマー系

練和は合着用とほぼ同様である. 暫間修復が長期の場合には好都合である.

5) レジン系

接着性を持たせていないが，ほかの仮着用セメントより維持力が強く，辺縁封鎖性に優れている.

6. リン酸亜鉛セメント

(1) 十分乾燥した厚手のガラス練板と金属スパチュラを使用する.

(2) 練板の温度は20℃付近が適しているが，室温などが高い時期は練板を冷却しておくと操作時間が確保できる.

(3) 水分の混入は硬化を促進させる.

(4) 練和は常温（15〜25℃）で行う.

(5) 練和方法は粉末を4分割または6分割し，90秒で練和する.

(6) 練和時は反応熱を放散させるため，練板を広く使用する.

Ⅳ 歯科用セメントの共通の取扱い・後始末・管理

①粉末は容器を振るなどしてよくほぐしてから計量する.

②液は容器をまっすぐ逆さにし，気泡を抜いてから1滴ずつ滴下する.

　ノズルに付着した液は湿ったガーゼなどで拭き取り，すぐに密栓する.

③使用した器具は，アルコール綿花などで清拭する.

④セメントの保管・管理は直射日光，高温多湿を避けて保管する.

SECTION
3

印象用材料

I 印象材の種類と特徴

印象材の種類と特徴を**表 2-3** に示す.

表 2-3　印象材の種類と特徴[26]

印象材の種類	用途	特徴	その他
アルジネート	概形印象 対合歯の印象	・操作が容易 ・安価である ・アンダーカット部の印象が可能 ・細部再現性に劣る ・寸法安定性が悪い ・弾性回復が悪い	・ゾル–ゲルの化学反応を利用
寒天	精密印象	・細部再現性がよい ・弾性回復がよい ・練和の必要がない ・寸法安定性が悪い ・硬化後，強度不足	・ゾル–ゲルの物理的現象を利用
シリコーンゴム	精密印象	・寸法変化が小さい ・弾性回復がよい ・大きなアンダーカット部位では撤去が困難 ・撥水性がある	稠度による分類がある ①高粘度 ②中粘度 ③低粘度
ポリエーテルゴム	精密印象	・寸法安定性がよい ・硬化時間が短い ・流動性が悪い	
酸化亜鉛ユージノール	無歯顎の精密印象	・印象精度がよい ・流動性に優れている ・寸法安定性に優れている ・皮膚や粘膜に付着すると灼熱感がある	
モデリングコンパウンド	無歯顎の概形印象 機能印象	・繰り返し流動性のある状態にできる ・弾性がない	

II 印象材の分類

1. 弾性の有無による分類
　表 2-4 に示す.

2. 硬化機序による分類
　表 2-5 に示す.

3. 印象精度による分類
　表 2-6 に示す.

4. 寸法安定性による分類
　表 2-7 に示す.

表 2-4　弾性の有無による分類[31]

弾性印象材	非弾性印象材
寒天印象材 アルジネート印象材 シリコーンゴム印象材 ポリエーテルゴム印象材	モデリングコンパウンド 酸化亜鉛ユージノール印象材

表 2-5　硬化機序による分類[31]

物理的反応（可逆性）	化学的反応（不可逆性）
寒天印象材 モデリングコンパウンド	アルジネート印象材 シリコーンゴム印象材 ポリエーテルゴム印象材 酸化亜鉛ユージノール印象材

表 2-6　印象精度による分類[31]

精密印象材	概形印象材
寒天印象材 シリコーンゴム印象材 ポリエーテルゴム印象材 酸化亜鉛ユージノール印象材	アルジネート印象材 モデリングコンパウンド

表 2-7　寸法安定性による分類[31]

寸法安定性がよい印象材	寸法安定性が悪い印象材
シリコーンゴム印象材 ポリエーテルゴム印象材 酸化亜鉛ユージノール印象材	アルジネート印象材 寒天印象材 モデリングコンパウンド

Ⅲ　各種印象材の取扱い

1. アルジネート印象材

1) 操作法

- ・アルジネート印象材は粉末状とペースト状のものがある．
- ・粉末状は水と，ペースト状は石膏と練和する．
- ・練和に使用する器材は，ラバーボウルと印象用スパチュラである．
- ①計量後，ラバーボウル内でよくなじませ，次にラバーボウルの内壁にこすりつけるように練和し，均一なペースト状にする．
- ②その後，脱泡しトレーに盛り上げる．
- ③硬化後，印象面を水洗し，消毒を行い速やかに石膏注入する．

2) 注意点

- ・粉末状，ペースト状ともに計量は正確に行う．
- ・硬化時間の調整は，粉末タイプは水温で行う．水の温度は20℃程度のものを使用する．
- ・粉末の保管は，密封し涼しい場所で保管する．

2. 寒天印象材

1) 操作法

寒天印象材には，注入用とトレー用がある．
- ①前準備として寒天を**ゾル化**する必要がある．
- ②加温装置（寒天コンディショナー）を使用し 100℃で 5〜10 分加温（**ボイリング**）し，60℃で保温（**ストレージ**）する．
- ③トレー用寒天印象材は口腔内に挿入するときに約 45℃まで温度を下げて調整（テンパリング）する．
- ④注入用はテンパリング不要である．
- ⑤トレーは専用のトレー（水冷式トレー）を使用する．
- ⑥注入用はアルジネート印象材との連合印象に使用する．

2) 注意点

印象採得後はできるだけ早い時期に石膏を注入し，保湿箱で保管する．

3. 合成ゴム質印象材

1) 操作法

- ・合成ゴム質印象材は，パテタイプを除き，ベースとキャタリストを練和するペーストタイプと，手練和の必要のないカートリッジタイプがある．
- ・ペーストタイプは紙練板上に等量出し，スパチュラで均一に練和する．
- ・パテタイプは，パテと液を練和するものと，パテとパテを練和するものがある．

2) 注意点

パテタイプの練和は手で行うため，手の温度

で硬化させないよう指先で練和を行う.

4. 酸化亜鉛ユージノール印象材

1) 操作法

酸化亜鉛を主成分とするペーストと,ユージノールを主成分とするペーストを紙練板上に等量出し,スパチュラで均一に練和する.

2) 注意点

乾燥した皮膚や粘膜に接着しやすく,接着すると刺激(灼熱感)を伴うため,印象採得時に口唇などにココアバターやワセリンを塗布しておくとよい.

5. モデリングコンパウンド

- ・モデリングコンパウンドは板状と棒状のものがある.
- ・使用するときは軟化させる必要がある.軟化させるには湿熱法と乾熱法がある.
- ・湿熱法は55℃前後の湯にモデリングコンパウンドを浸す.
- ・乾熱法は炎に直接かざす.

Ⅳ 印象体の消毒法

1. 寒天,アルジネート印象材

印象採得後,120秒以上水洗し,**0.1〜1.0% 次亜塩素酸ナトリウム溶液**に15〜30分以上浸漬もしくは,**2.0〜3.5%グルタラール溶液**に30〜60分間浸漬する.

2. シリコーンゴム印象材

印象採得後,30秒以上水洗し,0.1〜1.0%次亜塩素酸ナトリウム溶液に15〜30分以上浸漬もしくは,2.0〜3.5%グルタラール溶液に30〜60分間浸漬する.

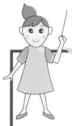

国試に出題されています!

問 全部金属冠製作のため,精密印象採得を行った2種類の印象面の写真を示す.

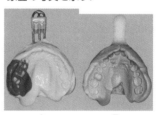

A   B

Aと比較したBの特徴はどれか.
2つ選べ.(第30回/2021年)

a 吸水により膨潤する.
b 空気中では離液する.
c 経時的な寸法変化が小さい.
d 硬化遅延材使用が可能である.

答 c,d

SECTION 4　歯冠修復用材料

　歯冠修復用材料とは，歯冠が欠損した際に，歯冠を修復する材料である．歯冠修復用材料には大きく分けて，レジン系，セメント系，金属系がある．

Ⅰ　コンポジットレジン

1. 重合方式による分類

　化学重合型と光重合型，どちらの重合様式も行えるデュアルキュア重合型がある．現在は，光重合型が主流である．

2. フィラーの種類による分類

　コンポジットレジンには石英やホウケイ酸ガラス，アルミノシリケートガラスなど，**フィラー**が多量に配合されている．

3. 接着システム

1) スリーステップシステム

　エッチング・プライミング・ボンディングの3ステップ．

2) エッチアンドリンスシステム

　ボンディング材にプライマー機能をもたせたもの．

3) セルフエッチングプライマーシステム

　プライマーにエッチング機能をもたせたもの．

4) オールインワンアドヒーシブシステム

　操作を1回として簡便化させたもの．

Ⅱ　コンポジットレジンの取扱い

1. 化学重合型

　ユニバーサルペースト，キャタリストペーストをプラスチックスパチュラで紙練板上に等量取り出す．両ペーストを20～30秒で練和する．

2. 光重合型

　1ペーストで可視光線を照射することで重合硬化する．シリンジ，ダイレクトアプリケーションシリンジ，1回分用タイプがある．使用後は，光が当たらないようにシリンジの蓋を閉める．

3. デュアルキュア型

　ユニバーサルペースト，キャタリストペーストを練和することで化学反応が開始され重合硬化する．必要に応じて光重合を行うことができる．

Ⅲ　グラスアイオノマーセメント

　グラスアイオノマーセメントには，硬化機序により従来型とレジン添加型がある．レジン添加型には，化学重合型，光重合型がある．

1. 化学重合型レジン添加型グラスアイオノマーセメントの取扱い

　従来型グラスアイオノマーセメントはほぼ同じ手順．

　①窩洞形成後，コンディショナーを塗布し，水洗，エアブローをする．

　②製品によってはプライマー処理を行う．

　③グラスアイオノマーセメントを紙練板に粉末と液を計量し，混和する．

Ⅳ　セラミックス

1. 歯冠修復用セラミックスの分類

　(1) 築盛（焼付）用セラミックス

　(2) 鋳造用セラミックス

　(3) 加熱加圧用セラミックス

　(4) ガラス含浸用セラミックス

　(5) CAD/CAM用セラミックス

　(6) ラミネートベニア用セラミックス

SECTION 5

仮封用材料

Ⅰ 仮封の種類

(1) 単一仮封：1つの材料による仮封
(2) 二重仮封：2種類の材料による仮封
(3) 穿通仮封：歯内療法時に排膿やガスや排出が必要な症例に使用する仮封

Ⅱ 仮封材の種類と特徴

1. テンポラリーストッピング

1) 特徴

熱可塑性であり，粘着性がある．辺縁封鎖性は不良なため，ほかの材料と併用して仮封に使用される（二重仮封）．

2) 操作法

・ガスやアルコールの炎で加熱して使用する．加熱する手段としてストッピングキャリアを使用する方法と練成充填器を用いる方法がある．
・ストッピングキャリアを用いる方法は，適当量のストッピングをストッピングキャリア内に詰める．ストッピングキャリアの屈曲部を加熱し，先端からストッピングが出るまで加熱する．カバー部を先端方向へスライドし使用する．
・練成充填器を用いる方法は，必要量のストッピング（5〜7 mm）を折る．練成充填器の平型部分を熱し，ストッピングをつけ加熱し円錐状に整え窩洞内へ填入する．

2. セメント系仮封材

セメント系仮封材は，ユージノール系セメントと非ユージノール系セメントに分けられる．

1) 特徴

ユージノール系セメント，非ユージノール系セメントとも粉・液タイプとペースト・ペース

トタイプがある．ユージノール系セメントはユージノールによる歯髄鎮静効果を目的とした仮封に用いられる．

2) 操作法

ユージノール系セメント，非ユージノール系セメントとも練和時の発熱がないため，紙練板を用い，スパチュラは金属，プラスチックどちらでも使用できる．

3. 水硬性仮封材

1) 特徴

パテ状なため，練和の必要がなく操作性も良好である．歯髄刺激が少なく封鎖性も良好である．水分に接触することで硬化するが，硬化するまで約30分程度かかる．

2) 操作法

必要な量を練成充填器で採取し，窩洞に填入する．使用後は湿気が入らないように密栓しておく．

4. レジン系仮封材

1) 特徴

レジン系仮封材には，化学重合型（粉・液タイプ）と光重合型（1ペーストタイプ）がある．辺縁封鎖性および操作性も良好である．完全には硬化せず軟性を維持するため，除去も容易である．

2) 操作法

①化学重合型は粉末と液を混和皿に採取する．筆を使用し，筆積法で採取し，窩洞に充填する．
②光重合型はシリンジからペーストを窩洞内に適量充填し，練成充填器の球状部分で空隙のないように整え，光照射を行う．

SECTION 6

その他の材料

Ⅰ　ワックスの種類と用途

ワックスの種類と用途を**表2-8**に示す．

Ⅱ　義歯用材料

1．人工歯

人工歯の材質として，レジン，硬質レジン，陶材，金属がある．

2．義歯床

義歯床用材料はレジンと金属である．

床用レジンには，アクリルレジン，ポリカルボネート，ポリサルホンがある．

Ⅲ　インプラント用材料

1．インプラント体（フィクスチャー）

顎骨中に埋入される円柱状の構造体．材質はチタン，チタン合金が主流である．

2．アバットメント

インプラント体と上部構造をつなぐ連結部．材質はチタン，チタン合金，セラミックスなどがある．

3．上部構造体

アバットメント上に装着される補綴装置．材質は金属，セラミックス，ハイブリッド型コンポジットレジンなどがある．

表2-8　歯科用ワックスの種類と用途[30]

種類	用途
パラフィンワックス	義歯の仮床　咬合堤　咬合採得
ユーティリティーワックス	印象用トレー周縁の修正
バイトワックス	咬合採得
インレーワックス	鋳造用原型（インレー，クラウンなど）
レディキャスティングワックス	鋳造用原型（鋳造クラスプ，バーなど）
シートワックス	鋳造床（金属床）の原型
スティッキーワックス	歯科技工用（補綴装置の仮着）
ボクシングワックス	歯科技工用（模型材注入補助）

3章 保存治療時の診療補助

SECTION 1 前準備

Ⅰ 器材の準備と取扱い

1. 防湿法

防湿には，ガーゼや綿花を口腔前庭や唾液腺の開口部に置いて唾液を隔離する簡易防湿と，治療歯および隣在歯を唾液から守り，口唇，頬，舌などから完全に隔離するラバーダム防湿法がある．ラバーダム防湿法は切削操作，充塡処置，歯内療法などの無菌治療に有効であり，小児や障害者など協力が得られにくい患者に用いることが多い．口呼吸患者や，ラテックスアレルギーのある患者には行えない．

1) ラバーダム防湿の目的

(1) 唾液や汚染物からの隔離
(2) 施術野の乾燥と明示
(3) 舌，頬粘膜，口唇の圧排や保護
(4) 治療の効率化
(5) 治療器具，補綴装置の誤飲・誤嚥防止

2) ラバーダム防湿の適応

(1) 保存修復処置：窩洞形成，覆髄，裏層，修復処置
(2) 歯内療法処置：抜髄，根管治療，根管充塡
(3) 歯科予防処置：小窩裂溝塡塞，フッ化ジアンミン銀塗布

3) ラバーダム防湿用器材

表 3-1，図 3-1，2 に示す．

4) ラバーダム防湿の手順

(1) ラバーダムシートの穿孔
(2) ラバーダムクランプの試適
(3) ラバーダムクランプの装着
(4) ラバーダムフレームの装着
(5) 歯頸部の締めつけ
(6) 排唾管の挿入

表 3-1 ラバーダム防湿に用いる器材

器材	用途
ラバーダムシート	シートの厚さにより種類がある．
ラバーダムクランプ（**図 3-1, 2**）	歯にシートを固定・保持する．部位により大臼歯用，小臼歯用，前歯用があり，無翼型，有翼型がある．
ラバーダムパンチ（**図 3-3**）	シートに穿孔する．孔は 4〜6 種類ある．
ラバーダムクランプフォーセップス	クランプの装着や脱離に用いる．
ラバーダムフレーム	外側の突起でシートを固定する．
ラバーダムテンプレート	シートの穿孔位置を決定する．
デンタルフロス	クランプに結紮し誤飲を防止する．
練成充塡器	ウイングにかかったラバーをおろすのに用いる．

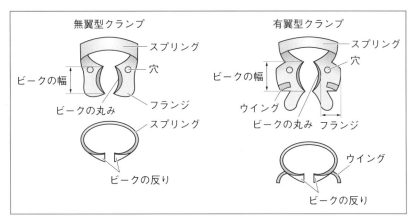

図3-1　クランプの名称

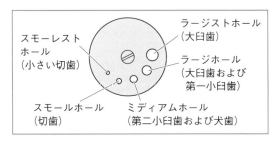

図3-2　ラバーダムパンチの口径

表3-2　歯間分離の方法

方法		器材	
即時歯間分離法	修復時にその場で歯間分離を行う方法	歯間分離器（セパレーター）	アイボリー型（前歯部）
			エリオット型（前歯部，臼歯部）
			フェリアー（前歯部・臼歯部）
		ウェッジ	木製，プラスチック製のくさび
緩徐歯間分離法	時間をかけて次回来院時までに徐々に歯間を分離させる方法	ラバー，木片，ガッタパーチャ，ストッピング，結紮線	

2. 歯間分離法

1) 目的

(1) 隣接面の視診，触診

(2) 隣接面の窩洞形成を容易にする

(3) 隣接面修復時のコンタクトポイントの回復

(4) 隣接面の研磨を容易にする

(5) ラバーダムやバンドの挿入を容易にする

2) 方法

表3-2 に示す.

3. 歯肉圧排法（歯肉排除法）

1) 目的

　窩洞や支台の辺縁が歯肉縁下に及ぶ修復の際には，形成や印象採得を正確に行うために一時的に歯肉を排除する.

2) 方法

(1) 機械的圧排法

　ウェッジやくさびで排除する方法.

(2) 機械的・化学的圧排法

　歯肉溝内に圧排子（ジンパッカー）で歯肉圧排用綿糸（ジンパック）を挿入する. 止血作用

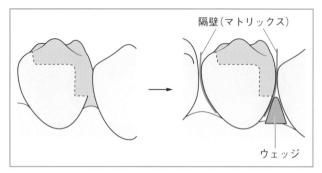

図3-3 隔壁法[32)]
隔壁により複雑窩洞が単純窩洞化され，隣接面形態と接触点が回復される．

表3-3 隔壁材の種類

適応窩洞	器具
2級窩洞	トッフルマイヤー型リテーナー オートマトリックス コンタクトマトリックス
3級窩洞	透明マトリックス 木製ウェッジ 光透過性プラスチックウェッジ
4級窩洞	透明マトリックス クラウンフォーム
5級窩洞	サービカルマトリックス

を期待し，歯肉圧排用綿糸に血管収縮剤を含ませて使用する．

(3) 外科的排除

　レーザー，歯科用メスを使用して歯肉を切除する．

4．隔壁法

1) 目的

　(1) 隣接面の解放部を一部回復することにより，複雑な窩洞を単純化し，歯頸部面の適合を容易にする．

　(2) 接触点の回復を容易にする（**図3-3**）．

2) 隔壁材の種類

　表3-3に示す．

3) トッフルマイヤー型リテーナーによる隔壁法（**図3-4, 5**）

(1) 使用器材

　トッフルマイヤー型リテーナー，マトリックスバンド，ウェッジ，アブレーシブポイント，金冠バサミ，コンタリングプライヤー

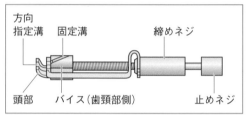

図3-4 トッフルマイヤー型リテーナーの各部の名称

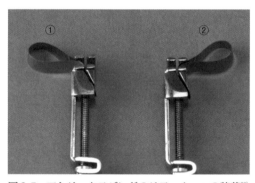

図3-5 マトリックスバンドのリテーナーへの装着[33)]
①下顎右側と上顎左側，②上顎右側と下顎左側

(2) 装着手順

　①マトリックスバンドの試適・調整
　②マトリックスバンドのリテーナーへの装着
　③マトリックスバンドの患歯への装着
　④ウェッジの挿入
　⑤調整・装着

SECTION 2

窩洞形成

Ⅰ　切削用器具・器材の取扱いと管理

1．回転切削機器

1）回転切削機器（ハンドピース）

（1）マイクロモーター

100～40,000 rpm*（*rpm：1 分間の回転数）

CA（口腔内で使用）と HP（チェアサイドで使用）がある．

（2）エアタービン

300,000～500,000 rpm

FG（Friction Grip）用は切削時に注水を必要とする．

2）回転切削器具（バー・ポイント）

表 3-4，図 3-6～10 に示す．

2．その他の切削用機器

1）歯科用レーザー

（1）Er：YAG レーザー（図 3-11）

波長 2.94 μm の組織表面吸収レーザーで資質の水分を小爆発（蒸散）することにより歯質を切削する．

表 3-4　回転切削器具（バー・ポイント）

名称	用途
ラウンドバー	う蝕象牙質の除去や髄腔穿孔
テーパードフィッシャーバー	窩洞の形成や修正
フィニッシングバー	金属修復の修正
アブレーシブポイント	歯科技工用
ホワイトポイント	成形修復物の仕上げ
シリコーンポイント	金属，セラミックス，成形修復の仕上げ・研磨
ディスク	レジン系材料の仕上げ・研磨

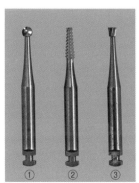

図 3-6　スチールバー[33]
①ラウンドバー，②テーパードフィッシャーバー，③インバーテッドコーンバー

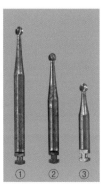

図 3-7　ラウンドバー[33]
①ロングタイプ，②レギュラータイプ，③ショートタイプ

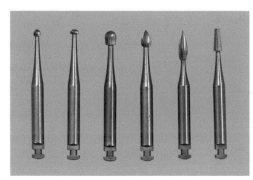

図 3-8　フィニッシングバー[33]

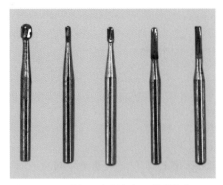

図3-9　FG用カーバイドバー（切削用）

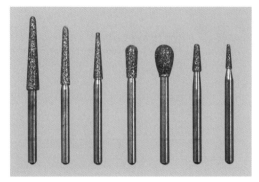

図3-10　FG用ダイヤモンドポイント（切削用）[33]

（2）CO_2レーザー

波長$10.6\,\mu m$の組織表面吸収型レーザーでう蝕象牙質に照射するとその部分が炭化，乾燥する．

2）エアブレーシブ

直径$25\sim50\,\mu m$の酸化アルミニウム粉末を歯面に噴射して切削する．

3）超音波スケーラー

超音波切削用チップを使用して歯を切削する．

4）化学的溶解

次亜塩素酸ナトリウムと3種アミノ酸（グルタミン酸，ロイシン，リジン）でう蝕象牙質を軟化させ専用の手用器具で除去する．

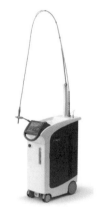

図3-11　Er：YAGレーザー

SECTION 3
直接修復

Ⅰ　直接修復の器材準備と取扱い

1. 材料・充塡用器具の準備（表3-5）
1) 光重合型コンポジットレジン修復
2) グラスアイオノマーセメント修復

2. コンポジットレジンの接着システム
1) 接着の基礎（図3-12）
(1) エッチング（酸処理）

　歯質を脱灰する効果を発揮する酸性溶液など を用いて，歯面を処理することである．エッチ ングに用いる材料のことをエッチング材，ある いはエッチャントといい，エナメル質には30〜 40％リン酸溶液が，象牙質にはリン酸水溶液以 外にクエン酸水溶液やEDTAが用いられる．

(2) プライミング

　接着補助材（プライマー）を用いて象牙質表 面に存在するスメア層を除去し，歯質の性状を 接着に適した状態に改質することである．ボン ディング材を併用することで接着性を獲得する．

(3) ボンディング

　エッチングあるいはプライミング処理された 歯面に，接着性モノマーなどを含有した液状レ ジンのボンディング材を塗布することである．

表3-5　直接修復法の手順と器材準備

診療の手順	使用器材	
	光重合型コンポジットレジン修復	グラスアイオノマーセメント修復
①シェードテイキング（色合わせ）	シェードガイド	
②ラバーダム防湿	ラバーダム防湿用器材一式	
③歯間分離	歯間分離器具	
④窩洞形成	ダイヤモンドポイント，カーバイドバー，ラウンドバー，う蝕検知液	
⑤窩洞清掃		
⑥歯髄保護	覆髄薬，裏層材，裏層器（アプリケーター）	
⑦隔壁の調整	隔壁装着用器材一式	
⑧接着前処理	プライマー，ボンディング材，マイクロブラシ，光照射器，シールド（遮光版）	デンティンコンディショナー，プライマー，マイクロブラシ，光照射器，シールド（遮光版）
⑨塡塞・賦形	レジンペースト，レジン充塡器，シリンジ，光照射器，シールド	グラスアイオノマーセメント，レジン充塡器，光照射器，シールド，ビニールバーニッシュ
⑩隔壁除去		
⑪隣接面余剰部の除去	形態修正用ダイヤモンドポイント，仕上げ用カーバイドバー，各種研磨用ストリップス	
⑫歯間分離器，ラバーダム防湿の除去		
⑬唇面舌面の余剰部の除去	形態修正用ダイヤモンドポイント，仕上げ用カーバイドバー，咬合紙，咬合紙ホルダー	
⑭仕上げ研磨（次回来院時：24時間以降）	ホワイトポイント，シリコーンポイント，各種研磨用ストリップス・ディスク	

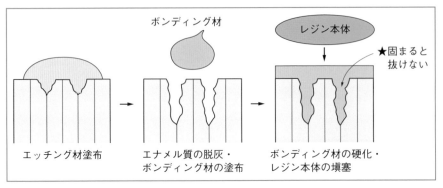

図3-12　エナメルボンディング接着システム

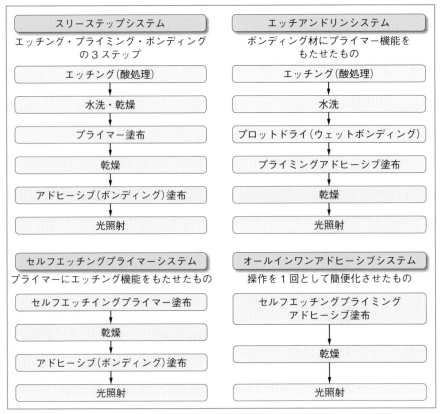

図3-13　コンポジットレジンの接着システム[33)

2) 接着システム（図3-13）

現在用いられている接着システムは，4種類に分けられる．

(1) スリーステップシステム

エッチング，プライミング，ボンディングを行う．

(2) エッチアンドリンスシステム

プライミングアドヒーシブともよばれ，プライミングとボンディングを同時に処理するツーステップで行う．

(3) セルフエッチングプライマーシステム

エッチングと象牙質のプライミングを同時に行い，ボンディング材を塗布するツーステップ

表3-6 修復材別研磨器具

修復材	研磨器材	注意事項
光重合型コンポジットレジン	ホワイトポイント マンドレール 研磨用ディスク プラスチックストリップス	24時間以降に研磨を行う. 製品によって注水を必要とするものとそうでないものがある.
グラスアイオノマーセメント	超微粒子ダイヤモンドポイント シリコーンポイント ホワイトポイント ラバーカップ プラスチックストリップス マンドレール 研磨用ディスク ビニールバーニッシュ	24時間以降に研磨を行う. 注水下で発熱させないように注意する. 再度バーニッシュを塗布する.

で行う.

（4）オールインワンアドヒーシブシステム

ワンステップシステムともよばれ, エッチング, プライミング, ボンディングを1回の処理で行う.

3. 光照射器の取扱い

1）光照射器の光源による分類

(1) LED 光源照射器

(2) ハロゲン照射器

(3) キセノン照射器

2）使用時の注意

・術者, 補助者, 患者ともに防護鏡や防護板を使用し, 強い光から眼を保護する.

・光強度の低下を防ぐためにチップの清掃や損傷のチェックを心がける.

・所定の光源が得られているかチェッカーなどを用いて確認する.

4. 研磨

1）目的

(1) 解剖学的形態を再現する.

(2) 歯質と修復物の移行部を円滑にする.

(3) プラークの停滞を防ぎ二次う蝕を予防する.

(4) 修復物に光沢を与え審美性を回復する.

2）研磨用器具

修復材別研磨器具を**表3-6**に示す.

Ⅲ編 歯科診療補助論

Ⅱ 治療後の注意

1. 患者指導

1）処置内容の確認

部位, 咬合状態, 色調など

2）口腔管理について

ホームケア, 定期的メインテナンス, 再研磨の必要性, 知覚過敏など

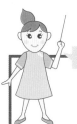

国試に出題されています！

問 光重合型コンポジットレジン修復に用いる光照射器の写真を示す.

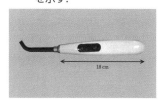

18 cm

ハロゲンランプと比較して, 本照射器の特徴はどれか. 2つ選べ. (第30回/2021年)

a 出力が小さい.

b 光源寿命が長い.

c 小型軽量である.

d 消費電力は大きい.

答 b, c

間接修復

I 間接修復の器材準備と取扱い

間接修復は，窩洞形成後に印象を採り，石膏模型上で金属，セラミック，レジンなどで修復物を作製し，窩洞に歯科用セメントなどで合着する方法である．

間接修復の大まかな流れを**図3-14**に示す．

1. 印象採得

印象採得には，アンダーカット部が無理なく印象できる弾性印象材を用いる．印象法は，単一（単層）印象法と積層（連合）印象法に大別される（**表3-7**）．

2. 顎間関係の記録（咬合採得）

咬合採得は，カートリッジタイプの咬合採得用シリコーンゴム印象材またはパラフィンワックスを使用する．

3. 装着
1）準備する器具・器材

完成した修復物，デンタルフロス，咬合紙・咬合紙ホルダー，コンタクトゲージ，研磨用バー（カーボランダムポイント，シリコーンポイント，フィニッシングバー），サンドペーパーコーン，鹿皮ホイール，金属研磨用ルージュ，インレーキャリア，インレーセッター，合着用接着

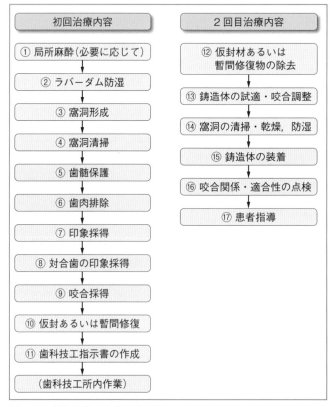

初回治療内容	2回目治療内容
① 局所麻酔（必要に応じて）	⑫ 仮封材あるいは暫間修復物の除去
② ラバーダム防湿	⑬ 鋳造体の試適・咬合調整
③ 窩洞形成	⑭ 窩洞の清掃・乾燥，防湿
④ 窩洞清掃	⑮ 鋳造体の装着
⑤ 歯髄保護	⑯ 咬合関係・適合性の点検
⑥ 歯肉排除	⑰ 患者指導
⑦ 印象採得	
⑧ 対合歯の印象採得	
⑨ 咬合採得	
⑩ 仮封あるいは暫間修復	
⑪ 歯科技工指示書の作成	
（歯科技工所内作業）	

図3-14 間接修復の治療の流れ[33]

表3-7　間接修復印象法の種類[12]

方法		代表的材料	適応
単一（単層）印象法		アルジネート印象材	研究用模型印象 対合歯印象
積層（連合）印象法	1回法	寒天・アルジネート印象材 シリコーンゴム印象材	精密印象
	2回法	シリコーンゴム印象材	

性セメント，スケーラー等

2) 装着の手順と補助

①仮封材の除去

エキスカベーター，エキスプローラーを用いて仮封材を除去し，窩洞の清掃・乾燥を行う．

②試適・咬合調整

接触関係の調整をする．修復物を除去する際は，治療側が下になるように患者の顔を傾け，口腔内にガーゼを引き，直接咽頭へ落下させないようにする．

③修復物の乾燥，窩洞の清掃・乾燥

④装着

合着用接着性セメントを修復物の内面に塗布し，インレー体装着の向きを考えて手渡す．余剰セメントを除去し，インレーセッターをかませて硬化を待つ．

⑤咬合関係・適合性の点検，余剰セメントの除去

エキスプローラーやスケーラーで余剰セメントを除去し，特に歯頸部に残らないように注意する．隣接面はデンタルフロスを使用する．

Ⅱ　治療後の注意

1. 患者指導

・金属は熱伝導性があるので，極端な温度のものでしみる可能性がある．
・かみあわせに違和感を覚え気になる場合がある．
・セメントは完全に硬化したわけではないので粘着性の食品摂取を控える．
・陶材を使用した修復物の場合は破折の可能性があるので氷や飴のような硬い物をかま

ない．
・二次う蝕予防のための口腔衛生指導を行う．
・定期検診の必要性を説明する．

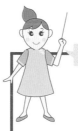

国試に出題されています！

問　33歳の女性．インレー修復物の合着を行うことになった．処置の手順を以下に，模型に試適したインレー修復物の写真を示す．

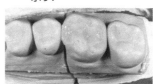

試　適→リン酸エッチング　→γ-MPTS処理→
　　　　①　　　　　　　②　　　　③

接着性レジンセメントによる合着
　　　　　　　　④

咬合調整を行う時期はどれか．1つ選べ．(第30回/2021年)

a　①
b　②
c　③
d　④

答　d

Ⅲ編　歯科診療補助論

I 漂白法の種類と器材の準備

1. 目的

変色歯の審美的改善を目的として,歯科用漂白剤(表3-8)を作用させて着色物質を分解し,歯を白くする方法である.

1) 長所

(1) 歯を削らず白くできる.

(2) セラミックスを用いた修復治療と比べ比較的安価である.

2) 短所

(1) 通常半年〜2年ほどで色がやや後戻りする.

(2) 変色の原因や程度によっては効果がない.

(3) 生活歯の場合は知覚過敏が起こることがある.

3) 適応症と非適応症 表3-9に示す.

4) 漂白法の種類 表3-10に示す.

2. 有髄歯の漂白

エナメル質の表面から漂白剤を作用させて着色物質を分解し,歯の色調を改善し明度を明るくする.オフィスブリーチ法とホームブリーチ法がある.

1) オフィスブリーチ法(表3-11)

歯科診療所において歯科医師,歯科衛生士が行う.20〜35%の過酸化水素水を主成分とした漂白剤をエナメル質の表面に塗布し,光または熱刺激を与えて反応を促進させ,エナメル質内の着色物質を分解する.

2) ホームブリーチ法(表3-12)

患者の歯列に合わせたカスタムトレーを製作し,患者自身が自宅でトレーに10%の過酸化尿素(カーバマイドパーオキサイド)を主成分とした漂白剤を填入して,毎日2時間程度装着する.効果が現れるまで数週間を必要とする.

表 3-8 ホワイトニング剤(歯科用漂白剤)の種類

過酸化水素	35%過酸化水素がウォーキングブリーチ法と一部のオフィスブリーチ法に使用される. 高濃度のものは皮膚や粘膜の化学的なやけどに注意する.
過酸化尿素	10%過酸化尿素がホームブリーチ法に使用され,3.5%過酸化水素と6.5%尿素に分解する.
過ホウ酸ナトリウム	35%過酸化水素と混合しウォーキングブリーチ法に使用する.

表 3-9 ホワイトニングの適応症と非適応症

	適応症	非適応症
有髄歯	健全天然歯 加齢による変色 軽度のテトラサイクリン変色歯 フッ素症歯	無カタラーゼ症 金属イオンによる変色歯 重度のテトラサイクリン変色歯 エナメル質に深い亀裂が認められる歯
無髄歯	打撲による歯髄死 不適切な処置による歯髄死	無カタラーゼ症 仮封ができない歯 歯根が未完成な歯 残存歯質が不十分なもの

表 3-10　漂白法の種類

	漂白法の分類	使用薬剤・器材	漂白時間 (応用期間, 回数)	留意点
無髄歯の漂白	ウォーキングブリーチ法	・30〜35%過酸化水素水と過ホウ酸ナトリウムとの混合ペースト ・仮封材	24 時間 (1〜2 カ月)	漂白剤の漏出による化学的なやけどに注意する
有髄歯(生活歯)の漂白	オフィスブリーチ法	・35%過酸化水素水 ・二酸化チタンなどを含む比較的低濃度の過酸化尿素 ・光照射器 ・粘膜保護用のラバーダム器材やワセリン	1 時間以内 (数回)	漂白剤の漏出による化学的なやけどに注意する
	ホームブリーチ法	・10%過酸化尿素ゲル ・カスタムトレー	数時間 (週 4〜7 回)	

表 3-11　オフィスブリーチ法の手順と使用器具

手順	使用器材	注意事項
①術前のカウンセリング・問診	同意書, 説明用キット	生活習慣, 食生活習慣, 基礎疾患, イメージする審美的要求度合いについての情報収集
②診査・検査・処置方針の決定	基本セット, シェードガイド, 歯科用計測器(カラーメーター), 口腔内撮影用カメラ, 口角鈎	ベースラインシェードの確認 口腔衛生状態の確認 歯肉炎・知覚過敏の有無を確認
③歯面清掃	コントラアングルハンドピース, ポリッシングブラシ, 研磨剤(フッ化物未配合のもの)	歯石, 強度の外来性色素沈着物の除去
④防湿・視野の隔離, 歯肉保護材の塗布	口唇保護材, アングルワイダー, ガーゼ, 歯肉保護材(プロテクトレジン)	歯頸部, 歯肉辺縁部を乾燥し, 歯肉保護材を塗布
⑤エナメル質表層へのブリーチ剤塗布	ブリーチ剤, アプリケーター, ディスポーザブルの筆	ペースト状のブリーチ剤を均一に一層塗布
⑥光照射	光照射器, 遮光(シールド)メガネ	2〜3 回のペースト塗布と光照射, 綿球でペースト除去, 水洗
⑦ブリーチ剤の除去		
⑧歯肉保護材の除去		
⑨ポリッシング	コントラアングルハンドピース, ラバーカップ, フッ化物配合研磨剤	着色と知覚過敏症状の予防
⑩漂白後の注意事項の説明, 口腔衛生指導		

表 3-12　ホームブリーチ法の手順と使用器具

手順	使用器材	注意事項
①印象採得・模型製作	印象材	カスタムトレー製作用模型の作製
②カスタムトレー製作	加圧形成器, トレー用シート,	軟化させたシートを冷却後, 歯頸部でトリミング
③術前の歯面清掃		
④カスタムトレーの装着	カスタムトレー, ブリーチ剤	漂白剤をトレーの歯冠半分程度まで注入し, 1 日2 時間, 患者が自宅で装着
⑤経過観察		1 週間ごとの来院指示

表3-13　ウォーキングブリーチ法の手順と使用器具

手順	使用器材	注意事項
①ラバーダム防湿	ラバーダム器具一式	
②根管口部の裏層 （閉鎖）	グラスアイオノマーセメント	漂白剤が象牙細管を通して歯根膜を刺激すると歯根の外部吸収が生じる場合がある.
③漂白剤の混和	漂白剤（30〜35％の過酸化水素水，過ホウ酸ナトリウム），プラスチックスパチュラ	金属スパチュラは，金属酸化物による歯質の変色を起こす.
④漂白剤の貼付		漂白剤を根管内に貼付する.
⑤仮封	水硬性セメント，カルボキシレートセメント	二重仮封を行う.

3. 無髄歯の漂白

　打撲や抜髄処置による歯髄からの出血が原因となって象牙細管内に着色物質（硫化鉄）が生成されると象牙質が黒変する. 歯髄腔から直接漂白剤を作用させて行う，ウォーキングブリーチ法がある（**表3-13**）.

Ⅱ　治療後の注意

1. 患者への注意事項
　(1) 漂白後の後戻りについて
　(2) 摂取する食品や喫煙に対する注意
　(3) 知覚過敏について
　(4) ホームケア用品について
　(5) メインテナンスについて

2. メインテナンス時のチェック
　(1) シェードガイドによる歯の色調
　(2) 口腔衛生状態
　(3) 歯肉の炎症の有無

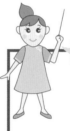

国試に出題されています！

問　27歳の女性. 歯を白くしたいとの希望で来院した. 歯科医師の指示のもとで漂白処置を行うことになった. 処置中の口腔内写真を示す.

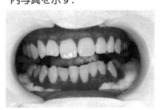

続いて行うのはどれか. 1つ選べ.（第31回/2022年）

a　光照射
b　歯面清掃
c　漂白剤の塗布
d　知覚過敏の有無の確認

答　c

SECTION 6 歯髄処置

I 歯髄処置用器材・薬剤の準備と取扱い

1. 歯髄処置の診療の流れ

図3-15に示す.

2. 検査

1) 温度診

(1) 冷熱刺激：冷水, 冷風（エアシリンジ）, 氷片

(2) 温熱刺激：温水, 温熱風, 加熱したストッピング

2) 嗅診

感染根管内の腐敗物質のにおいを嗅いで判断：ペーパーポイント, 綿栓

3) 電気歯髄診

歯表面から電流を流し, 歯髄に刺激を与えて生じる違和感や痛みによって, 歯髄の病状や生死を診断する.

2. 歯髄処置時の診療補助

1) 歯髄保護に使用する薬剤

表3-14に示す.

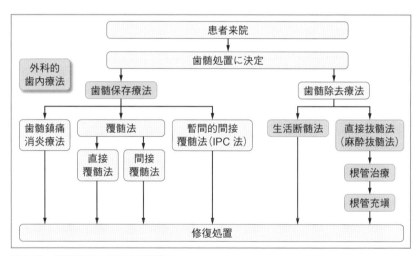

図3-15 歯髄処置の診療の流れ[33]

表3-14 歯髄保護に使用する主な薬剤と用途

用途	薬剤名
窩洞の清掃	生理食塩水, 3%過酸化水素水, 滅菌精製水, 1〜5%次亜塩素酸ナトリウム
窩洞の清掃消毒薬, 歯髄鎮痛消炎薬	フェノールカンフル, フェノールチモール, パラクロロフェノールカンフル, グアヤコール, クレオソート, ユージノールなど
裏層材	リン酸亜鉛セメント, 酸化亜鉛ユージノールセメント, カルボキシレートセメント, グラスアイオノマーセメント, バーニッシュなど
覆髄薬	水酸化カルシウム製剤, 酸化亜鉛ユージノール製剤, パラホルムセメント, バーニッシュなど

表 3-15 歯髄保存療法の手順と使用器材[33]

手順	使用器材
①局所麻酔	表面麻酔薬，麻酔カートリッジ，注射針，注射器
②ラバーダム防湿	ラバーダム防湿器具一式
③う蝕開拡と軟化象牙質の除去	う蝕検知液，インピーダンス測定装置，ダイヤモンドバー，ラウンドバー，スプーンエキスカベーター
④窩洞の清掃	窩洞清掃薬（生理食塩水など）
⑤歯髄鎮痛消炎薬や覆髄薬の塗布	歯髄鎮痛消炎薬など
⑥裏層	裏層材，裏層器，練成充塡器など
⑦仮封・充塡・仮充塡	二重仮封：テンポラリーストッピング，酸化亜鉛ユージノールセメントなど 暫間修復：グラスアイオノマーセメントなど 最終修復：コンポジットレジン，グラスアイオノマーセメントなど

2) 歯髄保存療法の診療補助

歯髄保存療法には，

(1) 歯髄鎮痛消炎法

(2) 間接覆髄法

(3) 直接覆髄法

(4) 暫間的間接覆髄法（IPC 法）

がある．

歯髄保存療法の手順を**表 3-15** に示す．

3．取扱いの注意事項

(1) 急激に電流を上げない．

(2) 防湿を確実に行う．

(3) 金属，レジン，ポーセレンで修復された全部冠には使用できない．

(4) ペースメーカーを装着している患者には使用しない．

Ⅱ 電気歯髄診断器の取扱い

1．準備物

電気歯髄診断器，ロールワッテ，通電用のペースト材料（歯磨剤など）

2．手順

① 歯肉に電流が流れるのを防ぐため，ロールワッテを歯肉部に挿入し患歯を乾燥する．

② 歯面上に通電用ペーストを少量置く．

③ 端子を歯面のペースト上に固定する．

④ 緩やかに通電量を上げ反応を確認する．

⑤ 患歯と反対側同名歯の反応と比較する．

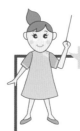

国試に出題されています！

問 歯髄鎮静の目的で用いる仮封材はどれか．（第 24 回/2015 年）

a 水硬性仮封材

b カルボキシレートセメント

c 仮封用軟質レジン〈常温重合型〉

d 酸化亜鉛ユージノールセメント

答 d

SECTION 7 根管処置

I 根管処置用器材・薬剤の種類と取扱い

1. 根管治療用器具

図 3-16，表 3-16，17 に示す．

2. 根管処置に使用する薬剤

1) 種類と用途

表 3-18 に示す．

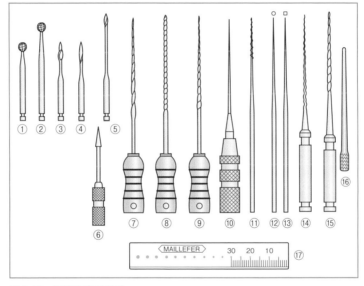

図 3-16 根管治療用器具
①ラウンドバー，②ラウンドバー（ロングシャンク），③ラルゴリーマー，④ピーソーリーマー，⑤ゲーツグリデンドリル，⑥オリファイスワイドナー，⑦リーマー，⑧K ファイル，⑨H ファイル，⑩フィンガースプレッダー，⑪クレンザー（抜髄針），⑫スムースブローチ（丸型），⑬スムースブローチ（角型），⑭レンツロ，⑮エンジンリーマー，⑯ガッタパーチャポイント，⑰歯内療法用メジャー

表 3-16 主な根管治療用器具の用途

器具名	用途
ラルゴリーマー	根管口拡大，ポストの形成
ピーソーリーマー	根管口拡大，ポストの形成
ゲーツグリデンドリル	根管口拡大，根管拡大
リーマー	根尖孔の穿通とリーミング（回転操作）
K ファイル	リーミングとファイリング（牽引操作）
H ファイル	ファイリング
ブローチ	根管清掃，貼薬
クレンザー（抜髄針）	抜髄

表 3-17　リーマー，ファイルの規格

規格番号	6	8	10	15	20	25	30	35	40	45	50	55	60	70	80	90	100	110	120	130	140
柄の色	桃（橙）	灰	紫	白	黄	赤	青	緑	黒	白	黄	赤	青	緑	黒	白	黄	赤	青	緑	黒

表 3-18　根管処置に使用する薬剤

用途	薬剤名
根管拡大清掃薬	無機質溶解剤：EDTA，フェノールスルホン酸 有機質溶解剤：次亜塩素酸ナトリウム，フェノールスルホン酸
根管消毒薬	石炭酸合剤（メトコール®），ホルマリン合剤（ホルムクレゾール，ホルマリン・グアヤコールなど），パラホルム合剤（ペリオドン® など）

表 3-19　生活断髄法（生活歯髄切断法）の手順と使用器材

術式	使用器材
①局所麻酔	表面麻酔薬，麻酔カートリッジ，注射針，注射器
②ラバーダム防湿	ラバーダム防湿器具一式
③う窩の開拡と軟化象牙質の除去 ④髄室開拡・髄室の清掃 ⑤冠部・根部歯髄の切断	フィッシャーバー，ラウンドバー，スプーンエキスカベータ，有鉤探針，0.5〜10%次亜塩素酸ナトリウム溶液用シリンジ，3%過酸化水素水用シリンジ，生理食塩水
⑥生活断髄剤の貼付	根管充塡器または裏層器，水酸化カルシウム製剤，滅菌精製水，生理食塩水
⑦裏層・仮封	酸化亜鉛ユージノールセメント 暫間修復：グラスアイオノマーセメント，接着性レジンセメント，裏層器，練成充塡器など

表 3-20　直接抜髄法（麻酔抜髄）の手順と使用器材

手順	使用器材
①局所麻酔	表面麻酔薬，麻酔カートリッジ，注射針，注射器
②ラバーダム防湿	ラバーダム防湿器具一式
③う窩の開拡と軟化象牙質の除去 ④髄室開拡・髄室の清掃 ⑤冠部・根部歯髄の切断 ⑥根管口の明示	フィッシャーバー，ラウンドバー，スプーンエキスカベータ，有鉤探針，0.5〜10%次亜塩素酸ナトリウム溶液用シリンジ，3%過酸化水素水用シリンジ，生理食塩水
⑦根管経路の探索	根管探針，リーマー・ファイル類
⑧根部歯髄の除去	抜髄針（クレンザー）
⑨根管口の漏斗状拡大	ゲーツグリデンドリル，ピーソーリーマー
⑩根管長測定	エックス線写真，リーマー・ファイル，電気的根管長測定器
⑪根管清掃 ⑫根管の拡大形成と清掃	0.5〜10%次亜塩素酸ナトリウム溶液用シリンジ，3%過酸化水素水用シリンジ
⑬根管貼薬	ブローチ綿栓，ペーパーポイント，根管消毒薬（ホルムクレゾール，フェノールカンフルなど），水酸化カルシウム
⑭仮封	仮封材（ストッピング，ストッピングキャリア，水硬性セメント，酸化亜鉛ユージノールセメントなど）

表 3-21 **根管治療の手順と使用器材**

手順	使用器材
①ラバーダム防湿	ラバーダム防湿器具一式
②う窩の開拡	ダイヤモンドポイント
③天蓋の除去と髄室の清掃	う蝕検知液，ラウンドバー
④根管口の漏斗状拡大	歯内療法用探針，エキスカベーター，ピーソーリーマー，ゲーツグリデンドリル，0.5〜10%次亜塩素酸ナトリウム溶液用シリンジ
⑤根管長の測定 ⑥根管の拡大形成と清掃	リーマー，H ファイル，K ファイル，エンドゲージ，電気的根管長測定器，エックス線フィルム，0.5〜10%次亜塩素酸ナトリウム溶液用シリンジ，3%過酸化水素水用シリンジ，生理食塩水，ブローチ綿栓
⑦根管の消毒	ブローチ綿栓，ペーパーポイント，根管消毒薬（ホルムクレゾール，フェノールカンフルなど）
⑧仮封	仮封材（ストッピング，ストッピングキャリア，水硬性セメント，酸化亜鉛ユージノールセメントなど）

表 3-22 **根管充填用器具とその用途**

器具名	用途
根管用スプレッダー	ポイントを側方に加圧
根管用プラガー	ポイントを垂直方向に加圧
スパイラルルートフィラー（レンツロ）	根管用シーラーを根管内に輸送
マスターポイント	リーマー・ファイルに準じたサイズ
アクセサリーポイント	側方加圧により生じた空隙に補助的に挿入する
根管充填用ピンセット	ポイント，小器材の把持
エンドメジャー	根管器具の計測

2) 生活断髄法（生活歯髄切断法）の診療補助

表 3-19 に示す．

3) 直接抜髄法の診療補助

表 3-20 に示す．

3. 根管治療の診療補助

表 3-21 に示す．

Ⅱ 根管長測定器〈EMR〉の取扱い

　根管の長さを電気的に計測するために用いられる．根管長とは，歯冠部に歯冠基準点から生理学的根尖孔までの長さをいう．電極に接続した根管治療器具が生理学的根尖孔に達したときと口腔粘膜とのインピーダンス（電気抵抗値）が一定であることを利用している．ペースメーカー装着者においては，通電による誤作動の危険性があるため使用できない．

Ⅲ 根管充填用器材・薬剤の種類と取扱い

表 3-22，23 に示す．

Ⅳ 治療後の注意

1. 直接抜髄法後の患者への注意

(1) 局所麻酔が覚めるまでの注意事項

(2) 外傷性の炎症反応（咬合痛や咀嚼時痛）による自覚症状が 3 日〜1 週間程度はみられる．

(3) 自覚症状が消失した後，根管処置を開始する．

2. 根管充填後の患者への注意

(1) 仮封材は粘着性のある食材で容易に外れることがあることを説明する．

(2) 咀嚼時痛が生じることがあるため，硬いものをかまないように注意する．

表 3-23　根管充塡（側方加圧充塡法）の手順と使用器材

手順	使用器材
①ラバーダム防湿	ラバーダム防湿器具一式
②根管長，根管の太さの確認	リーマー，H ファイル，K ファイル，エンドゲージ，電気的根管長測定器
③根管の清掃と乾燥	0.5〜10%次亜塩素酸ナトリウム溶液用シリンジ，3%過酸化水素水用シリンジ，生理食塩水，ブローチ綿栓，ペーパーポイント
④マスターポイントの選択と試適	根管充塡用ピンセット，マスターポイント，エンドゲージ
⑤根管用シーラーの根管への塗布	根管用シーラー，レンツロ
⑥マスターポイントの挿入と側方加圧	マスターポイント（最後に使用したリーマー，ファイルを参考にする），根管充塡用ピンセット，スプレッダー
⑦アクセサリーポイントの挿入と側方加圧	アクセサリーポイント
⑧エックス線撮影による充塡状態の確認	エックス線フィルム
⑨ガッタパーチャポイントの切断と加圧	根管用プラガー
⑩仮封	裏層用セメント，仮封材，ストッピング，ストッピングキャリア，ストッパー

(3)　予後が良好であれば修復・補綴処置に移
　　ることを説明する．

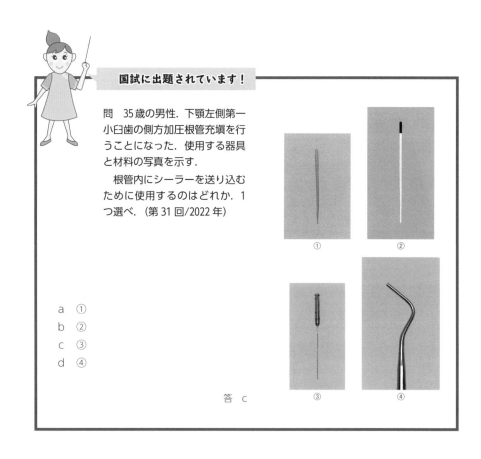

国試に出題されています！

問　35歳の男性．下顎左側第一小臼歯の側方加圧根管充塡を行うことになった．使用する器具と材料の写真を示す．

　根管内にシーラーを送り込むために使用するのはどれか．1つ選べ．（第 31 回/2022 年）

①

②

③

④

a　①
b　②
c　③
d　④

答　c

外科的歯内療法

Ⅰ　外科的歯内療法の器材と取扱い

1. 外科的排膿路の確保

1) 膿瘍切開法

表 3-24 に示す.

2) 穿孔法

表 3-25 に示す.

2. 根尖部病巣を除去する処置法

1) 根尖掻爬法

表 3-26 に示す.

2) 根尖切除法

表 3-27 に示す.

表 3-24　**膿瘍切開法の手順と使用器材**[33]

手順	内容	使用器材
①口腔内消毒	・消毒用綿球を準備する.	基本的診療器材
②麻酔	・麻酔を準備する.	麻酔用器材
③切開排膿	・メスを準備する.	メスホルダー，メス刃（小刃刀・円刃刀），骨膜剝離子
④ドレーン挿入	・ドレーンを準備する.	ドレーンまたはラバー（T型・H型の小片）

表 3-25　**穿孔法の手順と使用器材**[33]

手順	内容	使用器材
①口腔内消毒	・消毒用綿球を準備	基本的診療器材
②麻酔	・麻酔の準備	麻酔用器材
③切開	・メスの準備	メスホルダー，メス刃（尖刃刀・円刃刀）
④粘膜弁剝離	・ガーゼによる止血	粘膜剝離子
⑤骨の削除	・ガーゼによる止血 ・生理食塩液で洗浄とバキューム	ラウンドバー

表 3-26　**根尖掻爬法の手順と使用器材**[33]

手順	内容	使用器材
①口腔内消毒	・消毒用綿球を準備する.	基本的診療器材
②麻酔	・麻酔を準備する.	麻酔用器材
③切開	・メスを準備する.	メスホルダー，メス刃（尖刃刀・円刃刀）
④歯槽骨の削除	・ガーゼで止血する.	骨膜剝離子，有鉤ピンセット，骨ノミ，木槌（マレット），骨切除用タービンバー，ラウンドバー
⑤根尖病変の掻爬	・ガーゼで止血する. ・生理食塩液で洗浄とバキュームを行う.	鋭匙，スケーラー，骨やすり，フィニッシングバー
⑥縫合	・縫合用器材を準備する.	持針器，縫合針，縫合糸，雑剪刀

表 3-27　根尖切除法の手順と使用器材[33]

手順	内容	使用器材
①口腔内消毒	・消毒用綿球を準備する.	基本的診療器材
②麻酔	・麻酔を準備する.	麻酔用器材
③切開	・メスを準備する.	メスホルダー，メス刃（尖刃刀・円刃刀）
④歯槽骨の削除	・ガーゼで止血する.	骨膜剝離子，有鉤ピンセット，骨ノミ，木槌（マレット），骨切除用タービンバー，ラウンドバー
⑤根尖切除および根尖病変搔爬	・ガーゼで止血する. ・生理食塩液で洗浄とバキューム操作を行う.	根尖切除用タービンバー，鋭匙，スケーラー，骨やすり，フィニッシングバー
⑥逆根管充塡のための窩洞形成	・バキュームを操作する.	超音波装置，超音波チップ
⑦逆根管充塡	・根管充塡の補助をする.	根管充塡用器材，根尖部逆充塡用器材（スチールバー，EBA セメント，MTA セメントなど）
⑧縫合	・縫合用器材の準備と補助をする.	持針器，縫合針，縫合糸，雑尖刀

表 3-28　歯根切断法の手順と使用器材[33]

手順	内容	使用器材
①口腔内消毒	・消毒用綿球を準備する.	基本的診療器材
②麻酔	・麻酔を準備する.	麻酔用器材
③切開	・メスを準備する.	メスホルダー，メス刃（尖刃刀・円刃刀）
④歯槽骨の削除	・滅菌ガーゼで止血する.	骨膜剝離子，有鉤ピンセット，骨ノミ，木槌，骨切除用タービンバー，ラウンドバー
⑤歯根切断・抜去および根尖病変搔爬	・バキュームを操作する. ・滅菌ガーゼで止血する. ・生理食塩液で洗浄とバキューム操作を行う.	歯根切除用タービンバー，エレベーター，残根鉗子，鋭匙，スケーラー
⑥歯根切断面を平滑にする	・生理食塩液で洗浄とバキューム操作を行う.	骨やすり，フィニッシングバー
⑦縫合	・縫合用器材の準備と補助をする.	持針器，縫合針，縫合糸，雑尖刀

表 3-29　歯根分離法（ルートセパレーション）の手順と使用器材[33]

手順	内容	使用器材
①口腔内消毒	・消毒用綿球を準備する.	基本的診療器材
②麻酔	・麻酔を準備する.	麻酔用器材
③歯根分割	・バキューム操作を行う.	高速切削用バー
④根分岐部病変搔爬	・生理食塩液で洗浄とバキューム操作を行う.	鋭匙，スケーラー

3.　歯を分割分離する処置法

1）歯根切断法

　表 3-28 に示す.

2）歯根分離法（ルートセパレーション）

　表 3-29 に示す.

3）ヘミセクション

　表 3-30 に示す.

表 3-30　ヘミセクションの手順と使用器材[33)]

手順	内容	使用器材
①口腔内消毒	・消毒用綿球を準備	基本的診療器材
②麻酔	・麻酔の準備	麻酔用器材
③切開	・メスの準備	メスホルダー，メス刃（尖刃刀・円刃刀）
④歯根分割	・バキューム操作	高速切削用バー
⑤分割歯根・歯冠の抜去	・滅菌ガーゼで止血	エレベーター，残根鉗子，鋭匙，スケーラー
⑥病変搔爬	・生理食塩液で洗浄とバキューム操作	鋭匙，スケーラー
⑦骨整形	・生理食塩液で洗浄とバキューム操作	骨ノミ，フィニッシングバー
⑧縫合	・縫合用器材の準備と補助	持針器，縫合針，縫合糸，雑尖刀

Ⅲ編　歯科診療補助論

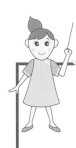

国試に出題されています！

問　45歳の女性．下顎左側犬歯の咬合痛を主訴として来院した．診査の結果，慢性根尖性歯周炎と診断され，歯根尖切除術を行うことになった．

術中の写真（A）と使用器具の写真（B）を示す．

根尖部不良肉芽組織の除去に使用するのはどれか．（第28回/2019年）

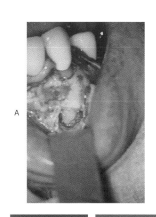

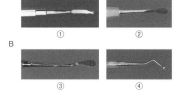

a　①
b　②
c　③
d　④

答　d

SECTION 9

歯周外科治療

歯周基本治療終了後の再評価で4mm以上のプロービングポケットデプスが残存しプロービング時に出血する場合や，プラークコントロールが困難で歯周炎の再発が起こりやすい場合，その他必要に応じて**歯周外科処置**が行われる．

Ⅰ 歯周外科治療用器材・薬剤の種類と用途

歯周外科処置では，手術ごとにさまざまな器材を使用する．以下，施術前の手順については共通である．

1. 手術野の消毒

口腔外の清拭消毒をした後，有窓覆布（コンプレッセン）で顔面を覆い，口腔内を清拭消毒する．

［必要器材］

消毒用器具一式〔診査用器具，バキュームチップ（一般用，外科用)，綿球，綿花，ガーゼ，ポビドンヨード，有窓覆布など〕

2. 局所麻酔

手術部位の表面麻酔および浸潤麻酔を行う．

［必要器材］

局所麻酔器具一式（カートリッジ注射器，注射針，麻酔カートリッジ）

3. 洗浄

生理食塩水で手術野を洗浄し，肉芽組織や残存歯石を洗浄する．

［必要器材］

洗浄用器材一式（薬杯，水銃，バキューム，生理食塩水）

4. 歯周パック

外科手術後，必要に応じて歯周パックを行う．

［必要器材］

歯周パック材，紙練板，スパチュラ，ワセリンなど

表3-31 **歯周ポケット掻爬術**[3)27)]

手順	内容	使用器材
①手術野の消毒	口腔内を清拭消毒する．	消毒用器材 　診査用器具，外科用吸引器，綿球，綿花，ガーゼ，ポビドンヨード
②局所麻酔	手術部位の表面麻酔および浸潤麻酔を行う．	局所麻酔用器材 　表面麻酔，カートリッジ注射器，注射針，麻酔カートリッジ
③SRP	病的セメント質の除去およびSRPを行う．	各種キュレットスケーラー
④ポケット掻爬	歯周ポケット内壁の上皮と炎症性肉芽組織を除去する．	各種キュレットスケーラー
⑤洗浄	生理食塩水で手術野を洗浄し，残存歯石，肉芽組織を確認する．	洗浄用器材 　水銃，薬杯，生理食塩水
⑥歯周パック	創部を乾燥させ，歯周パックを貼付する．	歯周パック用器材 　歯周パック材，紙練板，スパチュラ，ワセリン

表 3-32　新付着術（ENAP）[3)27)]

手順	内容	使用器材
①手術野の消毒	口腔内を清拭消毒する.	消毒用器材 　診査用器具，外科用吸引器，綿球，綿花，ガーゼ，ポビドンヨード
②局所麻酔	手術部位の表面麻酔および浸潤麻酔を行う.	局所麻酔用器材 　表面麻酔，カートリッジ注射器，注射針，麻酔カートリッジ
③ポケット底の印記	ポケット底部と一致させるように歯肉外側にマークする.	クレーン-カプランのポケットマーカー
④切開	歯肉頂からポケット底部に向けて内斜切開を入れる.	替刃メス（No. 15，No. 15C，No. 12D）
⑤ポケット内壁の肉芽組織の除去	切開した歯肉片の除去後，歯根部のSRPを行い，炎症性肉芽組織を除去する.	各種キュレットスケーラー
⑥洗浄	生理食塩水で手術野を洗浄し，残存歯石，肉芽組織を確認する.	洗浄用器材 　水銃，薬杯，生理食塩水
⑦縫合	歯肉を処置歯根面に適合させ，縫合する.	縫合用器材 　持針器，縫合針，縫合糸，有鉤ピンセット，外科バサミ
⑧歯周パック	創部を乾燥させ，歯周パックを貼付する.	歯周パック用器材 　歯周パック材，紙練板，スパチュラ，ワセリン

表 3-33　歯肉切除術[3)27)]

手順	内容	使用器材
①手術野の消毒	口腔内を清拭消毒する.	消毒用器材 　診査用器具，外科用吸引器，綿球，綿花，ガーゼ，ポビドンヨード
②局所麻酔	手術部位の表面麻酔および浸潤麻酔を行う.	局所麻酔用器材 　表面麻酔，カートリッジ注射器，注射針，麻酔カートリッジ
③ポケット底の印記	ポケット底部と一致させるように歯肉外側にマークする.	クレーン-カプランのポケットマーカー
④切開	ポケット底に向けて外斜切開を入れる.	替刃メス（No. 11，12，15） 外科用メス （オルバンメス，カークランドメス）
⑤歯肉片と肉芽組織の除去	切除した歯肉を除去し，炎症性肉芽組織を除去する.	各種キュレットスケーラー 有鉤ピンセット
⑥歯根面のSRP	歯根面のSRPを行う.	各種キュレットスケーラー
⑦歯肉整形	歯肉バサミなどで創縁を修正する.	歯肉バサミ 回転切削器具 切削用ポイント類
⇒⑥，⑦の順序は逆になる場合もある.		
⑧洗浄	生理食塩水で手術野を洗浄し，残存歯石，肉芽組織を確認する.	洗浄用器材 　水銃，薬杯，生理食塩水
⑨歯周パック	創部を乾燥させ，歯周パックを貼付する.	歯周パック用器材 　歯周パック材，紙練板，スパチュラ，ワセリン

5. 各歯周外科処置における術式と必要器材

1) 歯周ポケット掻爬術（表3-31）

歯根面のプラークや歯石，病的セメント質の除去と，歯周ポケット内壁の炎症病巣（ポケット上皮，炎症性肉芽組織）の掻爬を同時に行い，歯根面の滑沢化により，新付着をはかり，ポケットを減少させる処置である．

2) 新付着術（ENAP）（表3-32）

歯周ポケット内壁の上皮や炎症性肉芽組織をメスで切開し，SRPを行って歯周ポケットの消失を目的とした処置である．

3) 歯肉切除術（表3-33）

仮性もしくは，浅い骨縁上の真性ポケットの減少や除去を目的として歯肉組織の切除を行ったうえで，SRPを行い歯周ポケットの消失をはかり，歯肉の生理的形態の回復を目的とした処置である．

4) フラップ手術（FOP）（表3-34）

歯周ポケットの内壁をメスで切開し，歯槽骨より歯肉を全層弁で剝離翻転させ，病変部を明視しながらSRP，歯槽骨の整形を行い，歯周ポケットの消失や減少，術後の清掃性の改善を目的とした処置である．

5) 組織再生誘導法（GTR法）（表3-35）

人工的な保護膜を用いて喪失した歯槽骨の欠損部を補うことにより，破壊された歯周組織の再生を促す方法である．

6) エナメルマトリックスタンパク質（エムドゲイン®ゲル：EMDなど）を応用した方法（表3-36）

幼若ブタの歯胚由来のエナメル基質タンパクを主成分とし，アタッチメントロスを生じた歯根面に無細胞セメント質を誘導・形成する働きがあり，これにより歯周組織の再生を促す処置である．

7) 歯周形成手術（歯肉歯槽粘膜形成術）（表3-37）

審美性の回復と歯周病の進行を抑えるために歯肉，歯槽粘膜の形成的改善をはかり，プラークコントロールを容易にする環境をつくる処置である．

Ⅱ　歯周パックの種類と取扱い

歯周外科処置後の創傷部の保護には歯周パックを行うことがある．**歯周パック**にはユージノール系と非ユージノール系があるが，現在は，非ユージノール系の歯周パックが多用されている．非ユージノール系の歯周パックは，キャタリスト（促進剤）とベース材の2つのペーストを練和することによりキレート反応で硬化する．

1. 成分

それぞれの成分は，**表3-38**のとおりである．

2. 歯周パックの目的

- (1) 創面の保護
- (2) 創面の止血
- (3) 外来刺激の遮断
- (4) 歯肉弁の固定
- (5) 知覚過敏の防止
- (6) 患歯の動揺防止
- (7) 新生肉芽の保護
- (8) 新生肉芽組織の過剰増殖の防止

3. 歯周パック（非ユージノール系）の使用方法

①紙練板上にキャタリストとベース材を等長取り出す．

②スパチュラを用いて，均一の色調になるように30～45秒間練和する．

③練和後2～3分で粘着性が低下し，手指につかない成形可能な状態になったら，グローブを装着した手指にワセリンなどを塗布するか，水で濡らすなどして，創部の大きさに合わせた棒状に成形し，頬側用と舌側用の2本準備する．

④患部はできるだけ乾燥させ，創部を保護するように歯周パックを圧着する．

⑤歯間部に歯周パックを圧接し形態を整える．その際の作業可能時間は10～15分で，最終硬化は20分である．

⑥術後は1週間程度で歯周パックを除去するが，創面の状態によって延長することもある．

表3-34　フラップ手術（FOP)[3)27)]

手順	内容	使用器材
①手術野の消毒	口腔内を清拭消毒する.	消毒用器材 　診査用器具, 外科用吸引器, 綿球, 綿花, ガーゼ, ポビドンヨード
②局所麻酔	手術部位の表面麻酔および浸潤麻酔を行う.	局所麻酔用器材 　表面麻酔, カートリッジ注射器, 注射針, 麻酔カートリッジ
③切開	内斜切開を行う.	替刃メス（No. 15, 15C, 12D など)
④歯肉剥離	歯肉剥離・翻転する.	骨膜剥離子 ペリオドンタルチゼル
⑤歯周ポケット内壁の炎症性肉芽組織の除去	歯石や炎症性肉芽組織を除去する.	各種スケーラー
⑥必要に応じて歯槽骨整形	歯槽骨に形態異常がある場合は, ファイルなどで骨整形を行う.	シュガーマンファイル オーシャンビンチゼル 骨鉗子 回転切削用器具 ｜ ラウンドバー ｜切削時 生理食塩水
⑦歯肉弁の整形	歯肉形成の必要な部分を歯肉バサミで切除する.	歯肉バサミ
⑧洗浄と止血	生理食塩水で手術野を洗浄し, 残存歯石, 肉芽組織を確認する.	洗浄用器材 　水銃, 薬杯, 生理食塩水
⑨縫合	歯槽骨を覆う適切な位置で歯肉弁を縫合する.	縫合用器材 　持針器, 縫合針, 縫合糸, 有鉤ピンセット, 外科バサミ
⑩歯周パック	創面に歯周パックを貼付する.	歯周パック用器材 　歯周パック材, 紙練板, スパチュラ, ワセリン

＊フラップ手術に伴い, 歯周再生療法が行われることがある. 主な再生療法として, 歯周組織再生誘導法（GTR法）や, エナメルマトリックタンパク質（EMD）を応用した方法が行われる.

表 3-35　組織再生誘導法（GTR 法）[3)27)]

手順	内容	使用器材
①手術野の消毒	口腔内を清拭消毒する.	消毒用器材 　診査用器具，外科用吸引器，綿球，綿花，ガーゼ，ポビドンヨード
②局所麻酔	手術部位の表面麻酔および浸潤麻酔を行う.	局所麻酔用器材 　表面麻酔，カートリッジ注射器，注射針，麻酔カートリッジ
③切開	歯間乳頭部の歯肉は十分保存するように歯肉溝内切開を行う.	替刃メス（No. 11，12，15）
④剝離，歯肉弁の形成	歯肉弁はフラップ手術と同様，十分に剝離する.	骨膜剝離子 ペリオドンタルチゼル
⑤歯周ポケット片の肉芽組織片の除去	肉芽を除去し SRP を行う.	各種キュレットスケーラー 鋭匙ピンセット
⑥膜の調整・トリミング	骨欠損部に被覆する膜の大きさを調整する.	
⑦膜の固定と縫合		コーンのプライヤー ラグランジュのハサミ 持針器 縫合針 縫合糸（吸収性，非吸収性）
⑧歯肉弁の縫合	歯肉弁を適切な位置で縫合する.	縫合用器材 　持針器，縫合針，縫合糸，有鉤ピンセット，外科バサミ

表 3-36　エムドゲイン[®] ゲルを応用した方法の術式と器材[3)27)]

術　式	内　容	器　材
①手術野の消毒	口腔内を清拭消毒する.	消毒用器材 　診査用器具，外科用吸引器，綿球，綿花，ガーゼ，ポビドンヨード
②局所麻酔	手術部位の表面麻酔および浸潤麻酔を行う.	局所麻酔用器材 　表面麻酔，カートリッジ注射器，注射針，麻酔カートリッジ
③切開	歯間乳頭部の歯肉は十分保存するように歯肉溝内切開を行う.	替え刃メス（No. 15，15C，12D など）
④剝離，歯肉弁の形成	歯肉弁はフラップ手術と同様，十分に剝離する.	骨膜剝離子 ペリオドンタルチゼル
⑤歯周ポケット片の肉芽組織片の除去	肉芽を除去し SRP を行う.	各種キュレットスケーラー 鋭匙ピンセット
⑥歯根面の処理	術野を洗浄後，EDTA または 36％正リン酸ジェルなどで根面処理を行う.	生理的食塩水 EDTA または 36％正リン酸ジェル
⑦エムドゲイン[®] ゲル（EMD）の塗布	エムドゲイン[®] ゲルを骨欠損部および露出根面全体に填入する.	エムドゲイン[®] ゲル（EMD）
⑧歯肉弁の縫合	歯肉弁を適切な位置で縫合する.	縫合用器材 　持針器，縫合針，縫合糸，有鉤ピンセット，外科鋏

表 3-37 歯周形成手術（歯肉歯槽粘膜形成術）[1] [27]

手順	内容	使用器材
①手術野の消毒	口腔内を清拭消毒する．	消毒用器材 　診査用器具，外科用吸引器，綿球，綿花，ガーゼ，ポビドンヨード
②局所麻酔	手術部位の表面麻酔および浸潤麻酔を行う．	局所麻酔用器材 　表面麻酔，カートリッジ注射器，注射針，麻酔カートリッジ
③移植床の作成	角化歯肉と歯槽粘膜の境界で横切開を行う．	替刃メス（No. 11，12，15） 骨膜剝離子 ハーケンピンセット
④移植片の採取と調整	移植床の大きさに合うように移植片を採取し，調節する．	替刃メス（No. 11，12，15） カークランドメス
⑤移植床の止血		ガーゼなど
⑥移植片の適合と縫合	移植片を移植床に適合させ縫合する．	縫合用器材 　持針器，縫合針，縫合糸（吸収性，非吸収性），有鈎ピンセット，外科バサミ
⑦歯周パック	創部を乾燥させ，歯周パックを貼付する．	歯周パック用器材 　歯周パック材，紙練板，スパチュラ，ワセリン

表 3-38 歯周パックの性状および成分

	性状	成分
キャタリスト	薄いピンクのペースト状	酸化亜鉛，植物油，鉱油，酸化マグネシウム，ほか
ベース材	褐色の半透明ゼリー状	ロジン，ラウリン酸，天然ゴム ラノリン，エチルセルロース　ほか

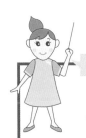

国試に出題されています！

問　フラップ手術後，創傷部に非ユージノール系の歯周パックを使用するにあたり，正しいのはどれか．2つ選べ．（第30回／2021年）

a　金属スパチュラで練和する．
b　練和後直ちに成形する．
c　手指を乾燥させて賦形する．
d　濡らしたガーゼをわたす．

答　a, d

　補綴歯科治療では歯の欠損およびその周囲組織を機能的・審美的・形態的に回復させるため，検査や治療過程でさまざまな器材を用いる．歯科衛生士はその器材の用途を理解し，円滑な診療補助を行う必要がある．

　代表的な検査と準備する器材を**表4-1**に示す．

I　各種検査の準備

1. 咬合音検査

　咬合接触時に生じる歯や補綴装置の衝突音から咬合関係の適否を検査する方法である．

[方法]

①頰骨弓皮膚面の部分に聴診器，あるいは**咬合音測定器（デンタルサウンドチェッカー）**を用いて，中心咬合位での咬合時の歯の接触音を確認する．

②聴診器では接触音がクリアか濁っているかを検査する．

③咬合音測定器ではセンサーから咬合音を骨伝導させ，モニタ上で波形として観察する．波形が長く不規則な場合には，咬合の不調和が疑われる．なお，シングルサウンド（澄音）は適切な咬合で，ダブルサウンドは咬合の不調和を疑う．

2. 顎運動機能検査

1) ゴシックアーチ描記法

　水平的な下顎運動を記録する装置である．口内法と口外法があるが，安定性に優れ操作が容易な口内法が一般的に用いられている．

[方法]

①上顎に描記針，下顎に描記板を装着し，下顎を前後左右に動かして運動の軌跡を描記し記録する．

②**ゴシックアーチ**の先端はアペックスとよばれる．アペックスとタッピングポイントの位置から咬合採得の適否やゴシックアーチの形態により顎機能の診断を行う．中心咬合位を設定する基準となるため，特に全部床義歯において多用される．

2) チェックバイト法

　顎間関係の記録を**チェックバイト**とよび，咬合採得に際して下顎位の検査に用いられる．

表 4-1　主な検査の準備物

咬合音検査	ゴシックアーチ描記法	チェックバイト法	平行測定法
聴診器 咬合音測定器 （デンタルサウンドチェッカー）	咬合器，ゴシックアーチトレーサー(描記針，描記板の付いた上下顎記録床)，咬合紙(記録用インク)，デンタルメジャー	印象用石膏，咬合採得用シリコーンゴム印象材 ワックスバイト材	平行測定器 平行測定ミラー

[方法]

①偏心運動した場合の顆路の出発点と偏位（前方位，側方位）を結んだ直線が各平面となす傾斜角度を測定する．

②アペックスの位置ならびに前方位あるいは側方位で，上下咬合床の間に咬合記録材を介在させ顎間関係を記録する．

3) パントグラフ法

下顎頭の偏心運動を二次元の平面での運動を軌跡として描記する．

[方法]

①前方運動，側方運動時の平衡側，作業側の顆頭の動きを矢状面，水平面で描記し，顆頭の動きを観察する．

②機械的に描記するメカニカルパントグラフ法と電気的に描記するエレクトロニックパントグラフ法の2種類がある．

③描記された軌跡をもとに全調節性咬合器を調節し，模型上での咬合診査，補綴装置の製作時にも使用される．

3. 生物学的検査

1) 筋電図

筋活動が正常に機能しているかを検査する．

[方法]

・咀嚼筋部の皮膚面上に表面電極を付着し，筋電計を用いて筋電図波形を記録する．

筋の活動様相，筋活動量，発現時間，筋の活動間隔，リズムなどを計測する．

2) 筋の触診

咀嚼筋や口腔周囲筋を触診して圧痛点の部位から咀嚼筋やそれに付随する関連筋の障害を検査する．

[方法]

・術者が咀嚼筋や口腔周囲筋を指で左右両側，同時に同等の力で押しながら，患者に圧痛の左右対称性，深さ，痛みの程度について聴取する．

4. 顎関節雑音検査

開口時の顎関節音を聴く．捻髪音，クリック音やクレピタス音は顎関節の運動の異常を示す．

[方法]

・耳珠上縁と眼角を結ぶ直線で耳珠上縁より12 mmの部分に聴診器をあて，開口時の顎関節音を聴く．

5. 開口量検査

最大開口時の開口量を測定する．開口量は正常者の場合，上下中切歯間で約4横指，50 mm程度である．

[方法]

・ノギスや定規を使い測定する．開口経路，閉口経路，最大開口時の水平的な下顎偏位についても観察する．

6. 平行測定法

ブリッジや支台歯形成時などに支台歯の平行性を検査する方法である．

[方法]

①平行線が引かれた専用のミラーや平行測定器などを用いる．

②模型上においてはサベイヤーを用いて各部の平行性を検査し，補綴装置の装着方向や着脱方向を検査する．

III編 歯科診療補助論

Ⅰ 印象採得に用いる器材準備と取扱い

1. 用途別の印象採得

1) 概形印象

予備印象，スナップ印象ともよばれ，既製ト
レーを用いて行う．得られた模型はスタディモ
デル（研究用模型）といい，診査，診断，補綴
装置の仮設計，個人トレーの製作などに用いら
れる．義歯製作には適さない．

2) 精密印象

最終印象などともいう．得られた模型は作業
用模型とよばれ，補綴装置を製作するために使
用される．

2. 印象材の種類と関連する器材

1) アルジネート

アルジネート印象材は，概形印象から対合印
象まで，補綴歯科治療では幅広く用いられる．
歯列や顎堤にアンダーカットが多い場合や，有
床義歯の上から印象採得する場合，印象材の剥
離を防ぐために接着材を塗布することがある．
アルジネートの粉末と水をラバーボウルとスパ
チュラで練和するのが基本であるが，近年，半
自動練和装置や自動練和装置も用いられるよう
になっている．

［器材］

アルジネート印象材の粉末，ラバーボウル，
スパチュラ，アルジネート印象材粉末の計量
器，水の計量器，トレー，接着材と塗布用スポ
ンジ

2) 寒天

クラウン，ブリッジのための印象採得では，
支台歯の周囲に寒天を用い，その上からアルジ
ネート印象材を盛ったトレーで印象採得をする
連合印象が一般的となっている．

［器材］

寒天コンディショナー（ドライタイプ），注入
用寒天シリンジ

3) シリコーンゴム

シリコーンゴム印象材として主に用いられる
のは付加型ビニールシリコーンである．寸法安
定性にきわめて優れており，クラウンやブリッ
ジのための印象採得では世界的に主流となって
いる．パテタイプ，ヘビーボディタイプ，レ
ギュラータイプ，インジェクションタイプがあ
る．弾性ひずみが最も少ないパテタイプは，連
合印象法の一次印象や二重同時印象法のトレー
側の印象材として用いられる．レギュラータイ
プやインジェクションタイプには，チューブ入
りのほかにカートリッジ入りも市販されてお
り，ガンタイプの練和装置で用いられる．

［器材］

パテタイプ，ヘビーボディタイプ，レギュ
ラータイプ，インジェクションタイプの付加型
ビニールシリコーンラバー印象材，パテの混和
用グローブ，接着材と塗布用ブラシ，硬化遅延
材，紙練板，スパチュラ

4) 酸化亜鉛ユージノール

非弾性印象材に分類され全部床義歯の印象採
得に用いられる．ベースとキャタリストを練り
合わせたペーストを個人トレーもしくはインプ
レッションコンパウンドで一次印象を行った印
象面に盛って印象採得する．皮膚に付着した酸
化亜鉛ユージノール印象材は落ちにくいため，
付着防止用のクリームや，除去用の専用液が必
要である．

［器材］

付着防止用クリーム，除去用の専用液，酸化
亜鉛ユージノール印象材，紙練板，スパチュラ

5) インプレッションコンパウンド

非弾性印象材に分類され全部床義歯の印象採

表4-2　既製トレーの種類[35]

1．形態による分類
①顎別：　　上顎トレー
　　　　　　下顎トレー
②領域別：全部顎トレー
　　　　　　局部顎トレー
③歯の残存あるいは欠損状態別：有歯顎用トレー
　　　　　　　　　　　　　　　　無歯顎用トレー
　　　　　　　　　　　　　　　　前歯残存用トレー

2．使用材料による分類
アルミニウムトレー：変形，適合が容易
ブリタニアトレー：スズ合金，アンチモンを含み変形，適合が容易
真鍮トレー：銅と亜鉛を含み強固で変形が少ない
プラスチックトレー：加熱により変形，適合も可能

3．印象材を保持する機構による分類
網トレー
有孔トレー
リムロックトレー

得に用いられることがある．多くは，概形印象が目的であり，精密印象の場合には，硬化したインプレッションコンパウンドの上に流れのよいほかの印象材を盛って再び印象する．

［器材］

アルコールトーチ，アルコールランプ，インプレッションコンパウンド，トレー，ラバーボウル

3．トレーの選択

それぞれの条件を想定してあらかじめつくられた**既製トレー**と，個々の患者ごとに製作する**個人トレー**や**個歯トレー**がある．既製トレーは材質や形態などで分類されており，種類も多い（**表4-2**）．個人トレーは患者の歯列や顎堤に合わせることができ，個歯トレーはクラウン・ブリッジの支台歯ごとに用いられる．いずれも重合レジンで製作されることが多い．

4．既製トレーの試適調整

①トレーを口腔に挿入する前に口角炎や口唇にひび割れがあれば，ココアバターやワセリンを塗布する．
②トレーは印象の目的や使用する印象材により適当なものを選択する．
③患者の歯列に合った大きさを選択し，正中に合わせ，最後臼歯より少し長いものを選

択する．
④顎堤の形，口蓋の深さや小帯位置，骨隆起などを確認し，トレーがあたる場合は曲げたり広げたりして調整する．
⑤トレーの辺縁の到達性が不十分な場合は，ユーティリティーワックスを添加し，歯とトレーが接触しないように修正する．

5．印象採得の補助

1）前処置

①歯肉圧排をしている場合は圧排糸を外しておく．
②口腔内を乾燥させておく．
③寒天印象材を使用する際はあらかじめ軟化状態を確認しておく．

2）印象採得のポイント

(1) アルジネート印象材

①印象採得の際，咬合面や隣接面，最後臼歯頰側，小帯，歯肉頰移行部にあらかじめ印象材を塗っておくと採得しやすい．
②トレーを挿入する際は利き手と反対の手で口唇と頰を排除し，トレーを回転させながら歯列の上にくるように移動する．
③下顎の場合はトレーを口腔に挿入した際，舌を上げてもらう．

(2) 寒天印象材

①連合印象としてアルジネート印象材と一緒

に行われることが多い．寒天印象材は液化・貯蔵に時間がかかるため，事前に使用できるよう準備しておく．

　②使用前にグローブなどの上に寒天を押し出し軟化状態を確認する．

　③アルジネート印象材をトレーに盛った後，すぐにシリンジを準備し，歯科医師へ手渡す．

(3) シリコーンゴム印象材

　①シリコーンゴム印象材は最初にパテタイプで一次印象採得を行うが，プラスチック製のグローブを着用し指先で引っ張るように折りたたみ練和する．

　　注）ラテックス製のグローブは硬化不良を起こす可能性があるので使用しない．

　②パテタイプをトレーに盛り，ポリエチレン製のシートをかぶせる．次にインジェクションなどの印象材が入るスペースを確保しておく．

6．トレーの撤去

　(1) 硬化が確認できたら，小臼歯付近に指をかけ，歯軸の方向に一挙に外したほうが印象材の変形が少ない．

　(2) 外れにくいときは，小臼歯付近の粘膜と印象材の間にエアを吹き込みながら外すと，撤去しやすい．

7．印象面の確認

　正しく印象されているか以下の内容を確認する．

　(1) 目的とする範囲の印象採得がされているか．

　(2) 気泡がないか．

　(3) 前歯部切端や臼歯部咬頭に印象材の厚みがあるか．

　(4) トレーから印象材が剝がれていないか．

8．印象面の処理（唾液，血液など）

　①アルジネート印象材の場合，印象採得後，速やかに印象体を流水で十分に洗い流す．

　②メーカーが勧める消毒薬を用いて所定の時間浸漬し，流水下で印象体をすすぐ．

　③湿ボックスに保管するが，できるだけ早く石膏を流す．

9．トレーの後始末

　①トレーから印象材をおおよそ取り除き，印象材は医療廃棄物として処理する．

　②トレー清掃液に浸けておくと印象材が溶解し，清掃が容易になる．

　③清掃後に水洗し，滅菌する．

10．嘔吐反射に対する対応

　(1) 処置の手順を説明し，不安を和らげる．

　(2) 必要に応じて口蓋などに表面麻酔を行う．

　(3) トレーを口腔内に挿入する前に，鼻で深呼吸し，挿入後も鼻呼吸を続けるように話す．

　(4) デンタルチェアを起こして座位にすると，嘔吐反射は最小限にできる．

　(5) トレーに印象材を盛りすぎない．

　(6) 印象採得の順番は下顎より先に行う．

　(7) 上顎を行うとき，トレーは後方から徐々に前方へ圧接し，軟口蓋への刺激を抑える．

　(8) 印象材をのどに流し込まないよう頭を前方に傾けてもらう．

顎間関係の記録

有床義歯を製作するにあたって診療室での作業は，①検査・診断，②前処置，③印象採得，**④顎間関係記録（咬合採得）** ⑤試適，⑥装着・調整の順に行われる．

有床義歯作製における顎間関係記録は咬合床を用いて上顎に対する下顎の垂直的・水平的位置関係（顎間関係）を記録し，作業用模型を咬合器に装着する．

I　顎間関係の記録に用いる器材準備と取扱い

1．咬合床の製作

咬合床は顎堤粘膜に直接触れる**基礎床**と顎堤部分でつくられる**咬合堤**で構成されている（**図4-1**）．

1）基礎床

変形，破折などの起こりにくい常温重合レジンやシェラック板などが用いられている．

2）咬合堤

基礎床の上に乗り，**人工歯**が排列される部分でワックスからなる．

2．顎間関係記録と咬合採得の準備物

咬合床，咬合採得器材（ワックススパチュラ，エバンス，パラフィンワックス，アルーワックス，ワセリン，ノギス，咬合平面設定板，ホットプレート，皮膚鉛筆，油性サインペン，アルコールトーチランプ，フェイスボウ），ゴシックアーチ描記用器材（ゴシックアーチトレーサーの付いた上下顎咬合床，咬合器，油性サインペン），描記用インク，コア採得用石膏，シェードガイド，モールドガイド，手鏡

3．顎間関係の記録と咬合採得の流れ

咬合採得とは上下の位置関係を記録することである．歯科技工室で製作した上顎咬合床を用

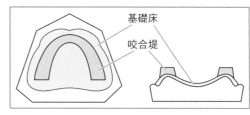

図4-1　咬合床

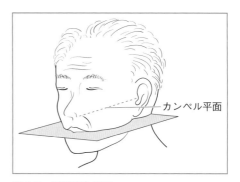

図4-2　仮想咬合平面

いて記録をとりながら進めていく．

全部床義歯を例にあげる．

1）仮想咬合平面

①上顎咬合床を口腔内に装着し，前歯部咬合堤唇面の豊隆度（リップサポート）を修正する．

②前歯部の咬合堤の高さは上唇下縁に一致させる．

③咬合平面設定板を用いて**カンペル平面**と平行にし，仮想咬合平面を決定する（**図4-2**）．

2）垂直的顎間関係の記録（咬合高径の設定）

①垂直的顎間関係の記録に活用される情報は種々あるが，**下顎安静位**に基づく方法が一般的に利用されている．

②方法は下顎安静位をとらせ，鼻下点とオトガイ点間の距離を測定し，その値から安静

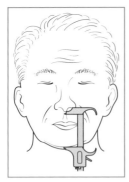

図 4-3　咬合高径の決定

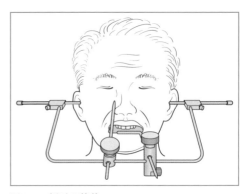

図 4-4　顔弓の装着

空隙量（2～3 mm）を引いた値を咬合高径とする（**図 4-3**）.

3) 水平的顎間関係の記録

①上顎に対する下顎の前後的および側方的な位置関係を記録する.

②一般的には咬合床を用いて下顎の誘導により水平的顎間関係を記録する.

③ゴシックアーチ描記法を併用する場合に, 咬合器装着後に描記装置を製作し, 次回来院日にゴシックアーチ描記法を行うことになる.

4) インターオクルーザルレコード

・咬合器に作業用模型を装着するために, 上下顎咬合床をくさびで結合し, 上下顎間関係の記録を採得する.

5) 標示線の記入

①上下顎咬合堤の唇側面に人工歯選択および排列の基準となる標示線を記入する.

②標示線には歯列の正中線, 上唇線, 下唇線, 鼻翼幅線（鼻幅線）, 口角線がある.

6) 人工歯の選択

①排列する人工歯の大きさと形態および色調を選択する.

②色調見本は**シェードガイド**, 形態見本は**モールドガイド**を使用する.

7) 顔弓操作（フェイスボウによる記録）

①半調節性咬合器を使用する場合は, 患者の頭蓋あるいは顎関節に対する上顎の三次元的位置関係についてフェイスボウを使用する（**図 4-4**）. それらを記録して, 咬合器上に再現する.

②フェイスボウは上顎歯列の位置を記録するバイトフォーク, 前方基準点を指示するリファレントポインターおよび左右の後方基準点を示す顆頭指示桿（スタイラス）から構成されている.

8) 咬合器装着とゴシックアーチ描記

咬合器に装着してから, 水平的顎間関係の確認を行うためにゴシックアーチ描記を行うことがある. ゴシックアーチ描記装置を口腔内に装着し, タッピングポイントとアペックス（中心位）を確認後, いずれか決定した位置でチェックバイト採得を行い, 咬合器に下顎模型を再装着する. その後, 咬合器を調整する.

SECTION 4

プロビジョナルレストレーション

Ⅰ プロビジョナルレストレーションに用いる器材準備と取扱い

1. プロビジョナルレストレーションとは

プロビジョナルレストレーションとは，支台歯形成後，クラウンが完成するまでの間，暫間的に形態と審美性を回復するとともに，形成面の汚染を防ぎ，歯髄の刺激を遮断するために利用されるものである．

通常，常温重合レジンで製作される．

2. プロビジョナルレストレーションの種類（製作別）

(1) 既製レジン冠を使用：治療部位に合わせて既製冠を使用する（**表4-3**）．
(2) 常温重合レジンのみ使用：常温重合レジンを餅状に練和したものを支台歯に圧接し，スタンプバーなどで歯冠を形成する．
(3) 支台歯形成前の印象体を使用：支台歯形成後，あらかじめ採得した印象体に重合レジンを盛り，口腔内に圧接する．

表 4-3　レジン既製冠を用いたプロビジョナルレストレーション製作手順

準備するもの
●レジン冠調整用器材：常温重合レジン，重合皿（ラバーカップまたはプラスチック製ダッペンシート），小筆，ガーゼ ●レジン冠調整研磨用バー，ポイント類：スタンプバー，フィッシャーバー，ビッグポイント，ペーパーコーン，チャモイスホイール，レジン用つや出し研磨剤 ●咬合検査用器材：咬合紙，咬合紙ホルダー ●仮着材用器材：仮着セメント，スパチュラ，計量スプーン ●その他：金冠バサミ，ココアバター（ワセリン）

製作法
①支台歯に合った既製冠の選択 　支台歯の大きさ，形態を確認し，既製冠を選択する． ②既製冠の辺縁の修正 　既製冠の辺縁が支台歯辺縁とできるだけ一致させるよう切りそろえ，スタンプバーで削合する． ③分離材を塗布 　支台歯にココアバター（ワセリン）を薄く塗布する． ④既製冠へのレジンの挿入 　筆積み法でレジンを既製冠内面に挿入する． ⑤支台歯の圧接 　レジンの流動性が低下し艶がなくなった状態で位置を合わせ圧接する．完全硬化する前に着脱を数回繰り返す． ⑥形態修正 　レジンが完全硬化した後，支台歯から外し，余剰レジンをスタンプバーで切削し，形態を整える． ⑦咬合調整 　咬頭嵌合位で咬合紙をかませ，強く接触している部分を削合する．次に偏心（前方，側方）運動時の接触状態を色の違う咬合紙で検査し，調整する． ⑧研磨・仮着 　表面を研磨し支台歯へ仮着する．

3. 仮着時の注意点

(1) プロビジョナルレストレーションの材質はプラークが付着しやすい．

(2) レジン材質は摩耗しやすい．

(3) 仮のものであることを理解させ，硬いものをかまない．

(4) ガムや飴などの歯に付着しやすい食物を避ける．

(5) 外れることがあることを理解させ，外れた場合は来院してもらう．

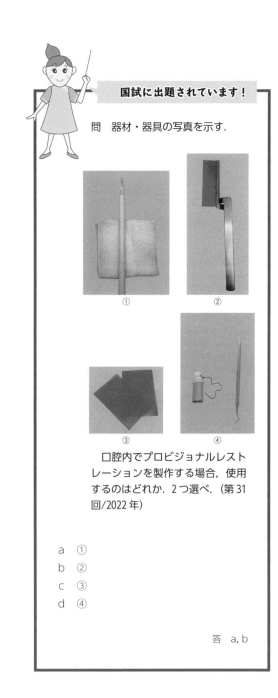

国試に出題されています！

問　器材・器具の写真を示す．

① ② ③ ④

口腔内でプロビジョナルレストレーションを製作する場合，使用するのはどれか．2つ選べ．(第31回/2022年)

a ①
b ②
c ③
d ④

答　a, b

SECTION 5

補綴装置の装着

Ⅰ 有床義歯装着時の器材と準備（ろう義歯の試適も含む）

1. ろう義歯の試適

人工歯排列と歯肉形成が完了した義歯をろう義歯という．この時点では重合前であるため修正は可能である．口腔内に試適して咬合状態，排列，審美性，構音や装着感を検査し，必要に応じて修正する．

2. 有床義歯装着時に準備するもの

シリコーン印象材（適合試験材），プッシャーインジケーターペースト（PIP），咬合紙，咬合紙ホルダー，切削器具〔スタンプバー（スチールバー），カーボランダムポイント，シリコーンポイント〕，ワイヤーベンディングプライヤー（部分床義歯のみ），手鏡

3. 有床義歯の装着の流れ

①口腔内に義歯を装着し適合を確認
②必要に応じて調整
・義歯床粘膜面と顎堤粘膜の適合の確認や義歯床突出部を除去する．
・部分床義歯の場合はクラスプも調整する．
・咬合接触の調整を行う．
③削合面の研磨
④患者指導

4. 義歯装着時の歯科衛生士の役割

(1) 義歯床粘膜面にレジン突起がないか確認する（石膏模型の表面に気泡による小孔が存在する場合，そこにレジンが入り粘膜面に小さな突起ができる）．
(2) 義歯を切削し調整する場合はエアをかける．
(3) 適合試験材の練和
(4) 器具の受け渡し

Ⅱ クラウン・ブリッジ装着時の器材と準備

1. 準備するもの

リムーバー，エキスカベーター，コンタクトゲージ，咬合紙，咬合紙ホルダー，シリコーン印象材（適合試験材），カーボランダムポイント，シリコーンポイント，ペーパーコーン，チャモイスホイール，研磨材，合着（接着）用セメント，練板，スパチュラ，オートマチックマレット，小木片，デンタルフロス（スーパーフロス），スケーラー

2. クラウン・ブリッジの装着の流れ

①プロビジョナルレストレーションの撤去
②支台歯のセメント除去
③口腔内の試適，調整，研磨
④防湿・乾燥
⑤合着（接着）
⑥セメント除去
⑦患者指導

3. クラウン・ブリッジ装着前の患者指導

(1) 支台歯が生活歯の場合は，冷温に対する痛みや知覚過敏が起こることがある．
(2) ポーセレンは破折することがあるので，硬いものをかむときは注意する．
(3) 硬質レジン前装冠は摩耗するので，ブラッシング圧に注意する．
(4) レジン材は沈着物が付着しやすい．
(5) クラウンのマージン部分は歯との境があるので清掃に注意する．
(6) ブリッジはポンティックの下部に汚れが付きやすい．
(7) 歯間ブラシやデンタルフロスなどの補助的清掃用具の使用が必要になる．

1. 義歯装着時の患者指導

1) 全部床義歯の患者指導

(1) 義歯の着脱

①上顎義歯は陰圧で吸着しているため，義歯の前歯部を親指と人差し指で挟むように持ち，義歯の後方を押し下げるように軽く前方に傾けると，義歯の後方から空気が入り撤去できる．

②下顎義歯は，前歯部を親指と人差し指で挟み，手前上方に持ち上げるか，あるいは義歯床の辺縁に指先を当てて親指と人差し指で挟み，引き上げ口角を押し広げ回転させて口腔外に取り出す．

(2) 義歯の衛生管理

①食事後は外して歯ブラシなどで食物残渣やプラークを除去するように指導する．

②就寝時は義歯洗浄剤を溶かした水に浸漬して保管する．翌日は丁寧に水洗して装着する．

③義歯装着時に痛みが出た場合，勝手に削ったり，安易に義歯安定剤を使用しないように説明する．

(3) 食事指導

①人工物であるため義歯に慣れることの重要性を伝える．

②装着後は水分を摂取してもらい，うまく呑み込めるか確認する．

③食事は豆腐，プリンなど軟らかいものから徐々にかみ応えのあるものに移行する．

④次回来院時までに，どのような食材が食べられたのかフードチェック表などに記載してもらうとわかりやすい．

⑤かむときはなるべく両側でかむように指導する．

(4) 口腔機能の向上

①装着直後は発音に違和感を覚えることも多いので，声を出して本などを読むことを促す．

②義歯を安定させるため口腔機能向上の訓練を行う．

③義歯の吸着をよくするため唾液腺マッサージの方法を指導する．

2) 部分床義歯の患者指導

(1) 義歯の着脱

①上顎義歯を外す場合は人差し指の爪にクラスプをかけ，親指の指頭をその歯の咬合面に置き，クラスプを着脱方向に押し上げてからゆっくり取り出す．

②下顎義歯を外す場合は親指の爪にクラスプをかけ，人差し指の指頭をその歯の咬合面に置き，クラスプを着脱方向に押し上げる．

(2) 義歯の衛生管理

基本的に全部床義歯と同じであるが，支台歯（鉤歯），バーやクラスプの内面などはプラークが停滞しやすいため，義歯用ブラシなどで除去する方法を指導する．

(3) 残存歯の衛生管理

①支台歯はワンタフトブラシやスーパーフロスなどを用い，念入りに清掃する．

②定期健診時にはう蝕予防を目的にフッ化物の塗布を勧める．

2. クラウン・ブリッジ装着後の患者指導

補綴装置はう蝕にならないと思っている患者がいるため，補綴装置のマージンの部分の清掃を行うように促す．

(1) レジンを装着した患者には硬い歯ブラシを使用しないように，また力を入れすぎないようにする．

(2) 連結されていないクラウンの場合，コンタクトが調整されているので，細いものを使用する．

(3) 連結している場合やブリッジの場合，フロススレッダーを通して連結部やポンティックの下部を清掃するか，スーパーフロスなどで清掃する．

5章 口腔外科治療時の診療補助

SECTION 1

抜歯

I 抜歯用器材の準備と取扱い

1. 抜歯の手順と準備器材

1) 普通抜歯の手順と使用器材

表5-1に示す.

2) 難抜歯の手順と使用器材

表5-2に示す.

3) 抜歯鉗子の種類

(1) 抜歯鉗子の側面観の比較（図5-1）

上顎用鉗子：2カ所で屈曲したバイアングル

下顎用鉗子：1カ所で屈曲したモノアングル

上下顎兼用：中間の屈曲形状

(2) 各種抜歯鉗子（図5-2～6）

上顎大臼歯用：頬側にのみ爪がついている.

残根用：嘴部が小さくつくられている.

2. 抜歯時の業務

1) 患者来院前の注意

(1) 予約は，高血圧患者の場合は午前中に，糖尿病患者は昼食前を避ける.

(2) 検査データがそろっていることを確認する.

(3) 来院前にカルテ，エックス線写真を準備し，基礎疾患，既往歴，薬物アレルギーの有無，常用薬を確認する.

(4) 手術内容を確認し必要な器材を準備する.

(5) 全身管理が必要な場合はモニタを準備する.

2) 抜歯の前準備

①来院時からチェアに誘導するまでの患者の状態を確認する.

②患者の反応，表情，顔色からその日の体調，行動の変化などを観察する（小児や高齢者，要介護者，障害者の場合は，付添者からも確認する）.

③患者がその日に行われる手術内容を理解しているかを確認する.

表5-1 普通抜歯の手順と使用器材[39]

手順	使用器材
①術野の消毒	10％ポビドンヨード，0.01～0.025％塩化ベンゼトニウム，0.01～0.025％塩化ベンザルコニウム
②局所麻酔	注射器，注射筒，注射針
③歯周靱帯の切離 　粘膜骨膜の剝離	替刃メス，彎刃刀（No. 12），外科用バキューム，骨膜起子
④患歯の脱臼，抜去	エレベーター，抜歯鉗子
⑤抜歯窩の搔爬・洗浄	鋭匙，生理食塩水，洗浄用ディスポーザブルシリンジ，洗浄針
⑥止血	滅菌ガーゼ

表 5-2　難抜歯（埋伏智歯）の手順と使用器材[39]

手順	使用器材
①術野の消毒	10%ポビドンヨード，0.01〜0.025%塩化ベンゼトニウム，0.01〜0.025%塩化ベンザルコニウム
②局所麻酔	注射器，注射筒，注射針
③歯周靱帯の切離 粘膜骨膜切開	替刃メス，円刃刀（No.15），外科用バキューム，骨膜起子
④粘膜骨膜弁の翻転 骨膜剝離	骨膜剝離子
⑤骨切除	骨ノミ（マイセル），外科用マレット，エンジン，骨バー，外科用バキューム，扁平鉤
⑥歯の分離	骨ノミ（マイセル），外科用マレット，タービン，ダイヤモンドポイント，外科用バキューム，扁平鉤
⑦患歯の脱臼，抜去	エレベーター，抜歯鉗子
⑧病巣の搔爬	鋭匙
⑨歯槽骨整形	骨ノミ（マイセル），外科用マレット，エンジン，骨バー，破骨鉗子，骨ヤスリ
⑩抜歯窩の搔爬・洗浄	鋭匙，生理食塩水，洗浄用ディスポーザブルシリンジ，洗浄針
⑪縫合	持針器，縫合針，縫合糸，剪刀，マッカンドー型ピンセット（有鉤），アドソン型ピンセット（無鉤），局所止血薬，抗菌薬
⑫止血	滅菌ガーゼ

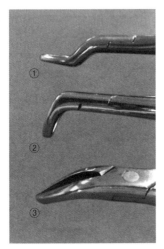

図 5-1　抜歯鉗子の側面観の比較
①上顎用，②下顎用，③上下顎兼用

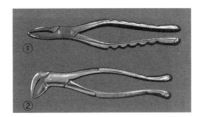

図 5-2　前歯用抜歯鉗子
①上顎用，②下顎用

④常用薬がある場合は服用を確認する．処置に際して休薬の指示があった場合は，指示通り休薬しているかを確認する．
⑤睡眠を十分にとり休養がなされているか，食事を摂っているかいないかを確認する．
⑥術前にトイレを済ませてもらう．

⑦バイタルサインを確認する．
⑧スタンダードプレコーションのガイドラインに基づき，適切な感染予防を実施する．

3）術中の診療補助
　①抜歯鉗子とエレベータ（ヘーベル，抜歯挺子）は抜歯部位に合わせて選択する．

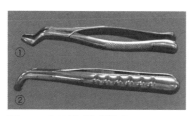

図5-3　小臼歯用抜歯鉗子
①上顎用，②下顎用

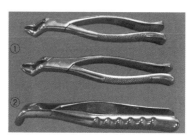

図5-4　大臼歯用抜歯鉗子
①上顎用，②下顎用

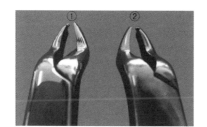

図5-5　上顎大臼歯用抜歯鉗子
①右側用，②左側用
頰側にのみ爪がついている

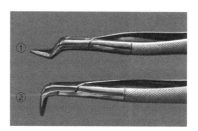

図5-6　残根用抜歯鉗子
①上顎用，②左側用

②的確な器具の受け渡しを行う．
③抜歯時の切削には口腔外バキュームを使用する．
④常に患者のバイタルサインを確認する．
⑤声かけを行い，不快症状を確認する．

4）術後の管理
①処置が終わったことを告げ，患者の精神的な不安を緩解する．
②止血を確認する．
③バイタルサインを確認し，通常に戻るまでは経過を観察する．
④静脈内鎮静などを行った場合は，覚醒するまで休ませる．
⑤投薬処方があった場合は，自己判断で投薬を中止しないよう説明する．
⑥抜歯後の注意を説明する．
⑦次回の来院日を確認する．

Ⅱ　抜歯後の注意

(1) 止血の注意：創部を指や舌で刺激しない，当日は含嗽を避けるなど．
(2) 清潔の保持：当日は創部のブラッシングは避ける．口腔内は清潔に保つ．
(3) 服薬：指示された時間と量を守る．疼痛時には鎮痛薬を服用する．
(4) 入浴・運動：入浴や運動は血行を促進し，止血困難や再出血の原因となる．
(5) 食事：固い食べ物や刺激のあるものは避ける．
(6) 飲酒・喫煙：飲酒は血行を促進し，止血困難や再出血の原因となる．喫煙は毛細血管を収縮し，傷の治りが悪くなる可能性がある．
(7) その他：翌日の来院について説明し，過度の出血や腫れ，鎮痛薬を服用しても疼痛が治まらない場合は連絡してもらう．

Ⅰ 小手術用器材の準備と取扱い

1. 軟組織内の囊胞および良性腫瘍摘出時の診療補助

1) 術式と使用器具

　表5-3 に示す.

2) 術後の注意と患者指導

　(1) 抜歯時の患者指導と同様に行う.

　(2) 術後2〜4日で内出血を生じることがあるが, 疼痛や感染の危険性が増すことはないこと, 通常7〜10日で消失することを説明する.

2. 歯槽骨整形手術時の診療補助

1) 術式と使用器具

　表5-4 に示す.

2) 術後の注意と患者指導

　抜歯後の患者指導と同様に行う.

表5-3　軟組織内囊胞摘出術および軟組織良性腫瘍摘出術の手順と使用器材

手順	使用器材
①粘膜の切開	替刃メス, 尖刃刀 (No. 11), 円刃刀 (No. 15), 外科用バキューム
②粘膜弁の形成 (小帯切除あるいは延長)	粘膜剥離子, 剥離剪刀, マッカンドー型ピンセット, アドソン型ピンセット
③病変の摘出	モスキート・ペアン鉗子 (曲・直)
④術野の洗浄	生理食塩水, 洗浄用ディスポーザブルシリンジ, 外科用バキューム
⑤止血	滅菌ガーゼ
⑥縫合	持針器, 縫合針, 縫合糸, 剪刀, マッカンドー型ピンセット (有鉤), アドソン型ピンセット (無鉤)

表5-4　歯槽骨形成術の術式と使用器材

手順	使用器材
①粘膜の切開	替刃メス, 尖刃刀 (No. 11), 彎刃刀 (No. 12), 円刃刀 (No. 15), 外科用バキューム
②粘膜弁の形成	骨膜剥離子, 剥離剪刀, マッカンドー型ピンセット, アドソン型ピンセット
③粘膜骨膜弁の形成	骨膜起子, 骨膜剥離子, 扁平鉤, L字鉤
④鋭端部の骨切除	マイセル (骨ノミ:丸・平), マレット, 破骨鉗子 (リュエル), 骨ヤスリ, ハンドピースとバー類 (フィッシャーバー, 骨バー, ラウンドバー)
⑤洗浄による骨削除片除去	鋭匙, 骨鋭匙, 生理食塩水, 洗浄用ディスポーザブルシリンジ, 外科用バキューム
⑥縫合	持針器, 縫合針, 縫合糸, 剪刀, マッカンドー型ピンセット (有鉤), アドソン型ピンセット (無鉤)
⑦止血	滅菌ガーゼ

SECTION 3

止血処置

Ⅰ 止血法の種類

1. 局所止血処置

表5-5 に示す.

1) 一時的止血法

(1) 圧迫止血法

出血部位に適当な大きさの滅菌ガーゼや綿花を置き，手指で持続的に圧迫する.

(2) 指圧法

手指で血管を圧迫する.

(3) 塞栓法（タンポン法）

抜歯窩や深部からの出血に対して，滅菌ガーゼを創部に挿入する.

(4) 圧迫包帯法

弾性包帯やサージカルガーメントで口腔外から圧迫する.

2) 永久止血法

(1) 結紮法

①血管結紮法

止血鉗子で血管損傷部を把持し縫合糸をかけて結紮する.

②周囲結紮法

出血している血管が明示できない場合，周囲の組織ごと結紮する.

③分布動脈結紮法

広範囲から出血し止血困難な場合，出血部位へ分布している動脈の中枢側を結紮する.

(2) 血管壁縫合法

太い血管から出血した場合，血管クランプを装着して血流を遮断し，無傷針で血管を縫合する.

(3) 創縁縫合法

出血している創縁を縫合，閉鎖して止血する.

表 5-5 局所止血処置[39)]

一時的止血法	永久止血法
圧迫止血法 指圧法 塞栓法（タンポン法） 圧迫包帯法	結紮法 ・血管結紮法 ・血管切離法 ・周囲結紮法 ・分布動脈結紮法 血管壁縫合法 創縁縫合法 焼灼法（凝固法） 抜歯窩縁縫縮法 挫滅法 栓塞法

(4) 焼灼法（凝固法）

止血点を鉗子などでつかみ，電気メスやレーザーで凝固する.

(5) 抜歯窩縁縫縮法

抜歯窩を縫い縮めて止血する.

(6) 骨からの出血に対する止血法

①挫滅法

骨ノミで出血部位を挫滅する.

②栓塞法

ボーンワックスを出血部へ填入したり，すりこんで止血する.

Ⅱ 止血薬の種類と取扱い

1. 止血薬の種類

表 5-6 に示す.

2. 止血処置時の診療補助

表 5-7 に示す.

表5-6 止血薬の種類

局所止血薬（材）	酸化セルロース（サージセル・アブソーバブルヘモスタット®，オキシセル®）
	ゼラチンスポンジ（スポンゼル®，ゼルフォーム®，ゼルフィルム®）
	アルギン酸ナトリウム（アルト®）
	トロンビン（トロンビン®）
	骨蝋（ミツロウ）（ボーンワックス®，ネストップ®）
	フィブリノゲン加第Ⅷ因子（ベリプラストP コンビセット®，ボルヒール®）
	アドレナリン（ボスミン®）
全身的に適用する止血薬	1．血管壁強化薬 　・カルバゾクロムスルホン酸ナトリウム水和物（アドナ®，タジン®） 　・アドレノクロムモノアミノグアニジンメシル酸塩水和物（S・アドクノン®） 　・アスコルビン酸（ビタシミン®，ハイシー®） 2．凝固促進薬 　・ヘモコアグラーゼ（蛇毒製剤）（レプチラーゼ®） 　・ビタミンK（カチーフN®，ケーワン®，ケイツー®） 3．抗線溶薬（抗プラスミン薬） 　・トラネキサム酸（トランサミン®） 4．血小板減少に対する薬剤 　・人血小板濃厚液 　・ステロイドホルモン（プレドニン®，ソル・コーテフ®，デカドロン®） 5．凝固因子製剤 　・血液凝固第Ⅷ因子 　　乾燥濃縮人血液凝固第Ⅷ因子（コンファクトF®） 　　オクトコグベータ（コバールトリイ®） 　　ルリオクトコグアルファペゴル（アディノベイト®） 　・血液凝固第Ⅸ因子 　　乾燥濃縮人血液凝固第Ⅸ因子（ノバクトM®，クリスマシン®） 　　ノナコグベータペゴル（レフィキシア®） 　　ノナコグガンマ（リクスビス®）

表5-7 止血時の術式と診療補助

手順	使用器材
①口腔内の洗浄と吸引，ガーゼや綿花による吸引	生理食塩水，洗浄用ディスポーザブルシリンジ
②局所麻酔	注射針，注射器，局所麻酔薬（必要に応じて表面麻酔で止血と除痛）
③出血部の止血（出血部位により使用器材が異なる）	抜歯窩の出血：鋭匙 　歯肉・粘膜の出血：電気メス，止血鉗子，歯肉バサミ，縫合用器材一式 　骨からの出血：骨ノミ，ボーンワックス
A．止血剤の投入 　（抜歯窩への填塞と圧迫）	局所止血薬（酸化セルロース，ゼラチンスポンジ）
B．抜歯窩縁の縫縮	縫合器材一式
C．必要に応じて歯周包帯材や止血プレートを使用	歯周包帯材（サージカルパック，コーパック），止血プレート

A〜Cは，①〜③までの処置で止血が不十分な場合，必要に応じて行う．

SECTION 4 縫合

Ⅰ　縫合用器材の種類と準備・取扱い

1. 使用器材

持針器，マッカンドー型ピンセット（有鉤），アドソン型ピンセット（無鉤），抜歯用剪刀，縫合針，縫合糸

2. 持針器への縫合糸のつけ方

①保持面を開き，先端から1mm程度下方に縫合針を置いて，針先をやや上方に向け，針を保持する.

②糸端を持針器とともに握り込み，もう片方の指で糸を張り糸穴（弾機孔）の上に滑り込ませる.

③弾機孔に押しつけた縫合糸は損傷するので，糸の損傷部を返しのほうへずらす.

④持針器は縫合部位に合わせて針先の位置を変える.

⑤保持部の下の部分を親指と人差し指でつまんで渡す.

⑥縫合糸を汚染しないように注意する.

3. 留意点

①縫合部位に合わせた縫合針を準備し，縫合糸が不潔にならないように注意する.

②剪刀で糸を切る場合，組織を傷つけないように注意する.

③口腔内バキュームを使用し，術者の視野を確保する.

④縫合針を複数使用した場合は必ず数を確認する.

⑤弾機孔の曲がりや拡大などの損傷を確認する.

4. 術後の注意と患者指導

①舌で止血部位や縫合糸への刺激を与えない.

②抜糸のための来院とその必要性について説明する.

③口腔清掃時は縫合部位に歯ブラシの毛先が直接当たらないようにする.

④強い含嗽は避けるようにする.

国試に出題されています！

問　剪刀を把持している写真を示す.

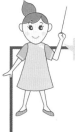

①

②

③

④

縫合糸を切断する際の正しい持ち方はどれか. 1つ選べ.（第31回/2022年）

a　①
b　②
c　③
d　④

答　b

I 局所麻酔時の器材・薬剤の準備と取扱い

1. 局所麻酔薬の種類

1) 歯科用局所麻酔薬

表5-8に示す.

2) 歯科用表面麻酔薬

表5-9に示す.

3) 局所麻酔の適応と使用法

(1) 表面麻酔

注射針が刺入されるときの痛みの軽減に用いられる.

(2) 浸潤麻酔

疼痛が発生する部位やその周囲に局所麻酔を注入し知覚を麻痺させる.

(3) 伝達麻酔

使用頻度が高い下顎孔に局所麻酔を作用させる下顎孔伝達麻酔は,下顎半側のほぼ全範囲の知覚を麻痺させる.

4) 局所麻酔に使用する器具 (表5-10)

(1) 注射器

浸潤麻酔用はカートリッジのゴム栓を押すプランジャーが平坦であるが,伝達麻酔用はモリ状またはらせん状でゴム栓に差し込む仕組みになっている.

(2) 注射針

ディスポーザブル注射針を用いる.針は太さ

表5-8 歯科用局所麻酔薬（カートリッジタイプ）[27]

麻酔薬（濃度）	商品名	血管収縮薬	その他の添加物
リドカイン塩酸塩 (2%)	オーラ注* 歯科用カートリッジ	アドレナリン 0.025 mg/mL	ピロ亜硫酸ナトリウム
	歯科用キシロカインカートリッジ	アドレナリン 0.0125 mg/mL	パラオキシ安息香酸メチル, ピロ亜硫酸ナトリウム
プロピトカイン塩酸塩 (3%)	歯科用シタネスト–オクタプレシン	フェリプレシン 0.03 単位	パラオキシ安息香酸メチル
メピバカイン塩酸塩 (3%)	スキャンドネストカートリッジ	なし	なし

*オーラ注には 1.0 mL のカートリッジがある（その他は 1.8 mL）

表5-9 歯科用表面麻酔薬[27]

麻酔薬	商品名	剤形・容器
アミノ安息香酸エチル（エステル型）	ハリケインゲル	ペースト・小瓶
	ハリケインリキッド	液体・小瓶
	ジンジカインゲル	ゲル・小瓶
	ビーゾカイン・歯科用ゼリー	ゲル・チューブ
アミノ安息香酸エチル,テトラカイン,ジブカイン（エステル型）	プロネスパスタアロマ	ペースト・チューブ
リドカイン塩酸塩（アミド型）	キシロカインゼリー	ゲル・チューブ
	キシロカインビスカス	液体・小瓶
	キシロカインポンプスプレー	液体・スプレー容器

表 5-10　局所麻酔に使用する器具

器具	伝達麻酔	浸潤麻酔
注射器（プランジャーの形態）	モリ状，らせん状	平坦
注射針（G：ゲージ）	25 G，27 G	30 G，31 G，33 G
局所麻酔カートリッジ	遮光し 15℃以下で保存	

と長さに種類があり，用途で使い分ける.

（3）局所麻酔薬

カートリッジに注射針を長時間刺したままにせず，直前に準備する.

5）器材準備と注意事項

①使用時にはカートリッジ頭部のメンブラン（ゴムの部分）をアルコールワッテで消毒する.

②カートリッジの装填時はホルダーを十分に引き戻す.

③注射器外筒側面の開窓部からカートリッジのゴム栓の部分から挿入する.

④プランジャーの頭部がモリ状，らせん状の場合は，カートリッジのゴム部分にしっかりとねじ込む.

⑤ディスポーザブル針は滅菌キャップのシールをねじ切り，接合部のキャップを外し注射器に装着する.

⑥原則としてリキャップは行わない.

⑦一度針を刺したカートリッジは再使用しない.

Ⅱ　精神鎮痛法時の器材・薬剤の準備と取扱い

精神鎮静法は歯科治療に対して不安，緊張が強い患者に対し，意識のある状態で精神的緊張を取り，痛みの感覚を軽減するために用いる方法である.

1. 亜酸化窒素（笑気）吸入鎮静法の準備

1）使用器材

亜酸化窒素（笑気）ボンベ，酸素ボンベ，流量計，呼吸嚢，蛇管，鼻マスク，生体モニタ

2）患者の管理

（1）術前の管理

バイタルサインの測定や観察を行い，同時に表情や顔色などからその日の体調，精神状態を把握する.

（2）術中の管理

バイタルサインの測定を行い，時々声をかけて気分がよいことを確かめる. 鎮静を妨げるような雑音や痛みや不安を思わせる言葉は避ける.

（3）術後の管理

術後は笑気の吸入を中止した後，5〜10 分間診療チェアで休ませる. 待合室でさらに 10〜20 分間観察し，ふらつきや頭痛，吐き気などの異常がないことを確認する.

2. 静脈内鎮静法の準備

1）使用器材

薬剤（ミダゾラム，ジアゼパム，フルニトラゼパム，プロポフォール，チオペンタール，デクスメデトミジンなど），注射器，駆血帯，輸液セット，静脈留置針，シリンジポンプ，生体モニタ

2）患者の管理

（1）術前の管理

胃内容逆流による誤嚥性肺炎や窒息を予防するため，術前の経口摂取制限をする.

（2）術中の管理

モニタリング機器で患者の全身状態を観察する. 術中は誤嚥の危険性が高まるので，的確なバキューム操作を行う. 至適鎮静状態は眠気があり，中等度の眼瞼下垂がみられる.

（3）術後の管理

亜酸化窒素の吸入中止後 30 分以上経過し，自覚症状が鎮静前と同様に回復したら，付き添いとともに帰宅を許可する. 鎮静当日は車の運転や危険な作業は禁止する.

3. 酸素投与

低酸素症の予防または治療の目的で高濃度の

酸素を投与する.

1) 低酸素症の分類

(1) 低酸素性低酸素症：肺胞気酸素分圧が低下した状態

(2) 貧血性低酸素症：ヘモグロビン量の減少または機能異常

(3) うっ血性低酸素症：心不全やショックのため酸素が末梢組織に運ばれなくなった状態

(4) 組織中毒性低酸素症：細胞内で酸素が利用できなくなった状態

(5) 需要性低酸素症：組織の酸素需要に対して酸素供給が不足している状態

2) 酸素投与法

(1) フェイスマスク：5 L/分程度の酸素を投与する.

(2) 鼻カニューレ：1〜2 L/分の参与を投与する.

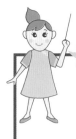

Ⅲ 全身麻酔時の器材・薬剤の準備と補助

1. 全身麻酔薬
1) 吸入麻酔薬

亜酸化窒素（常温・常圧で気体），セボフルラン（液体の揮発性麻酔薬）

2) 静脈麻酔薬

チオペンタール，ケタミン，プロポフォール

2. 使用器材
1) 麻酔前投薬

ベンゾジアゼピン（ミダゾラム，ジアゼパムなど），抗コリン薬（アトロピン，スポコラミン），オピオイド（モルヒネ，メペリジンなど），抗ヒスタミン薬（プロメタジン，シメチジンなど），制吐薬

2) 準備器材

経鼻エアウェイ，喉頭鏡，マギル鉗子，カフ用注射器，スタイレット，挿管用チューブ，表面麻酔薬，医療用チューブ，生体モニタ

3) 静脈路確保と点滴の準備
(1) 静脈路確保の目的

①輸液路
②緊急薬剤の投与経路

(2) 点滴の準備器材

①輸液（指示に応じて注射薬），②輸液セット，③エクステンションチューブ，④三方活栓，⑤翼状針，⑥駆血帯，⑦固定テープ，⑧アルコール綿，⑨点滴台

3. 全身麻酔時の患者管理
1) 術前の管理

(1) 全身状態の評価，(2) 術前の経口摂取制限，(3) 麻酔前投薬

2) 術中の管理

(1) 麻酔深度の評価，(2) 呼吸状態の評価（SpO$_2$の測定），(3) 循環状態の評価（脈拍，血圧，心電図，尿量など），(4) 体温管理，(5) 筋弛緩状態の評価，(6) 輸液・輸血管理

3) 術後の管理

(1) 低酸素症，(2) 術後痛，(3) 循環変動，(4) 悪心・嘔吐

国試に出題されています！

問　全身麻酔の気管挿管時に用いるマウスガードで予防できるのはどれか. 2つ選べ. (第31回/2022年)

a　歯の脱臼
b　喉頭鏡の破損
c　食道への誤挿管
d　気管チューブの破損

答　a, d

SECTION
6

患者管理

Ⅲ編　歯科診療補助論

Ⅰ 周術期の口腔健康管理

　周術期とは，手術前・手術中・手術後の一連の期間のことをいう．周術期における歯科による口腔管理は，術中のトラブルや術後の合併症を軽減し，患者の QOL を向上することを目的としている．

1. 外来患者

　歯科のない医療機関から依頼を受けた医療機関外の歯科医院で，周術期等口腔機能管理計画書に基づき実施される．

　また化学療法（抗がん剤治療）においても入院せず，外来通院による治療を行うことも多くなっている．

2. 入院患者

　手術を受ける病院に歯科がある場合，医療機関内の歯科で周術期等口腔機能管理計画書に基づき実施される．

3. 周術期口腔機能管理の概要

1）対象となる患者

　・全身麻酔下で実施される頭頸部領域，呼吸器領域，消化器領域などの悪性腫瘍の手術を受ける患者
　・放射線治療または化学療法を受ける患者

　（予定している患者を含む）
　・臓器移植手術を受ける患者
　・緩和ケアを受ける患者　　など

2）周術期口腔機能管理の流れ（表5-11）

　病院内に歯科がある場合は，院内の歯科医師・歯科衛生士により実施される．歯科がない場合には病院と連携する歯科診療所により実施される．

3）病態の把握

（1）化学療法（抗がん剤治療）

　①目的：がん細胞の増殖を抑え，治癒あるいは症状緩和
　②方法： ⅰ）内服薬による方法，ⅱ）静脈への点滴，ⅲ）動脈内注射による方法がある．
　③有害事象：口腔粘膜炎，味覚障害・末梢神経障害・免疫抑制によるウイルス感染がみられる．
　④有害事象発症の時期
　　化学療法開始1～2週間頃に，白血球数は最低値（nadir 期）になり口腔粘膜炎も発現するので，この時期は積極的な歯科治療は避ける．

（2）放射線治療

　悪性腫瘍に対して放射線を照射し，がん細胞の増殖を防ぎ破壊する方法で，機能や形態の温存をはかり，治療後の QOL を良好に保つことが可能になる．頭頸部領域の悪性腫瘍に放射線

表5-11　周術期口腔機能管理の診療報酬の内容（2018年4月）

算定項目	内　容
周術期等口腔機能管理計画書算定料	周術期等の口腔機能の評価及び一連の管理計画の策定
周術期等口腔機能管理料（Ⅰ）	外来又は在宅治療中の入院前後の口腔機能の管理
周術期等口腔機能管理料（Ⅱ）	入院中の術前術後の口腔機能の管理
周術期等口腔機能管理料（Ⅲ）	放射線治療や化学療法を実施する患者の口腔機能の管理
周術期等専門的口腔衛生処置	周術期における入院中患者の歯科衛生士による専門的な口腔衛生処置

（最新歯科衛生士教本　歯科診療補助論第2版　一部改変）

表 5-12 口腔がんに対する放射線治療の有害事象

早期有害事象 （早期障害）	晩期有害事象 （晩期障害）
皮膚炎，口腔粘膜炎 照射野の一時的な脱毛 嚥下困難・嚥下痛 嗄声 唾液分泌障害 味覚・嗅覚の変化 体重減少 白血球減少	口腔乾燥症 う蝕，歯周病の誘発 味覚・嗅覚の変化 照射野内の皮膚の肥厚 や色素沈着 軟組織潰瘍 白内障 骨髄炎，顎骨壊死 放射線誘発がん 脊髄障害や脳障害

（金田隆ほか編著：歯科衛生士講座歯科放射線学．永末書店，京都，2019．より一部改変）

治療を行った場合以下の有害事象が発生する（**表5-12**）．

① **急性期有害事象（照射直後に発症）**
口腔粘膜炎，皮膚炎，味覚障害，唾液腺障害（口腔乾燥）

② **晩期有害事象（照射後6カ月以上経過後に発症）**
唾液腺障害（口腔乾燥），放射線性顎骨壊死，放射線性う蝕

4．専門的口腔衛生処置の実施

1）化学療法における周術期口腔機能管理

（1）化学療法前
①有害事象について説明する．
②セルフケアを習得できるよう指導する．
③専門的口腔衛生処置（歯石除去・歯面研磨等）を行う．

（2）化学療法中
①口腔粘膜炎などの有害事象の有無を確認する．
②有害事象の状態に応じた専門的口腔処置を行う．
③ヘッドの小さい超軟毛の歯ブラシを使用してもらう．
④免疫能が上がってきたら通常の歯ブラシに変更する

（3）化学療法後
口腔健康管理を中心とした介入を継続する．

2）放射線治療における周術期口腔機能管理

（1）放射線治療前
①放射線治療前に必要な歯科治療を実施する．
②将来的に感染源となりうる歯は照射2週間前までに抜歯する．
③プラーク除去，歯石除去，歯面研磨等の口腔健康管理を行う．
④セルフケアの指導を行う．

（2）放射線治療中
①歯ブラシは軟らかめのものを選択する．
②開口障害がある場合はヘッドの小さい歯ブラシを選択する．
③口腔乾燥がある場合は保湿剤や保湿効果のある含嗽薬を使用する．
④含嗽剤はアルコールを含有していないものを使用する．
⑤歯磨剤を使用する際は研磨剤や発泡剤を含まない低刺激のものを選択する．
⑥う蝕予防のためにフッ化物配合歯磨剤の使用が望ましい．
⑦刺激のある食べ物（柑橘系果物，香辛料など）は避ける．
⑧嚥下痛を伴う場合，食事は軟らかめの物に変更し，水分とともに摂取する．
⑨口腔粘膜炎によりセルフケアが困難な場合は，歯科医療従事者が支援をする．

（3）放射線治療後
①口腔乾燥の対応として，保湿効果のある含嗽剤による頻回のうがいを心がける．
②口腔乾燥がある場合は，食べやすい食形態で摂取し，水分補給を指導する．

3）緩和ケア
緩和ケアとは，生命を脅かす病に関連する問題に直面している患者と家族のQOLを，苦痛を和らげることを通して向上させるアプローチである．

終末期に起こりうる口腔内症状には，口腔カンジダ症や口腔粘膜炎，口腔内出血，口腔乾燥，舌苔の付着，歯の鋭縁による咬傷などがある．

I 矯正歯科用器具と取扱い

1. バンド装着のための器具 (図6-1)

1) バンドコンタリングプライヤー (帯環賦形鉗子)

既製バンドを歯の豊隆にあわせ，歯面に適合させる．

2) バンドプッシャー，バンドシーター

バンドを歯に適合させるとき圧入するのに用いる．

3) エラスティックセパレーティングプライヤー

歯間分離用のエラスティックを歯間部に挿入する．

2. ワイヤーベンディングプライヤー (線屈曲鉗子) (図6-2)

1) ヤングプライヤー

補助弾線やクラスプなど比較的太いワイヤーを屈曲する．

2) バードビークプライヤー

ラウンドワイヤー (丸線) の屈曲に用いる．

3) ジャラバックプライヤー

0.028 inch 以下の細いワイヤーの屈曲に用いる．

4) ツィードアーチベンディングプライヤー

レクタンギュラーワイヤー (角線) にトルクを付与したり，屈曲するのに用いる．

5) ツィードループフォーミングプライヤー

ワイヤーに小さなループをつくるのに用いる．

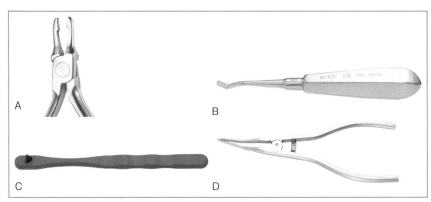

図6-1 バンド装着のための器具[40]
A：バンドコンタリングプライヤー，B：バンドプッシャー，C：バンドシーター，D：エラスティックセパレーティングプライヤー

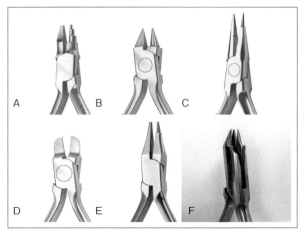

図 6-2　ワイヤーベンディングプライヤー[40)]
A：ヤングプライヤー，B：バードビークプライヤー，C：ジャラバックプライヤー，D：ツィードアーチベンディングプライヤー，E：ツィードループフォーミングプライヤー，F：スリージョープライヤー

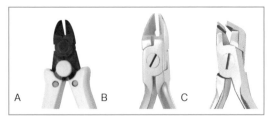

図 6-3　線切断用鉗子[40)]
A：ワイヤーカッター（ワイヤーニッパー），B：ピンアンドリガチャーカッター，C：ディスタルエンドカッター

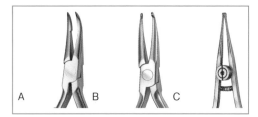

図 6-4　多目的に用いる鉗子[40)]
A：ユーティリティープライヤー，B：ホウプライヤー，C：リガチャータイイングプライヤー

6）スリージョープライヤー

クラスプなどの急角度の屈曲に用いる．

3．線切断用鉗子（図 6-3）

1）ワイヤーカッター，ワイヤーニッパー

比較的太いワイヤーの切断に用いる．

2）ピンアンドリガチャーカッター

リガチャーワイヤー，ロックピンや細いワイヤーの切断に用いる．

3）ディスタルエンドカッター

バッカルチューブの遠心端から突き出たアーチワイヤーの末端を口腔内で切断するのに用いる．

4．多目的に用いる鉗子（図 6-4）

1）ユーティリティープライヤー

線材料などの把持，口腔内への輸送に用いる．

2）ホウプライヤー

ワイヤーの適合・着脱，リガチャーワイヤーの結紮に用いる．

5．結紮（リガチャー）用器具（図 6-5）

1）リガチャータイイングプライヤー

リガチャーワイヤーでエッジワイズブラケットとアーチワイヤーを結紮するのに用いる．

2）リガチャーインスツルメント

ブラケットとアーチワイヤーの結紮や結紮線の断端処理に用いる．

3）持針器（ニードルホルダー）

結紮線やエラスティックモジュールでアーチ

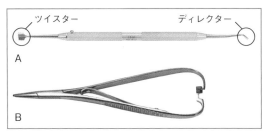

図6-5 結紮用器具[40]
A：リガチャーインスツルメント，B：持針器（ニードルホルダー）

ワイヤーとブラケットの結紮に用いる．

4) モスキートフォーセップス

エラスティックモジュールで結紮するときに用いる．

6. バンド，ブラケットやボンディング材の撤去鉗子（図6-6）

1) バンドリムービングプライヤー

バンドの試適時やセメント合着されているバンドを撤去するときに用いる．

2) ブラケットリムービングプライヤー

接着したブラケットを歯面から除去するのに用いる．

3) レジンリムーバー

ブラケットを除去した際に残ったボンディング材を除去するのに用いる．

4) バッカルチューブコンバーチブルキャップリムービングプライヤー

コンバーチブルチューブのコンバーチブルキャップを撤去するのに用いる．

7. その他の器具

1) アーチターレット（アーチフォーマー）

角線のアーチワイヤーを歯列弓の形に屈曲するのに用いる．

2) ブラケットポジショニングゲージ

ブラケット装着の際の位置設定に用いる．

3) ノギス

模型分析の際，歯冠近遠心径や歯列弓長径などを測定するのに用いる．

4) スポットウェルダー

バンドにバッカルチューブなどのアタッチメ

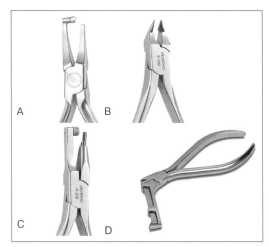

図6-6 バンド，ブラケットやボンディング材の撤去鉗子[40]
A：バンドリムービングプライヤー，B：ブラケットリムービングプライヤー，C：レジンリムーバー，D：バッカルチューブコンバーチブルキャップリムービングプライヤー

ントを，電気抵抗熱によって点溶接するために用いる．

Ⅱ 矯正歯科用材料の取扱い

1. 金属線（ワイヤー）

1) アーチワイヤー

エッジワイズ装置に用い，ブラケットやバッカルチューブを介して歯に矯正力を加えるための矯正線．丸線（ラウンドワイヤー）と角線がある．角線は正方形のスクエアワイヤーと長方形のレクタンギュラーワイヤーがある（図6-7）．

2) その他の矯正線

唇・舌側弧線装置の主線（0.7～1.0 mm），補助弾線（0.4～0.5 mm），顎外固定装置用の矯正線（1.2～1.5 mm）

3) 結紮線

ブラケットにアーチワイヤーを固定する際に用いる．

2. バンド（帯環）

固定歯に装着しアタッチメント（付加物）が付着される．

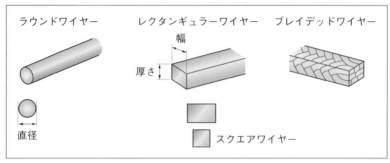

ラウンドワイヤー　レクタンギュラーワイヤー　ブレイデッドワイヤー

幅

厚さ

直径

スクエアワイヤー

図 6-7　アーチワイヤーの断面[17]

3. バッカルチューブ・リンガルアタッチメント

アーチワイヤーの末端を維持するために固定歯となる大臼歯の頬側につけられるアタッチメントである.

バッカルチューブにはエラスティックなどが掛けられるフックやボタンがついている. リンガルアタッチメントにはボタンやフック, STロックなどがある.

4. エキスパンションスクリュー

顎または歯列弓の狭窄の拡大を目的に使用される拡大ネジ.

5. ブラケット

歯面（バンド）に接着させて主線を維持するための付加装置.

6. エラスティック

1) エラスティックモジュール

ブラケットにアーチワイヤーを固定する際に用いるゴム.

2) エラスティックチェーン

マルチブラケット装置のブラケット間に装着し矯正力を発揮するもの.

3) 顎間ゴム

顎間固定に用いられ, 矯正力はゴムの太さや直径で異なる.

4) エラスティックセパレーター

歯間分離のバンド挿入用のスペース確保のために使用するゴム.

7. コイルスプリング

1) オープンコイルスプリング

スプリングを圧縮して装着し, 縮められたばねが広がるときの力を利用する.

2) クローズドコイルスプリング

スプリングを伸ばした状態で装着し, 引っ張られたばねが縮むときの力を利用する.

8. 床用レジン

床矯正装置, 保定装置に用いられる.

9. ボンディング材

ダイレクトボンディング法, インダイレクトボンディング法に用いるものがある.

SECTION 2 検査

Ⅰ 口腔内写真撮影

1. 撮影目的

口腔内診察を行ったのち，歯や歯列，咬合状態，口腔内軟組織を記録するために口腔内写真を撮影する．撮影時期は，初診時，治療経過時および治療終了時などである．

2. 口腔内撮影するために必要な器材

口腔内撮影用カメラ（**図6-8**），口角鉤（**図6-9**）および咬合面撮影用ミラー（**図6-10**）を準備する．なお，口角鉤および咬合面撮影用ミラーは患者ごとに滅菌して使用する．歯科衛生士は口腔内撮影の診療補助だけでなく，実際に口腔内写真撮影を行うことがある．撮影する目的に合わせて被写体の構図を変えて撮影するた

め，歯科医師とその撮影対象について十分な打ち合わせを行う．

3. 撮影時の診療補助

口角鉤で口唇を強く引っ張ると患者に痛みや不快感を与えてしまうため注意が必要である．さらに，咬合面撮影用ミラーを口腔内に入れる際には，ミラー面が曇って被写体を撮影できない場合があるため，診療補助者がミラー面にエアをスリーウェイシリンジで吹きかけて曇らせない工夫が必要である．

口腔内写真撮影は，撮影する場合にも補助する場合にも十分な訓練が必要であるためスタッフ同士で練習しておく（**図6-11**）．

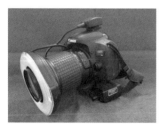

図6-8 口腔内撮影用カメラ

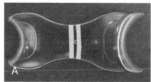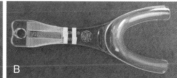

図6-9 口角鉤
A：正面および上下顎撮影用，B：側方歯撮影用

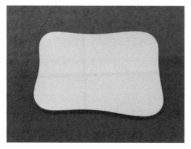

図6-10 咬合面撮影用ミラー

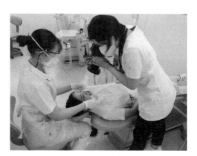

図6-11 口腔内写真撮影の様子

1. 撮影の目的

正貌からの左右対称性の評価や側貌からの前後的・垂直的な軟組織形態の評価を行う.

2. 顔面写真撮影の種類

顔面写真撮影は,一定の規格で撮影する規格撮影と規格なしで撮影する方法がある.

規格撮影法では,カメラと患者の位置関係を一定にして撮影する.規格写真を撮影する意義は,一定の規格で撮影することで経年的な顔貌の変化を評価することが可能となる.

しかし,専用の撮影機器が必要であるため,一般的には規格性のない撮影が行われていることが多い.

撮影する際には,患者を座位もしくは立位で撮影する.頭位は,規格写真撮影では頭部エックス線規格写真撮影と同様に,頭部をイヤーロッドで固定してフランクフルト平面が床と平行になるようにセッティングして撮影することが多い.一方,規格性のない写真撮影では自然頭位で撮影する.

3. 歯科衛生士の診療補助

規格撮影の場合には,専用の撮影位置へ誘導する際に機器(セファロスタッド)へ頭部をぶつけないよう安全面に配慮し,イヤーロッドを患者の両耳に挿入する.患者のフランクフルト平面が床と平行になるように頭位を設定する.撮影時,患者が前方を直視しているかを確認する.イヤーロッドは患者ごとにアルコールで清拭し衛生面に配慮する(**図6-12**).

Ⅲ 頭部エックス線規格写真のトレース

側面頭部エックス線規格写真とは,一定の規格に基づき撮影された顎顔面頭蓋部のエックス線写真である.

1. 撮影目的

頭部エックス線規格写真を分析することで,患者の上下顎骨の前後的,水平的および垂直的

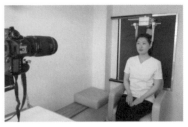

図6-12 顔面写真撮影(顔面規格写真)

位置関係や上下顎歯軸の傾斜などを把握し,矯正歯科診断を行う.

2. 撮影条件

エックス線管から顔面正中矢状面までが150cmで,正中矢状面からフィルムまでが15cmと規格されている.エックス線の中心は左右のイヤーロッドの中心を通る.撮影された写真は,実際の頭蓋の1.1倍で撮影される.

3. 撮影時の診療補助

頭位を通常,眼耳平面(フランクフルト平面)が床と平行になるように被写体の頭部をエックス線写真撮影装置に誘導する.近年,患者の自然な姿勢で撮影する自然頭位による撮影も行われている.正面から撮影する正面頭部エックス線規格写真撮影(正面セファロ)および側面から撮影する側面頭部エックス線規格写真(側面セファロ)がある.

歯科衛生士がトレースを行うことは少ないが,歯科医師がトレースできるような準備を行うことがある.

4. トレースに必要な器材

アセテートのトレース用紙,筆記用具(プラスチック消しゴム,シャープペンシルなど),定規,分度器,シャウカステンおよびエックス線フィルムにトレース用紙を固定するためのメンディングテープを準備する(**図6-13**).トレース時には両側の歯,下顎枝そして上顎洞の形態確認のためにパノラマエックス線写真を参考とする場合がある.近年,デジタル撮影の普及に伴い,フィルムでのトレースのほかに撮影画像を印刷した用紙上でトレースを行う場合もある.

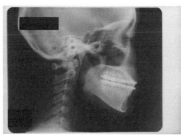

図 6-13 頭部エックス線規格写真のト
　　　　レース

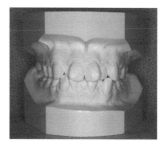

図 6-14 口腔模型（平行模型）

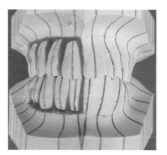

図 6-15 セットアップモデル
　　　　（予測模型）

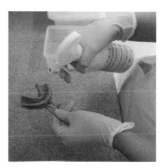

図 6-16 印象の消毒

Ⅳ 口腔模型の製作

　矯正歯科では，初回検査時や治療終了時には
診断用模型として平行模型や顎態模型を製作す
る（**図 6-14**）．どちらの模型も模型計測や咬合
状態を確認するのに使用する．口腔模型の観察
や分析結果を基に，診断や治療計画の立案，そ
して治療前後の評価・記録を行う．治療計画立
案では個々の歯の移動量や移動方向，抜歯部位
の選択や固定の強度を検討するのにセットアッ
プモデル（予測模型）を製作する場合もある（**図
6-15**）．

　歯科衛生士は，各種印象材料にて上下顎の印
象採得を行う．印象採得後は，印象体を 120 秒
以上水洗し，0.1〜1.0％の次亜塩素酸ナトリウ
ム溶液に 15〜30 分以上浸漬，もしくは 2〜
3.5％グルタラール溶液に 30 分〜60 分浸漬す
る．消毒薬を噴霧して石膏を印象に注入し模型
製作を行う（**図 6-16**）．

SECTION 3

装置の装着

Ⅰ 接着材の種類，用途と取扱い

1. 装置の装着

1) 帯環〈バンド〉の合着（セメンティング）

①セパレーターの除去

　エキスプローラー，スケーラー

②セメントガードの塗布

　帯環のアタッチメント類（チューブやブラケット）にセメントが流入しないようセメントガードを塗布する．

③歯面清掃

　ポリッシングブラシ，ラバーカップ，研磨ペースト，デンタルフロス

④バンドの調整

　バンドリムービングプライヤー，バンドコンタリングプライヤー，バンドプッシャー，バンドシーター

⑤セメントの塗布

　合着材（レジン付加型グラスアイオノマーセメント，レジンセメント）を準備しバンド内面歯頸部側に均一にセメントを塗る．

⑥バンドの合着・余剰セメントの除去

　バンドプッシャー，バンドシーターでバンドを圧入し，余剰セメントをガーゼで拭きとる．

⑦光重合（光重合の場合）

　バンドを合着した歯の咬合面から光照射を行う．

2) ブラケットの接着

①歯面清掃，防湿，乾燥

　ポリッシングブラシ，ラバーカップ，研磨ペースト，デンタルフロス

②エッチング

　エッチング材（シリンジタイプ）

③水洗・乾燥

④ボンディング材をブラケットに塗布

　ボンディング材，ブラケット

⑤ブラケットの圧接，位置確認

　ポジショニングゲージ

⑥余剰セメントの除去

　エキスプローラー，スケーラー

⑦光重合

　光照射器

Ⅱ 帯冠〈バンド〉の種類，用途と取扱い

1. 用途

　バンドは強い咬合力がかかりやすい大臼歯にチューブ（バッカルチューブ）を装着するために用いる．歯冠補綴装置などが装着されている歯でブラケットを歯冠表面に直接接着すること（ダイレクトボンディング）が難しい部位でも用いられることがある．

2. 特徴

　バンドは歯種ごとに平均的な解剖学的形態が付与されている．約20～30種類の大きさのバンドがあり，番号が付けられている．個人の歯の大きさに合ったバンドを選択して使用する．

　※ワイヤーの種類と取り扱いはp.193を参照

Ⅲ ブラケットの種類と取扱い

1. 用途

　ブラケットは個々の歯に接着し，アーチワイヤーが発揮する力を歯に伝達するために用いられる．

2. 種類

　ブラケットの構成は，ベース（歯面やバンド面に接する），スロット（アーチワイヤーを唇側

方向から挿入する縦長の溝), ウイング (結紮線をかける) からなる.

1) 構造による種類

(1) **シングルブラケット**

ウイングが上下1組

(2) **ツインブラケット**

ウイングが上下2組

2) 材質による種類

(1) **メタルブラケット**

(2) **コンポジットブラケット**

(3) **セラミックブラケット**

3) 接着による種類

(1) **ボンディング用**

歯面に接着する.

(2) **ウエルディング用**

バンドに溶接する.

4) その他

(1) **セルフライゲーションブラケット**

結紮線やエラスティック結紮を必要としない.

Ⅳ　結紮に必要な器具と取扱い

1. 結紮線を用いた場合

1) 必要器材

リガチャーディレクター, またはリガチャータイイングプライヤー, ピンアンドリガチャーカッター, 結紮線

2) 手順

①支持された結紮線を準備する.

②結紮線をブラケットのウイングに巻く.

③ツイスターを使って結紮する.

④ピンカッターで余剰部を切断する.

⑤ディレクターで切断端をブラケット横に挿入する.

2. エラスティックを用いた場合

1) 必要器材

エラスティックモジュール, モスキートフォーセップスまたは持針器

2) 手順

①エラスティックモジュールを準備する.

②モスキートフォーセップスでモジュールを挟み取る.

③ブラケットのウイングの1カ所にかけて引っ張り, もう一方のウイングに引っ掛けてアーチワイヤーを固定する.

Ⅴ　矯正装置装着者への指導

1. 可撤式装置装着患者への指導

(1) **使用目的の説明**

装置の使用目的をわかりやすく説明する.

(2) **使用時間**

・1日10〜14時間以上の装着が必要である.

(3) **装置の管理**

・使用しないときは乾燥を避けるため保管用のケースに入れる.

・針金部分を勝手に曲げない. など

(4) **装置の清掃方法**

・歯ブラシで磨く.

・流水下で床・ワイヤー部分を磨く.

・歯磨剤は使用しない.

・週に1〜2回は装置用洗浄剤につける. など

2. 固定式装置装着患者への指導

(1) **使用目的の説明**

装置の使用目的をわかりやすく説明する.

(2) **装置装着後に起こりうること**

・痛みや違和感がある.

・口内炎

・ワイヤーサイズを変えたときの痛み. など

(3) **食生活と食事のとり方**

(4) **清掃法**

・ワイヤーを境にして歯頸部に歯ブラシを当てて磨く.

・ブラケット周囲は歯間ブラシやタフトブラシなどを使用する.

・バンド周囲は歯頸部に注意して磨く.

3. 機能的矯正装置装着者への指導

(1) **使用目的の説明**

装置の使用目的をわかりやすく説明する.

(2) **使用法**

・毎晩かみしめ訓練をしたあと, 装置を入れたまま就寝する.

・装置がゆるくなったらネジを回す (1回).

Ⅲ編 歯科診療補助論

（3）装置の管理
　・使用しないときは乾燥を避けるため保管用のケースに入れる.
　・針金部分を勝手に曲げない. など

（4）装置の清掃方法
　・歯ブラシで磨く.
　・流水下で床・ワイヤー部分を磨く.
　・歯磨剤は使用しない.
　・週に1〜2回は装置用洗浄剤につける. など

4. 上顎側方拡大装置装着者への指導

（1）急速拡大装置は患者自身がネジを回転させることによって拡大する.

（2）ネジの回転は必ず前方から後方に行う.

（3）スクリューキーが口腔内に落ちて誤飲しないように，ひもで結んで確実に把持しながら行う.

（4）拡大が進むと上顎中切歯間に空隙が生じることを患者と保護者に説明する.

（5）鼻骨付近に疼痛を訴えたり，皮下に内出血したりすることを伝える.

5. 顎外固定装置装着患者への指導

1）ヘッドギア（ヘッドキャップ型・ネックストラップ型）

（1）着脱方法
（2）使用時間・使用法
（3）装置の管理
　・使用しないときはケースに入れて保管，フェイスボウを勝手に曲げない.
　・牽引用のスプリングの強さを変えない.
　・破損時・紛失時には連絡する.
（4）装置の清掃方法
（5）その他
　・ヘッドギア装着時における危険性の説明
　・口腔内にインナーボウを入れる際に粘膜を傷つけないように注意する.
　・装着中に走ったり暴れたりしない.
　・装着後2日から1週間は違和感や痛みを生じることがある.

2）上顎前方牽引装置（フェイシャルマスクタイプ）

（1）着脱方法
（2）使用時間・使用法
（3）装置の管理
　・フェイシャルマスクを変形させない，口腔内のフックを曲げたりしない.
　・破損・紛失時は連絡する.
（4）装置の清掃方法
　・バンドの周り，特に歯頸部への歯ブラシの当て方を指導する.
（5）その他
　・装置を装着中に走ったり，暴れたりしない.
　・装着後2日〜1週間は違和感や痛みを生じることがある.

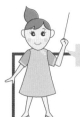

国試に出題されています！

問　マルチブラケット装置装着中の口腔内写真を示す.

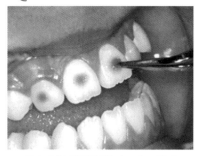

次に行う処置はどれか. 1つ選べ.
（第30回/2021年）

a　歯面の水洗・乾燥
b　歯面の清掃・研磨
c　ブラケットの接着
d　ブラケットの高さの決定

答　a

SECTION 4

装置の撤去

Ⅰ 撤去に必要な器材の種類，用途と取扱い

1. 装置の撤去

1) 帯環〈バンド〉の撤去

(1) 結紮線の除去

ピンカッター

(2) バンドの撤去

バンドリムービングプライヤー

(3) セメントの除去

レジンリムーバー，手用スケーラー，超音波スケーラー

(4) 歯面研磨

ポリッシングブラシ，ラバーカップ，研磨ペースト，デンタルフロス，フッ化物

2) ブラケットの撤去

(1) 結紮線の除去

ピンカッター（エラスティックの場合はエキスプローラー）

(2) アーチワイヤーの撤去

ユーティリティプライヤーまたはホウプライヤー，ディスタルエンドカッター

(3) ブラケットの撤去

ブラケットリムービングプライヤー

(4) ボンディング材の除去

レジンリムーバー，スケーラー，ボンディング材除去バー

(5) 歯面研磨

ポリッシングブラシ，ラバーカップ，研磨ペースト，デンタルフロス，フッ化物

(6) 予防的ケア

①撤去する際は，痛みが生じることを患者に説明する．

②撤去する際は，プライヤーが口腔内ですべらないように把持する．

③痛みが大きくならないように少しずつ行う．

④撤去する際に歯冠を破損しないように注意する．

国試に出題されています！

問　矯正用治療器具の写真を示す．

①

②

③

④

矯正終了時，バンドの撤去に使用するのはどれか．（第28回/2019年）

a ①
b ②
c ③
d ④

答　d

7章 ライフステージに応じた歯科診療補助

妊産婦の歯科治療

Ⅰ 対象者の状態把握と対応

1. 妊産婦の状態把握

1) 妊産婦の一般的特徴

妊産婦とは，産科学的には妊娠が始まってから分娩を経て産褥期の終わるまで，すなわち妊娠開始から産後6〜8週間までの女子のことをいう．

妊娠初期には妊娠悪阻（つわり）や流産，中期には貧血，静脈瘤，後期には妊娠高血圧症候群，早産などの問題も起こりやすい．また，妊娠期間を通じて母体の健康状態は胎児に影響し，出産後の乳幼児期の子どもにも影響が及ぶことがあることも認識しておく必要がある．

2) 妊産婦の口腔状態

(1) う蝕

唾液の粘性の変化や食生活の変化，さらには妊娠悪阻による口腔清掃不足など，う蝕に罹患しやすい要因が多く存在する．

(2) 歯肉炎・歯周炎

妊娠性歯肉炎は妊娠による女性ホルモンの影響が大きいが，主原因はプラークである．妊娠によって歯周炎を引き起こすことは通常ないが，妊娠前から歯周炎のある妊婦は病態が進行しやすい傾向がある．

(3) その他

妊娠初期の妊婦の特徴として長期にわたり嘔吐を伴う妊娠悪阻により，主に口蓋側のエナメル質に酸蝕症を伴う場合がある．また，妊娠性エプーリス，妊娠性肉芽腫，妊娠性腫瘍などが発現することもある．

2. 妊産婦への対応

1) 歯科治療における一般的な対応

歯科治療を行う必要がある場合は，妊娠初期や後期には応急処置に止め，通常の治療は安定期である妊娠中期に行うようにすすめる．その際，歯科治療による痛みはストレスによる母体や胎児への影響を考慮して行う．

妊娠中の体位については，子宮内の胎児の重さにより大静脈などの圧迫を防ぐために体を左下にした側臥位で診療を行うこともある（p.119，**図1-2** 参照）．

2) 妊産婦の口腔清掃

妊娠悪阻時期の口腔清掃として，吐き気などの訴えがある場合，歯ブラシを小さなものに変えるなどの工夫が必要である．ブラッシング回数の変更，洗口を頻繁に行うなど，対象者に応じて提案する．妊娠前から歯周病がある妊婦には，病態が進行しやすいため定期的な口腔衛生管理はもちろんのこと必要に応じてスケーリングやPTC・PMTCなどの処置を行う．また，ランパントカリエス（急速に広範囲に進行するう蝕）になりやすい傾向にある人や多数の修復物がある人にはフッ化物応用が必要である．

SECTION 2 小児の歯科治療

Ⅰ　小児の状態把握と対応

1．歯科治療における一般的な対応
・小児の発達段階に合わせ理解できる言葉で話しかける．
・やさしく愛情をもって対応する，**テンダーラビングケア**（Tender loving Care）という基本理念に基づいて行動する．
・チェアに座っている時間に限度があるため，3歳未満では15～20分以内，3歳以上でも30分以内を目安とする．
・できるだけ治療時間を短くするために，治療前に必要な器具はそろえておく．
・小児は午後になると眠くなり機嫌が悪くなることが多い．昼食間近の空腹時も同様であるため午前中に行うなど配慮する．
・嘔吐しやすい小児は軽食にすることや食事時間を調節して来院してもらうように説明する．
・鋭利な器具が小児の視界に入らないよう受け渡しの際は配慮する．

2．非協力的な小児の対応法
　歯科診療室の入室する際，スムーズに入室できる小児もいるが，泣き叫び，嫌がる小児もいる．行動変容法（行動療法）の技法を用いて治療を円滑に進めることができるようになる．

表7-1　強化子の種類と例

正の強化子	負の強化子
食事，お菓子，玩具，趣味用品など	身体の拘束
TV，映画など	叱責
賞賛，抱擁など	無視
代用貨幣	孤立
	報酬の除去

（新谷誠康ほか：小児歯科学ベーシックテキスト第2版．永末書店，2019．より）

1）行動変容法（行動療法）
(1) TSD法
　Tell, Show, Do を意味する．話す内容をある程度，理解できる3歳以上の小児に適している．コミュニケーションのとれない幼児や障害児には難しい．

　Tell：これからどのように行うか，わかりやすく説明する．
　Show：用いる器材を示し，使い方を見せる．
　Do：鏡を見せながら，器材を用いて，説明したことを実際に行う．

(2) オペラント条件づけ
　道具的条件づけともよばれ，自発的な行動であるオペラント行動を報酬や罰によりその行動を変容させるものである．正の強化子（**表7-1**）を与えることによって，その行動の出現頻度を増加させる．その反対に強化子には負の強化子があり，それらを取り除くことによって行動頻度を増加させる．

(3) タイムアウト法
　小児に不適応な行動が見られた場合に，ある一定時間だけ正の強化子を受けられないような場所や状況に隔離する方法である．罰を与えた後，望ましい行動に変わった場合は正の強化子を与えることが望ましい．

(4) シェイピング法
　目標とする行動を獲得するまでをスモールステップに分け，少しずつ強化する方法で，オペラント条件づけの正の強化子に基づく方法である．

(5) トークンエコノミー法
　トークンとは代用貨幣という意味で，望ましい行動がみられたときにトークンが渡され，一定量になったときに欲しいものと交換できるという方法である．
　小児歯科では治療終了後にシールやカードな

どを本人に選択させ，上手に治療できたことへのご褒美とする方法である．

（6）モデリング法

ほかの小児や兄弟が歯科診療に適応している場面を見学させることにより，恐怖心や不安感を抱いてる小児にも同じような行動をとれるように促す．

診療場面のビデオでも同様の効果がある．

（7）カウント法

特定の器具に対して恐怖を感じるような場合，声を出して，例えば10など，数えながら行う方法．ゴールがみえることで協力が得られやすい．発達年齢が3歳以上の小児に効果がある．

（8）ハンドオーバーマウス法

診療中，興奮して大声を出したり暴れたりする小児の注意を術者に向け，治療に協力させるために行われる方法である．術者は小児の口を手で押さえて，驚いて泣きやんだところに，コミュニケーションをはかろうとする方法である．

説明を理解できない低年齢児や障害児には不向きである．

2）小児の身体抑制法

低年齢で治療に対する理解ができずに泣いたり暴れたりする場合には体の動きを物理的に抑制して治療を行うことがある．

（1）物理的な抑制

抑制方法には人の手で抑え込む方法や布を巻きつける方法，マジックベルトやレストレイナー®（p.221，**図7-7**参照）など専用の器具を用いる方法もある．

主に心身障害児で不随意運動の激しい場合や緊急性のある治療の際に用いられることが多い．

なお，精神的な苦痛もあるため行うべきではないとの意見もある．使用前には保護者に説明し了解を得ることが大切である．

（2）開口器の使用

小児にとって長時間，口を開けた状態を保つのは難しく，急に口を閉じたり，術者の指をかんだりしてしまうことがある．そのため開口器を上下顎の臼歯部に挿入することによって，開口状態を保持する道具として用いる場合がある．

3．保護者の付き添い

小児の歯科治療の際，保護者から分離する場合と同室させる場合がある．近年，少子化に伴い保護者側からの要望で分離が困難となってきている．

1）利点

・小児にとって不安が生じない．

・保護者が一連の流れをみているため理解しやすく，誤解が生じにくい　など

2）欠点

・小児が甘えて医療スタッフとのコミュニケーションが確立しにくい　など

Ⅱ　必要な器材・薬剤の準備

診療室で行われる代表的な治療は，（1）コンポジットレジン修復，（2）グラスアイオノマー修復，（3）メタルインレー修復，（4）乳歯用既製冠修復，（5）歯髄鎮静法，（6）覆髄法，（7）歯髄切断法，（8）抜髄法，（9）感染根管治療，（10）抜歯などがあげられる．

保存修復や歯内療法などの分野に関連する内容も多いため，特に小児歯科診療で行われる乳歯用既製冠修復とコンポジットレジン冠を**表7-2**，**表7-3**にあげる．

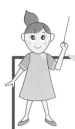

国試に出題されています！

問　5歳の女児．下顎左側第一乳臼歯のう蝕治療を希望して来院した．診断の結果，乳歯用既製金属冠を用いた歯冠修復を行うことになった．

マージン部の適合に用いるのはどれか．1つ選べ．（第31回/2022年）

a　咬合面調整鉗子
b　クラウンセッター
c　コンタクトゲージ
d　ゴードンのプライヤー

答　d

表 7-2　乳歯用既製金属冠修復の手順と使用器材（生活歯髄切断後とする）

手順	使用器材
①支台歯形成	ダイヤモンドポイント
②乳歯用既製金属冠の選択・試適	乳歯用既製金属冠（乳歯冠）
③乳歯用既製金属冠の調整 ・冠縁の長さの調整 ・歯頸部の適合 ・咬合面調整 ・冠縁の研磨	金冠バサミ プライヤー（コンタリング，ゴードン，ムシャーン） 咬合面調整鉗子，咬合紙，咬合紙ホルダー アブレーシブポイント，シリコーンポイント
④セメント合着	合着用セメント（グラスアイオノマーセメント，接着性レジンセメント）紙練板，スパチュラ
⑤余剰セメントの除去	探針，エキスカベーター，デンタルフロス

表 7-3　コンポジットレジン冠の手順と使用器材

手順	使用器材
①局所麻酔	表面麻酔薬，歯科用局所麻酔薬，注射器，ディスポーザブル注射針
②ラバーダム防湿	ラバーダムシート，ラバーダムクランプ，ラバーダムパンチ，クランプフォーセップス，ラバーダムフレーム，デンタルフロス
③う蝕象牙質の除去，支台歯形成	ダイヤモンドポイント，ラウンドバー，スプーンエキスカベーター，う蝕検知液
④クラウンフォームの選択 ・クラウンフォームの長さの調整 ・クラウンフォームの切端隅角部に小孔をつくる．	クラウンフォーム，金冠バサミ，エキスプローラー
⑤修復・光照射	光重合型コンポジットレジン充塡材キット，レジン充塡器，光照射器
⑥クラウンフォームの除去，咬合調整	探針，エキスカベーター，咬合紙，咬合紙ホルダー

III編　歯科診療補助論

207

Ⅰ 対象者の状態把握と対応

1. 対象者の状態把握

1) 成人期とは（本書では 30〜64 歳までとする）

　成人期は，成長期を終えて，肉体的にも精神的にも成熟し充実した時期となる．人生の多くは成人期として過ごし，この期間，さまざまな全身疾患および歯科疾患に罹患することも考えられる．近年では歯科疾患と全身疾患との関連性が指摘されていることから，口腔に現れる特徴や歯科診療上の注意点を病態別に把握する必要がある．歯科治療で注意が必要な全身疾患の一例は**表 7-4** のとおりである．

Ⅱ 成人期の口腔内の状況と対応

1. 現在歯

　成人期以降は根面う蝕に注意が必要である．40 歳代以上ではそのリスクが高まり歯肉退縮や唾液分泌量減少による自浄作用の低下がリスク要因となるため，歯肉退縮部位へのセルフケアによるプラークコントロールの徹底と，洗口剤や歯磨剤による日常的なフッ化物応用が必要となる．また，咬耗症，摩耗症，酸蝕症などの歯の実質欠損については習癖や生活習慣の是正，適切なセルフケアを行う．

2. 歯周組織

　歯周病のリスクが増大する時期である．特にセルフケアの技術獲得および習慣化はもちろんのこと，手用歯ブラシでは除去できない歯間部

表 7-4　歯科治療で注意が必要な全身疾患の例

1. 代謝・内分泌疾患	5. 呼吸器疾患	9. 神経系疾患
1) 糖尿病	1) 肺炎・誤嚥性肺炎・呼吸器感染症	1) 脳血管疾患
2) 骨粗鬆症	2) 気管支喘息	2) てんかん
3) 甲状腺疾患	3) 慢性閉塞性肺疾患（COPD）	3) 認知症
	4) 肺結核	4) 神経難病
2. 消化器疾患	5) 睡眠時無呼吸症候群（SAS）	
1) 胃・食道逆流症（GERD）		10. 精神疾患
2) 胃炎・胃がん	6. 腎・泌尿器疾患	1) 心身症・神経症
3) 胃潰瘍・十二指腸潰瘍	1) 腎疾患	2) うつ病
4) 肝炎・肝硬変	2) 前立腺疾患	3) 統合失調症
		4) 発達障害
3. 循環器疾患	7. 免疫・膠原病	
1) 心疾患・不整脈	1) アレルギー	11. がん
2) 高血圧・低血圧	2) 膠原病	1) がん
	3) シェーグレン症候群	2) 口腔がん
4. 血液疾患	4) アトピー性皮膚炎	
1) 貧血		12. 産科・婦人科疾患
2) 白血病	8. 感染症	1) 妊娠による変化
3) 血友病	1) ウイルス性肝炎	2) 更年期障害
	2) カンジダ症	
	3) AIDS	

のプラークコントロールも重要である．また，
歯周病のリスク因子となる喫煙習慣や食生活の
指導を行う．

3. 補綴装置

　クラウンやブリッジなどの補綴装置の辺縁や
ポンティックの基底部と連結部の下部は自浄作
用の低下により，プラークが停滞しやすいうえ
に清掃が困難な部位である．歯ブラシに加え，
歯間ブラシやデンタルフロス，タフトブラシな
どの補助的清掃用具を患者に合わせ適切な指導
をする．

4. その他

　成人期はさまざまなケースが考えられる．イ
ンプラント患者の場合，口腔清掃不良により組
織の破壊が起こる可能性があるため，セルフケ
アの技術獲得と定期的なメインテナンスが重要
である．口臭がある患者については舌苔や慢性
歯周炎が原因の場合，それらを取り除く，ある
いは治療などの対応が必要である．また，がん
治療を受けている患者は化学療法による口腔粘
膜炎や味覚障害，口腔乾燥といった有害事象が
出現するといわれている．本人の治療段階や口
腔内症状にあわせた口腔清掃用具の選択や洗口
剤を使用する際は刺激の少ないものを選択する．

Ⅲ編　歯科診療補助論

Ⅰ 対象者の状態把握と対応

　高齢者の状態を把握するためには，日常生活動作を評価する方法と，認知機能を評価する方法とがあり，それぞれの情報を収集したうえで歯科治療の提供が行われる．治療当日の全身状態の把握には，呼吸，体温，脈拍，血圧，SpO_2や心電図などのバイタルサインも併せて必要となる．

　また，高齢者では低栄養と認められることが多く，口腔機能の低下と関連をもつため，栄養スクリーニングも重要となる．

1. 状態把握の種類

1) ADL (Activities of Daily Living, 日常生活動作の評価)

　1人の人間が独立して生活するために毎日繰り返される一連の身体的動作群を示す．

(1) Barthel Index (表7-5)

　食事，移乗，整容，トイレ，入浴，歩行，階段昇降，更衣，排便，排尿の10項目を自立，部分介助，全介助の3段階で評価する尺度．完全

に自立している場合100点となり，点数が高いほど自立していることを示す「できる」ADLを評価する1つである．

(2) FIM (Functional Independence Measure, 機能的自立度評価表) (表7-6)

　運動ADL 13項目と認知ADL 5項目から構成されており，各項目は7段階評価で126点満点の尺度である．1点が介護時間1.6分に相当し，110点で介護時間0分となる．実際に「している」ADLを記録し評価するものである．

2) IADL (Instrumental Activities of Daily Living, 手段的日常生活動作) の評価

　セルフケアや移動以外の食事準備や洗濯といった独居に必要な動作を示す．

(1) IADL Scale

　電話の使用，買い物，食事の支度，家屋維持，選択，外出時の移動，服薬，家計管理の8項目で構成されており，点数が高いほどIADLが自立していることを意味する．

表7-6 FIM (機能的自立度評価表) の評価項目

FIM 運動項目	FIM 認知項目
セルフケア	コミュニケーション
食事	理解
整容	表出
清拭	
更衣・上半身	
更衣・下半身	
トイレ動作	
排泄コントロール	社会的認知
排尿管理	社会的交流
排便管理	問題解決
移乗	記憶
移乗：ベッド・椅子・車椅子	
移乗：トイレ	
移乗：浴槽・シャワー	
移動	
歩行・車椅子	
階段	

表7-5 Barthel Index[44)]

	自立	部分介助	全介助
食事	10	5	0
移乗	15	5〜10	0
整容	5	0	0
トイレ	10	5	0
入浴	5	0	0
歩行	15	10	0
（車椅子）	5	0	0
階段昇降	10	5	0
更衣	10	5	0
便失禁	10	5	0
尿失禁	10	5	0

表 7-7　認知機能の評価方法─「質問式」と「観察式」の違い[25]

	質問式（テスト法）	観察式（行動観察法）
対象者の協力や身体条件	・対象者の協力がなければ実施不可能. ・評価日の対象者の状態によっては，実施できない日もある. ・著しい視聴覚障害や失語があると実施不可能.	・対象者の協力がなくても実施可能. ・評価日の対象者の状態による影響はほとんど受けない.
評価者による影響	・評価者の態度や口調などが結果に影響することがあるため，評価者の訓練が必要. ・評価判定のばらつきは少ない.	・評価者の観察力が求められるが，経験を積んでいなくても評価できることが多い. ・評価判定のばらつきが生じる. ばらつきを減らすために，マニュアルによる観察の視点や評価判定に関する学習が必要.
評価の時間	・対象者の回答状況や評価者の進め方による影響を受けるため，時間を要する.	・常日頃，しっかりと観察していると，評価判定自体の時間は短い（数分）.
評価の場所	・対象者が緊張しないように，また，質問に集中できるよう実施場所にも配慮が必要.	・実施場所は問わない.

(2) TMIG Index of Compelence（老研式活動能力指標）

高次の生活能力を評価するために開発された13項目の尺度で，IADL，知的能動作，社会的役割について評価する.

3) BDR（Brushing, Denture wearing, mouth Rinsing）の評価（p.257, **表10-6** 参照）

歯磨き（Brushing），義歯装着（Denture wearing），うがい（mouth Rinsing）の3項目を自立，一部介助，全介助の3段階で評価する.

4) QOL の評価

QOL（quality of life）は人生の質や社会的にみた生活の質を表す概念である.

(1) SF-36（MOS 36-Item Short-Form Health Survey）

健康関連QOL（HRQOL：Health Related Quality of Life）を包括的に測定しようとするプロファイル型尺度である.

(2) EQ-5D

欧州で開発された簡易に測定できる健康関連QOL の調査票.

5項目法（5Dimention：5D）と視覚評価法（Visual Analogue Scale：VAS）の2部から構成される.

(3) GOHAI（General Oral Health Assessment Index）

口腔に関連した疾患特異的QOL尺度である.

5) 自立度の評価（p.68, **表 2-1** 参照）

障害高齢者の日常生活自立度（寝たきり度）基準：ランクJ，A，B，Cの4段階で「寝たきり度」を評価する.

6) 介護者の評価

(1) Zarit 介護負担尺度

介護負担感を定量的に評価するものであり，22項目の質問から構成され，得点が高いほど介護負担が高いことを意味する.

(2) BIC-11（Burden index of Caregiver：多次元介護負担感尺度）

介護者の負担感を測定する尺度で，5つの領域について，11項目で測定する.

7) 認知機能の評価（**表 7-7, 8**）

(1) 質問式（テスト法）

①改訂長谷川式簡易知能評価スケール（HDS-R）（**表 7-9**）

認知機能を評価する質問項目「年齢」「日時の見当識」「場所の見当識」「3つの言葉の記銘」「計算」「数字の逆唱」「3つの言葉の遅延再生」「5つの物品記銘」「野菜の名前：言葉の流暢性」の9項目で構成され，合計最高得点は30点で，

表 7-8　認知機能の評価スケール一覧

	評価尺度	使用目的	評価項目	判定方法	特徴
質問式（テスト式）	改訂長谷川式簡易知能評価スケール（IIDS‐R）[1]	認知症のスクリーニング	知的機能 9 項目「年齢」「日時の見当識」「場所の見当識」「3 つの言葉の銘柄」「計算」「数字の逆唱」「3 つの言葉の遅延再生」「5 つの物品記銘」「野菜の名前；言葉の流暢性」	合計得点（最高得点 30 点）を算出し，20 点以下で「認知症の疑い」	HDS（長谷川）の改訂版．日本において広く使用.
	MMSE（Mini‐Mental State Examination）[2,3]	認知症のスクリーニング	知的機能 11 項目「見当識（時間・場所）」「短期記憶」「計算・注意力」「遅延再生」「呼称」「文章理解」「読み書き」「図形模写（構成能力）」	合計得点（最高得点 30 点）を算出し，23 点以下で「認知症，せん妄，統合失調感情障害の疑い」	国際的に広く使用（国際比較が可能）.
	時計描写テスト[4,5]	認知症，精神神経疾患のスクリーニング	対象者にアナログ時計（時計盤と針）を描いてもらう.	描かれた時計盤や針の位置の正確性を評価	初期のアルツハイマー病の鑑別にも使用.
	ベントン視覚記銘検査（Benton Visual Retention Test：BVRT）[6]	図形を用いた視覚認知・視覚記銘・視覚構成能力の評価	①10 秒提示後即時再生，②5 秒提示後即時再生，③図形の描写，④10 秒提示後 15 秒間隔をおいて再生の 4 種類の検査を行う	正解数と誤謬（間違った）数で評価．1 図版のすべてが正しく描ければ 1 点，誤りがあれば 0 点で採点．10 図版の正解数得点は 0〜10 点．誤謬数は 1）省略・追加，2）歪み，3）保続，4）回転，5）置き違い，6）大きさの誤りの 6 型の誤謬した数で評価	言語での応答が困難でも実施可能.
観察式（行動評価法）	柄澤式「老人知能の臨床的判定基準」[7]	知能レベルの大まかな段階づけ（認知症の重症度）評価	「日常生活能力」と「日常会話・意思疎通」の 2 項目に関して，具体的例示を参考に，対象者の日常生活の観察・評価	「日常生活能力」「日常会話・意思疎通」それぞれの能力を評価し，衰えている方のレベルで判定.	日頃から観察していれば，即時に判定可能.
	NM スケール（N 式老年者用精神状態尺度）[8]	認知症のスクリーニング，重症度の評価	「家事・身辺整理」「関心・意欲・交流」「会話」「記銘・記憶」「見当識」の 5 項目	5 項目の合計得点（50 点満点）を算出し，50〜48 点は「正常」，47〜43 点は「境界」，42〜31 点は「軽度」，30〜17 点は「中等度」，16〜0 点は「重症」と判定.	短時間で評価可能．N‐ADL と併用．N 式の N は，開発者の Nishimura の頭文字.
	CDR（Clinical Dementia Rating）[9,10]	臨床的な認知症の重症度判定	「記憶」「見当識」「判断力と問題解決能力」「地域社会の活動」「家族状況および趣味・関心」「介護状況」の 6 項目	各項目を 5 段階評価し，総合判定して重症度を決定．また，6 項目の合計点数（0〜18 点）を算出し，数量的な処理が可能.	国際的に広く使用．早期の認知機能障害を検出するうえで優れているとも言われている.
	FAST（Functional Assessment Staging）[11]	アルツハイマー病の重症度判定	臨床的特徴で Stage 1 から 7 まで区分し，Stage 6 は 5 段階，Stage 7 は 6 段階の sub stage を設けて，病状の進行に応じた具体例を提示.	得られた情報から，対象の症例がどの Stage 分類に相当するかを操作的に決定.	対象はアルツハイマー病の人に限定．初期から終末期まで評価が可能.

1) 加藤伸司，下垣　光，長谷川和夫ほか：改訂長谷川式簡易知能評価スケール（HDS‐R）の作成．老年精神医学会雑誌，2：1339–1347，1991.
2) Folstein M, Folstein S, McHugh P：Mini‐Mental State：a practical method for grading the cognitive state of parents for the clinician. JPsychiatr Res, 12：189–198, 1975.
3) 森　悦朗，三谷洋子，山鳥　重：神経疾患患者における日本版 Mini‐Mental State テストの有用性．神経心理学．1：82–90, 1985.
4) Crichley M：The Parietal Lobes. New York：Hafner Publishing Company, 1996.
5) Nagahama Y, Okina T, Nabatame H, Matsuda M, Murakami M et al：Clock drawing in dementia：Its reliability and relation to the neuropsycholigical measures. Clin Newtrol, 41：653–658, 2001.
6) Benton, A, L.：The revised visual retention test：clinical and experimental applications, 3rd ed. Cleveland：The Psychological Corporation, 1963.
7) 柄澤昭秀：行動評価による老人知能の臨床的判断基準．老年期痴呆，3：81–85, 1989.
8) 小林敏子，播口之朗，西村健，武田雅俊ほか：行動観察による痴呆患者の精神状態評価尺度（NM スケール）および日常生活動作能力評価尺度（N‐ADL）の作成．臨床精神医学，17（11）：1653–1668, 1988.
9) Huges CP, et al：A new clinical scale for the staging of dementia, Br J Psychiatry, 140：566–572, 1982.
10) 音山若穂，新名理恵，本間昭ほか：Clinical Dementia Rating（CDR）日本語版の評価者間信頼性の検討．老年精神医学雑誌，11（5）：521–527, 2000.
11) Reisberg B, et al.：Functional staging of dementia of the Alzheimer type. Ann NY Acad Sci, 435：481–483, 1984.

表7-9　改訂長谷川式簡易知能評価スケール（HDS-R）[45]

	質問内容		配点
1	お歳はいくつですか？（2年までの誤差は正解）		0　1
2	今日は何年の何月何日ですか？　何曜日ですか？ （年，月，日，曜日の正解でそれぞれ1点ずつ）	年 月 日 曜日	0　1 0　1 0　1 0　1
3	私たちがいまいるところはどこですか？ （自発的にでれば2点，5秒おいて家ですか？　病院ですか？ 施設ですか？　のなかから正しい選択をすれば1点）		0　1　2 0　1
4	これから言う3つの言葉を言ってみてください．あとでまた聞きますのでよく覚え ておいてください（以下の系列のいずれか1つで，採用した系列に○印をつけておく） 1：a）桜　b）猫　c）電車　2：a）梅　b）犬　c）自動車		0　1 0　1
5	100から7を順番に引いてください．（100−7は？　それからまた7を引 くと？　と質問する．最初の答えが不正解の場合，打ち切る）		0　1 0　1
6	私がこれから言う数字を逆から言ってください．（6–8–2, 3–5–2–9を逆に 言ってもらう．3桁逆唱に失敗したら，打ち切る）		0　1 0　1
7	さきほど覚えてもらった言葉をもう一度言ってみてください．（自発的に回答があれ ば各2点，もし回答がない場合，以下のヒントを与え正解であれば1点） a）植物　b）動物　c）乗り物		a：0　1　2 b：0　1　2 c：0　1　2
8	これから5つの品物を見せます．それを隠しますのでなにがあったか言ってくださ い．（時計，鍵，タバコ，ペン，硬貨など必ず相互に無関係なもの）		0　1　2　3　4　5
9	知っている野菜の名前をできるだけ多く言ってください．（答えた野菜の 名前を右欄に記入する．途中で詰まり，約10秒間待っても出てこない場 合はそこで打ち切る） 0〜5＝0点，6＝1点，7＝2点，8＝3点，9＝4点，10＝5点		
		合計得点	

満点：30点
判定法：20点以下は認知症の疑いありと判定

20点以下を認知症の疑いありと判定する．

②Mini Mental State Examination（MMSE）（表7-10）

知的機能を評価する「見当識（時間・場所）」「短期記憶」「計算・注意力」などの11項目で構成されている．「図形模写（構成能力）」のように動作を伴う点がHDS-Rと異なる．合計最高得点は30点で，23点以下を認知症の疑いありと判定する．

(2) 観察式（行動観察法）

①NMスケール（N式老年者用精神状態尺度）

「家事・身辺整理」「関心・意欲・交流」「会話」「記銘・記憶」「見当識」の5項目について，7段階で評価する．「正常」「境界」「軽症認知症」「中等度認知症」「重度認知症」の5段階に区分して「認知症の程度（重症度)」を判定する．

②Clinical Dementia Rating（CDR）

日常生活の観察や対象者の生活を十分に把握している家族などからの詳細な情報をもとに，「記憶」「見当識」「判断力と問題解決能力」「地域社会の活動」「家庭状況および趣味・関心」「介護状況」の6項目について，5段階で評価する．6項目の評価を総合して，「健康」「認知症の疑い」「軽度認知症」「中等度認知症」「高度認知症」のいずれかに判定される．

8) 栄養状態の評価

(1) 栄養スクリーニング

①主観的包括的評価（Subjective Global Assessment：SGA, 表7-11）

病歴と身体検査結果から，栄養状態良好，中等度〜高度栄養不良を主観的に判定する．

表7-10　Mini Mental State Examination（MMSE）[46]

設問	質問内容	回答	配点
1（5点）	今年は何年ですか いまの季節は何ですか 今日は何曜日ですか 今日は何月何日ですか	年 曜日 月 日	0　1 0　1 0　1 0　1 0　1
2（5点）	ここは何県ですか ここは何市ですか ここはなに病院ですか ここは何階ですか ここはなに地方ですか	県 市 病院 階 地方	0　1 0　1 0　1 0　1 0　1
3（3点）	物品名3個（相互に無関係） 検者は物の名前を1秒間に1個ずつ言う．その後，被検者に繰り返させる． 正答1個につき1点を与える．3個すべて言うまで繰り返す（6回まで）． 何回繰り返したかを記せ　　　回		0　1 0　1　2　3
4（5点）	100から順に7を引く（5回まで），あるいは「フジノヤマ」を逆唱させる．		0　1　2　3　4　5
5（3点）	3で提示した物品名を再度復唱させる		0　1　2　3
6（2点）	（時計を見せながら）これは何ですか		0　1
	（鉛筆を見せながら）これは何ですか		0　1
7（1点）	次の文章を繰り返す 「みんなで，力を合わせて綱を引きます」		0　1
8（3点）	（3段階の命令） 「右手にこの紙を持ってください」 「それを半分に折りたたんでください」 「机の上に置いてください」		 0　1 0　1 0　1
9（1点）	（次の文章を読んで，その指示に従ってください） 「眼を閉じなさい」		0　1
10（1点）	（なにか文章を書いてください）		0　1
11（1点）	（次の図形を書いてください）		0　1
（注釈）設問11の図形見本は，重なり合う五角形であることがポイント		得点合計	

満点：30点
判定法：23点以下を認知症の疑いありと判定

表7-11　SGAの項目

病歴	①年齢，性別 ②身長，体重，体重変化（過去6カ月間と過去2週間） ③食物摂取量の変化（期間，食形態） ④消化器症状（2週間以上の持続：悪心，嘔吐，下痢，食欲不振） ⑤ADL（期間，日常生活可能，歩行可能，寝たきり） ⑥疾患と栄養必要量との関係（代謝ストレス：なし，軽度，中等度，高度）
身体検査	①皮下脂肪の減少（上腕三頭筋，胸部） ②筋肉の損失（大腿四頭筋，三角筋） ③浮腫（くるぶし，仙骨部） ④腹水

表 7-12　MNA-SF の項目

①過去 3 カ月間の食事量減少
②過去 3 カ月間の体重減少
③自力歩行
④過去 3 カ月間の精神的ストレスと急性疾患
⑤神経・精神的問題（認知症，うつ状態）
⑥BMI（Body Mass Index，BMI が測定できない場合は下腿周囲長）

②簡易栄養状態評価法（Mini Nutritional Assessment Short Form：MNA®-SF，表 7-12）

聴き取りと身体計測の結果を点数化して評価する様式である．体重および体重減少が不明でも点数をつけることができるのが特徴である．

(2) 栄養評価

栄養スクリーニングで低栄養と判定された場合には，より詳細な栄養評価を行う．評価法として，身体測定と検査値を用いて評価し，現在のエネルギー消費量と摂取量から栄養バランスも評価する．

Ⅱ　診療の場

1. 外来診療

[歯科診療所における高齢者対応のポイント]

1) 予約時間

天候や気温にも配慮し，予約時間にはゆとりをもたせる．

2) 患者誘導

耳が遠いもしくは補聴器を利用している場合や，杖・歩行器を使用する場合にせかすことなく，転倒に注意する．車椅子での来院に対し，ユニットチェアへの移乗の不可について確認を行うことが重要である．状況に応じた姿勢の確保が必要となる．

3) バイタルサインの確認

血圧・脈拍・SpO_2の把握以外にも，食事状況なども重要な確認となる．

4) 主治医との連携

身体疾患などの状態や服薬状況の把握を行う．

5) 高次医療機関への早期紹介

複雑な処置に関しては病院歯科口腔外科などへ早期紹介や，連携をはかり，歯科訪問診療が必要と考えられる場合の対応を行う．

6) 誤飲誤嚥防止

姿勢の確保および確実な吸引が重要である．

7) 家族への説明

口腔衛生管理の指導や安全に食べることの重要性．地域における在宅医療，訪問看護，服薬管理や栄養管理，地域の介護予防事業，介護保険サービスの利用方法，地域の介護や医療，福祉などの社会資源についても周知する．

8) 認知症対応について

歯科医師や歯科衛生士などのスタッフ全員が認知症についての理解を深め，認知症対応力を向上させる必要がある．

2. 歯科訪問診療（病棟・施設を含む）

病状が安定している時期に定期的に訪問診療計画を立て，その予定に従って患者宅に赴き診療を行うことを訪問診療としており，緊急時に単発的に患者宅に赴く臨時往診とは異なる．在宅医療の目的は，支える医療であり，自宅での生活が継続できるような援助，QOL の向上，社会参加・復帰への支援，安らかなそのときを迎える支援などが含まれる．注意しなければならないのは，在宅医療は病院のように治療の場ではなく，生活の場における医療であるため，QOL の重視，個人の尊重の医療であることを心得ておく必要がある．その人の人生の物語にどうかかわっていくかという**ナラティブな医療**（**NBM：Narrative Based Medicine**）が行われる．

Ⅲ　必要な器材・薬剤の準備

1. 口腔ケア用品（図 7-1）

口腔乾燥や口腔機能が著しく低下している対象者の場合，痂皮性の剝離上皮への対応が求め

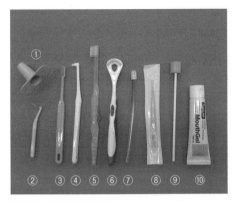

図7-1　口腔ケア用品
①バイトブロック，②歯間ブラシ，③歯ブラシ，④タフトブラシ，⑤吸引ブラシ，⑥舌ブラシ，⑦エジェクター，⑧コネクター，⑨スポンジブラシ，⑩保湿剤

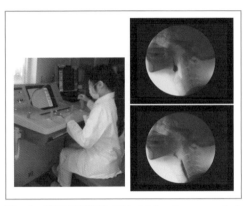

図7-3　嚥下造影検査（VF：Videofluorography）
口腔から食道入口までの流れを動画で観察できる．

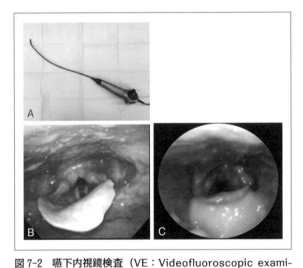

図7-2　嚥下内視鏡検査（VE：Videofluoroscopic examination of swallowing）
上咽頭から下咽頭，喉頭までの観察ができる．
A：内視鏡，B：健常者（飲みこんだ後），C：異常所見（食物が少し残る）

られる．硬組織のみならず，粘膜面へのケアが重要であるため，さまざまな器材の使用が必要となる．

2.　摂食嚥下障害の精密検査に必要な器具（図7-2，3）

歯科訪問診療においては他職種との連携も重要であり，摂食嚥下の診査・検査は重要な申し送り事項となるため，歯科訪問診療の一環として，嚥下内視鏡検査（VE）が用いられる．な

お，通院が可能患者の場合，嚥下造影検査（VF）を用いることもある．

3.　歯科訪問診療に使用される器材（図7-4）

歯科訪問診療用に開発された「歯科用ポータブル・エックス線」や「歯科用ポータブル・ユニット」も使用頻度が高く，歯科訪問診療には欠かせない器材である．

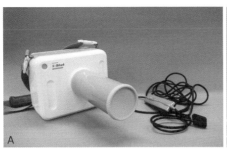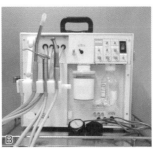

図7-4 歯科訪問診療用器材
A：歯科用ポータブルエックス線
B：歯科訪問用ユニット

Ⅲ編 歯科診療補助論

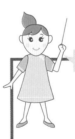

障害児者の歯科治療

Ⅰ 対象者の状態把握と対応

1. 危険の予測と管理

　障害者歯科における安全な歯科医療の提供には，障害ごとのリスクおよび身体や精神状態，生活環境などの情報収集が重要であり，そこからリスク因子の分析と評価が行われる（**表7-13〜15**）．

2. 治療への導入

　障害児者の歯科治療を行う際には，必要な歯科治療を迅速に安全に提供できるように，誘導するさまざまな方法がある．この方法を行動調整という．

1) 行動変容法（行動療法）

（1）レスポンデント技法

　　刺激統制法，脱感作法

（2）オペラント技法

（3）その他の技法

2) 薬物的行動療法

　（1）前投薬

　（2）亜酸化窒素吸入鎮静法

　（3）静脈内鎮静法

　（4）全身麻酔

3. 治療中の患者コントロール

　安全な歯科治療を実施するために，体動の調整（コントロール）が必要となる．

1) 神経生理学的コントロール

　脳性麻痺などの人に対して原始反射や不随意運動が生じにくいような体位にする方法である．

2) 物理的コントロール

　術者による頭部の固定やアシストによる体動

表7-13　全身状態の把握

①既往歴と現病歴 　　　（慢性疾患の把握） ②当日の体調の確認 　　　（意識レベル，栄養状態，疲労，睡眠，機嫌など） ③バイタルサインの確認 　　　（体温，呼吸，脈拍，血圧など） ④常用薬の種類と当日の服用の有無 ⑤けいれん発作について ⑥アレルギーについて ⑦出血傾向について ⑧その他の障害別に特有の問題点

表7-14　身体機能と行動のチェックポイント

①**移動の方法** 　歩行（自力，介助，補助具），車椅子（自送），自力移動不可 ②**歯科用ユニットでの姿勢** 　水平位の可否，座位の可否，姿勢保持の介助（要・不要） ③**体動** 　不随意運動の有無，体動の有無 ④**過敏反応の有無** 　音，振動，水，光，器具に対する過敏反応 ⑤**開口保持の方法と安全性** 　自力保持，バイトブロックや開口器（要・不要），開口の安定性の有無 ⑥**コミュニケーションの支援** 　支援要・不要（手話，点字，絵カード，その他） ⑦**行動上の問題** 　なし，あり（こだわり行動，飛び跳ね，自傷，他害，その他） ⑧**興味の対象や忌避的事項**

表 7-15　発達検査法

検査法	対象年齢	検査時間	特徴
新版 K 式発達検査	0 カ月〜14 歳	約 30 分	課題・質問法，3 領域の評価
新版 S-M 社会生活能力検査	乳幼児〜中学生	約 20 分	質問調査法，6 領域の評価
乳幼児精神発達診断法（津守式）	0 歳〜7 歳	約 20 分	質問調査法，7 領域の評価　2 種類（0〜3 歳，3〜7 歳）
遠城寺式乳幼児分析的発達検査	0 カ月〜4 歳 8 カ月	約 15 分	親への問診と乳幼児に対する課題，6 領域の評価
JDDST-R 日本版デンバー式発達スクリーニング検査	0 歳 2 カ月〜6 歳	約 20 分	親への問診と乳幼児に対する課題，6 領域の評価

Ⅲ編　歯科診療補助論

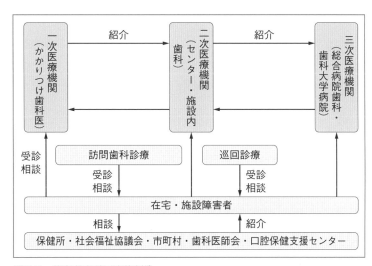

図 7-5　障害者歯科医療体制[47]

コントロールのほか，バスタオルやレストレイナー® などによる器具を用いた方法が含まれる．

Ⅱ　診療の場

　一般歯科診療所における「かかりつけ歯科医」機能の充実をはかることは重要であるが，障害の程度や医学的管理の必要性，行動調整や治療の困難性などによって，限界が生じるため，高次・専門の機能をもつ歯科医療機関との連携が重要となる．医療的ケア児の在宅歯科医療を含め，**障害児者歯科**における**医療体制**は，一次・二次・三次医療機関の間で役割や機能を分担し，効率的に対応できるよう，**連携**することが大切である（**図 7-5，表 7-16**）．

Ⅲ　必要な器材・薬剤の準備

　身体的または知的，精神的な機能の不全によって，コミュニケーションに困難を伴うため，歯科医療の現場では対象となる人のニーズに合わせて言語性，非言語性のコミュニケーションを駆使した対応が求められる．それぞれのコミュニケーションで用いられる代表的なものを示す．

1. 視覚に障害のある方とのコミュニケーション
1）点字

　6 つの点を組み合わせ，指で触った感覚で文字を読み取ることができる表音文字である．

表7-16　障害者歯科医療体制[47]

医療体制	医療機関	対象と内容
一次医療機関	一般歯科診療所 （かかりつけ歯科医）	・軽度障害が中心 ・医学的リスクの低い患者 ・歯科相談，高次医療機関への紹介 ・定期健診，歯科保健指導 ・比較的簡単な処置 ・在宅，施設入所者への訪問診療
二次医療機関	口腔保健センター 障害者歯科センター 施設内歯科	・一次医療機関からの紹介患者 ・中等度障害が中心 ・歯科治療，行動調整，医学的管理が比較的困難な患者 ・入院には対応していない静脈内鎮静下，全身麻酔下治療 ・離島，へき地への巡回診療
三次医療機関	総合病院歯科 大学附属病院	・一次・二次医療機関からの紹介患者 ・重度障害が中心 ・歯科治療，行動調整，医学的管理がきわめて困難な患者 ・全身麻酔下治療 ・入院を必要とする患者

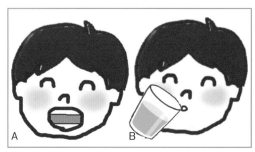

図7-6　絵カード
A：「口を開ける」ことを示す．B：「水で口をゆすぐ」ことを示す．

2）触図

　絵や地図などを指で触って認識できるように凹凸や触覚的に異なる材質を組み合わせて立体的に作成した図である．

2．聴覚に障害のある方とのコミュニケーション

1）補聴器

　音を増幅させる器具．

2）人工内耳

　音を電気信号に変換して内耳に送る装置．

3）筆談

　簡易筆談器や紙に文字を書いて意思疎通をはかる方法．

3．知的能力障害，自閉スペクトラム症，肢体不自由あるいは重複障害のある方とのコミュニケーション

　絵カードなどの目で見てわかりやすい素材（文字，シンボル，イラスト，写真，実物やサインなど）を用いた支援が有効である（図7-6）．

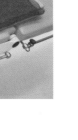

図7-7　レストレイナー®

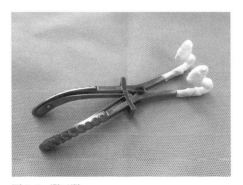

図7-8　開口器

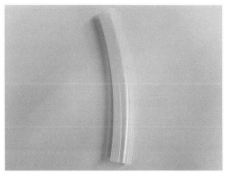

図7-9　開口保持器（ビニールチューブ）

Ⅳ　物理的な体動調整に用いられる器具

体動抑制を行う場合には，その必要性と得失について保護者へ十分**説明**し，**同意（インフォームド・コンセント）**を得たうえで利用することが求められる．

1．レストレイナー®（**図7-7**）

徒手やタオルでは対応できないくらい体動が大きい場合には，一般的にレストレイナー®を利用する．使用の際には，不意な動きによる事故も多いため，十分熟知したうえでの使用が求められる．

2．開口器と開口保持器（**図7-8，9**）

開口保持が困難な場合に，開口の促進や保持を目的に用いられるもので，こじ開けるような使用は避けるべきである．種類としては，開口器やバイトブロック，開口保持器（マウスプロップ，ビニールチューブ）など多く存在する

が，割り箸にガーゼを巻いたものを利用することもある．

8章 エックス線写真撮影時の診療補助

SECTION 1 器具・材料

Ⅰ エックス線撮影装置の準備

エックス線撮影装置と周辺機器について定期的な管理（品質保証プログラム）を行うことで，誤って患者に不必要なエックス線照射がないようにする．各歯科診療室でエックス線照射量を測定し，誤って大量なエックス線照射を行っている場合には，適切なレベルの線量（診断参考レベル）にすることが求められる．

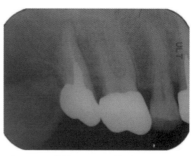

図8-1　口内法エックス線画像

Ⅱ 口内法・パノラマエックス線撮影装置，デジタル画像システム

1. 口内法エックス線撮影装置

撮影対象の歯に接するように専用フィルムまたはエックス線センサーを口腔内に位置づけ，口腔外からエックス線を照射する撮影法である．特徴は，主として歯や歯周組織，歯槽骨を詳細に写し出し，う蝕，根尖病変，歯周疾患の検出と病態の把握ができる（**図8-1**）．口内法エックス線撮影装置の基本構造は，ヘッド，コントロールパネル，支柱，アームからなる（**図8-2**）．

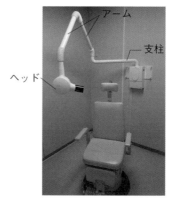

図8-2　口内法エックス線撮影装置

2. パノラマエックス線撮影装置

歯列に沿って上下顎骨を中心に顎顔面骨をパノラマ的に展開した像が写し出される．歯科領域の疾患を検出・診断するためには効果的な画像検査法で，う蝕，歯周疾患，囊胞，良性腫瘍，顎骨の炎症，悪性腫瘍，顎関節疾患，上顎洞疾患，唾石症など，多くの疾患を検出することができる（**図8-3**）．口内法エックス線撮影よりは解像度が低い．エックス線管から発生したエックス線は，一次スリットによって，縦長のスリット状のエックス線束になる．カセッテの前にも二次スリットがあり，縦長のスリット状のエックス線束がカセッテに照射され，像が形成される．エックス線管とカセッテの距離は一定で，頭部の周りを回転し，断層域を形成する（**図8-4**）．

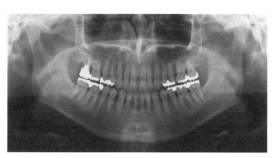

図8-3 パノラマエックス線画像

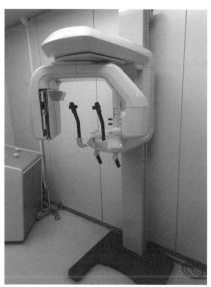

図8-4 パノラマエックス線撮影装置

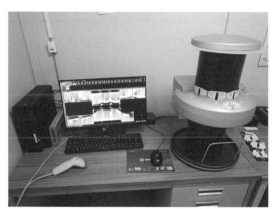

図8-5 デジタル画像システム

3. デジタル画像システム

　デジタルエックス線撮影システムである口内法用エックス線センサー〔固体半導体センサー（CCD，CMOS）または**イメージングプレート（IP）**〕が利用される．固体半導体センサー方式では，撮影後ただちに画像がディスプレイ上に表示される．イメージングプレート方式では，撮影後にIPをスキャナーで走査する必要がある（**図8-5**）．

Ⅲ編　歯科診療補助論

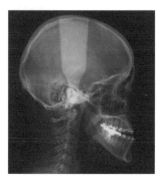

図8-6　頭部エックス線規格撮影画像

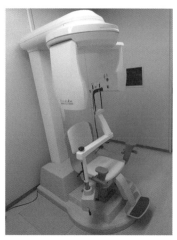

図8-8　歯科用コーンビームCT装置

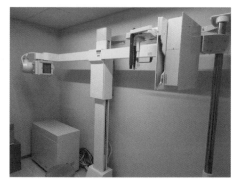

図8-7　頭部エックス線規格撮影装置

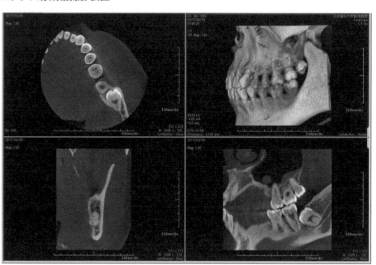

図8-9　歯科用コーンビームCT画像

【参考1】頭部エックス線規格撮影装置

　頭部の形態の計測，骨の形態異常の診断と治療経過の把握に利用される．顔面および頭蓋骨に設定された計測点間の距離や計測点どうしを結んだ線と基準面とがなす角度を計測することで，患者の状態とその変化を比較できる（図8-6）．「エックス線管－患者頭部－フィルム」の位置関係を一定にする．頭部を固定するためには，**セファロスタット**を用いる．セファロスタットには，頭部を固定するために外耳道に挿入するイヤーロッドが付属されている．中心線は左右のイヤーロッドを通過する（図8-7）．

【参考2】歯科用コーンビームCT

　歯科用に開発された三次元画像撮影装置である．円錐形のエックス線束（コーンビーム）を用い，検出器が回転しながら対象領域を撮影する（図8-8）．埋伏歯の位置確認，歯根破折，歯槽骨の吸収，インプラントの術前・術後検査に用いられる（図8-9）．

口内法撮影

Ⅰ　頭部の固定

(1) 後頭結節の下部を撮影椅子のヘッドレストに位置づけ，頭部が傾かないように患者の顔の正中矢状面を床面と垂直にする．

(2) 上顎の撮影の場合は鼻翼－耳珠線を，下顎の撮影の場合は口角－耳珠線を床面と平行にする（**図8-10**）．

Ⅱ　フィルムの位置・固定

1. 二等分法と平行法

1）二等分法撮影

　フィルムと歯軸がなす角度の二等分線に対し

て，エックス線を垂直に投影する．フィルム上の歯の長さが実際の歯とほぼ同じ長さになり，歯の全体および根尖周囲の骨をフィルム上に正確に写し出す（**図8-11**）．

2）平行法撮影

　歯軸とフィルムを平行に保ち，それらに対して中心線をやや遠距離から垂直に歯頸部付近へ投影する．歪みの少ない像を得られる．フィルムの固定には，撮影補助具が用いられる（**図8-12**）．

2. 咬翼法と咬合法

1）咬翼法撮影

　上下顎臼歯部の隣接面う蝕の検出，歯槽骨頂

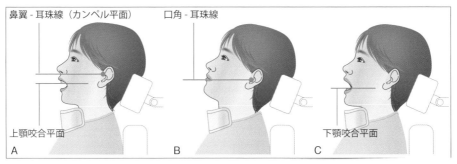

図8-10　頭部の固定
上顎の撮影の場合は鼻翼－耳珠線を（A），下顎の撮影の場合は口角－耳珠線を（B，C）床面と平行とする．

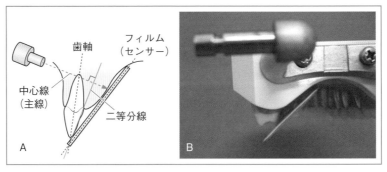

図8-11　二等分法撮影
A：撮影方法　B：フィルムの位置・固定

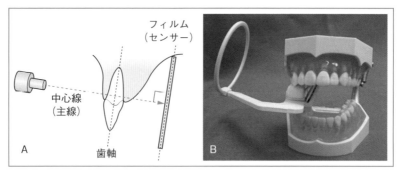

図8-12 平行法撮影
A：撮影方法　B：フィルムの位置・固定

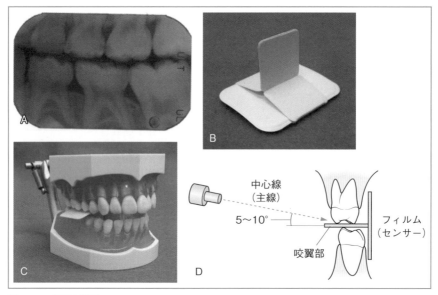

図8-13 咬翼法撮影
A：咬翼法エックス線画像，B：撮影補助具，C：フィルムの位置・固定，D：撮影方法

の吸収状態を観察することを目的とした撮影法である（**図8-13A**）．フィルムを撮影補助具で挟み（**図8-13B**），咬翼部を咬んで固定する（**図8-13C**）．正放線投影を行い，臼歯部咬合平面に対してやや上方（5〜10°）から投影する（**図8-13D**）．

2）咬合法撮影

口内法エックス線撮影用フィルムよりも広い領域を撮影する必要がある場合や，歯軸方向からの観察を必要とする場合に用いられる撮影法である（**図8-14A, B**）．顎下腺唾石を疑う場合や埋伏歯の頬舌的関係を把握するために用いられる（**図8-14C**）．

3．正放線投影と偏心投影

隣在歯の重なりを最小限にするために，歯列弓に直交するように投影するのが正放線投影であり，すべてのエックス線撮影の基本といえる　意図的に中心線の向きを変えて投影するのが偏心投影であり，埋伏歯の頬舌的な位置の確認や歯根の分別，像の重複を避けたい場合に適用される（**図8-15**）．

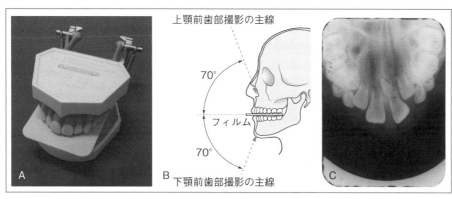

図8-14 咬合法撮影
A：フィルムの位置・固定　B：撮影方法　C：咬合法エックス線画像

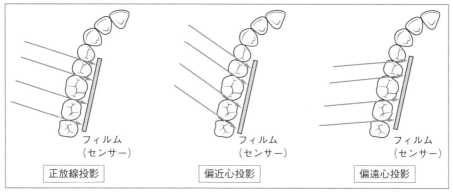

図8-15 正放線投影と偏心投影[48]

Ⅲ編 歯科診療補助論

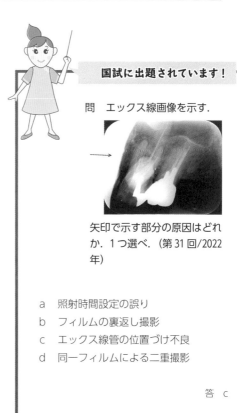

国試に出題されています！

問　エックス線画像を示す.

矢印で示す部分の原因はどれ
か. 1つ選べ.（第31回/2022
年）

a　照射時間設定の誤り
b　フィルムの裏返し撮影
c　エックス線管の位置づけ不良
d　同一フィルムによる二重撮影

答　c

I 写真処理と画像管理

1. 口内法エックス線フィルム

口内法エックス線フィルムは，遮光と防湿のためにビニール製の包装（フィルムパケット）がなされている（**図8-16**）．フィルムの感度がD，E，Fと進むほど感度が高くなり，照射時間は短くなる．撮影後のフィルムは現像処理を行う（**図8-17**）．エックス線の量が多い部分（**エックス線透過像**）ほど黒く見える．

2. 口内法用エックス線センサー

近年，フィルムに代わってデジタルエックス線撮影システムである口内法用エックス線センサー〔固体半導体センサー（CCD，CMOS）またはイメージングプレート（IP）〕が利用される（図8-18）．

1）固体半導体センサー方式

撮影後ただちに画像がディスプレイ上に表示される（**図8-19**）．

2）イメージングプレート方式

撮影後にIPをスキャナーで走査する必要がある（**図8-20**）．

3. デジタル画像の利点

①画像処理ができる（**図8-21**）．
②画像の劣化がない．
③保管スペースが不要．
④画像を遠隔地に転送できる．
⑤現像処理が不要（廃液が出ない）．

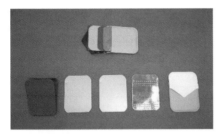

図8-16 口内法エックス線フィルム

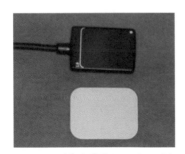

図8-18 固体半導体センサー（上段）とイメージングプレート（下段）

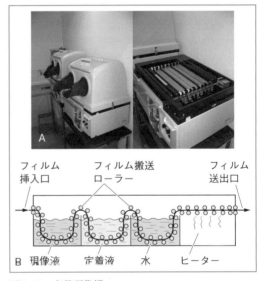

フィルム挿入口　　フィルム搬送ローラー　　フィルム送出口

B　現像液　　定着液　　水　　ヒーター

図8-17 自動現像機
A：自動現像機，B：模式図

4. フィルム・データの保管

　従来は画像をフィルムで管理していたが，近年では画像情報の保管と管理を，DICOM 標準規格により医療用画像管理システム PACS で行う．

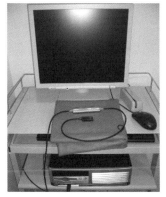

図8-19　固体半導体センサー方式

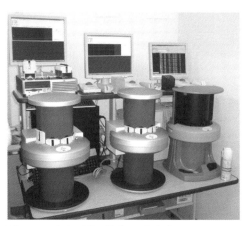

図8-20　イメージングプレート方式

III編　歯科診療補助論

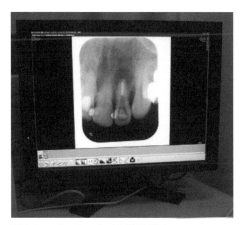

図8-21　モニター上での画像表示

国試に出題されています！

問　歯科用エックス線撮影システムに使用する器具の表と裏の写真を示す．

表　　　　　裏

エックス線フィルムと比較して，この器具の特徴はどれか．2つ選べ．（第 29 回/2020 年）

a　形状が大きくなる．
b　被曝量が軽減される．
c　現像操作が必要である．
d　コントラストの調整が可能である．

答　b, d

SECTION 4

放射線の人体への影響と防護

Ⅰ 放射線の人体への影響

1. 生物学的メカニズム

　放射線によりDNA損傷を引き起こし，これが細胞の死や突然変異を誘発する．同じ放射線が照射されても，損傷の受けやすさが異なるのを放射線感受性とよぶ．特にリンパ組織，骨髄や生殖腺の放射線感受性は高い．

2. 人体に対する影響

　放射線の人体に対する影響は，3つに分類される．

(1) 影響が現れる個人による分類：身体的影響と遺伝的影響

(2) 影響が現れる時期による分類：早期影響と晩期影響

(3) 線量と影響との関係による分類：確定的影響と確率的影響

3. 確定的影響と確率的影響 （図8-22）

1) 確定的影響（組織反応）

　一定数以上の細胞が損傷を受けた場合にはじめて，臨床的に有害な症状として現れる．症状が現れる最小の線量を**しきい線量**という．

2) 確率的影響

　線量の増加とともに影響の起こる確率がしきい線量なしに増加する．放射線発癌と遺伝的影響が含まれる．

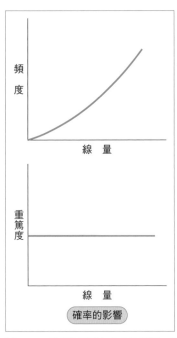

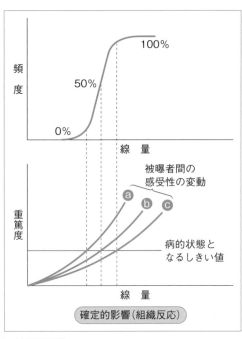

図8-22　**確率的影響と確定的影響の線量—効果関係**[48]

表 8-1　外部被曝による放射線診療従事者の線量限度

管理対象	規制値	期間
実効線量	①100 mSv[*1]	4月1日から5年間
	② 50 mSv	4月1日から1年間
	③　5 mSv	女子[*2]については上記①および②に規定するほか，4月1日，7月1日，10月1日を始期とする3月間
等価線量		
①眼の水晶体	100 mSv	4月1日から5年間
	50 mSv	4月1日から1年間
②皮膚	500 mSv	4月1日から1年間
③妊娠中の女子の腹部	2 mSv	本人の申し出などにより病院または診療所の管理者が妊娠の事実を知ったときから出産までの間

[*1]：5年平均では 20 mSv/年となる
[*2]：女子については妊娠する可能性がないと診断された者，妊娠する意志がない旨を病院または診療所の管理者に書面で申し出た者を除く

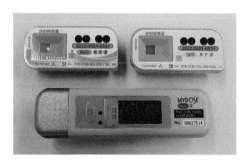

図 8-23　個人モニタリング用線量計

Ⅱ　防護の実際

1. 放射線防護

放射線防護を世界レベルで支えているのが国際放射線防護委員会（ICRP）である．

1) 放射線防護の概念

(1) 行為の正当化：エックス線検査によって患者が利益を得ると判断されるときにのみ，検査を実施する．

(2) 防護の最適化：エックス線検査に伴う患者の被曝を診断上の価値を損なわない範囲で，また許容できる程度のコストの範囲で，線量の低減を図る（**ALARA の原則**）．

(3) 線量限度：放射線診療従事者（**職業被曝**）では，被曝による線量がある一定のレベルを超えないように管理しなければならない．なお，患者（**医療被曝**）に対しては，必要な検査を妨げる可能性があるた

め，線量限度が定められていない．

2. 線量の低減と患者の防護

(1) 撮影の正当化：不必要なエックス線撮影を行わない．

(2) 撮影時の最適化：できるだけ少ない線量で撮影する．

①高感度フィルムやデジタルセンサーを用いる．②絞りを用いて検査対象部位のみを撮影する．③防護衣で甲状腺と腹部を遮蔽する．④撮影の失敗をなくす．

Ⅲ　被曝線量の測定

1. 術者の防護と環境の管理

1) 線量限度

放射線診療従事者の線量限度が定められている（**表 8-1**）．実効線量限度は5年間で 100 mSv であり，しかも年間で 50 mSv を超えてはなら

ない．被曝線量の測定は，個人モニタリング用
線量計で行う（**図8-23**）．

　エックス線診療室の外側では1週間につき1
mSv以下になるようにする．実効線量が3月間
につき1.3mSvを超えるおそれのある場所を
管理区域とする．エックス線診療室の外の線量
の測定では，環境モニタリング用線量計（サー
ベイメータ）を用いる（**図8-24**）．

2）放射線防護の三原則

　①**遮蔽**：術者用の防護衣を着用する．
　②**距離**：患者からできるだけ距離を保つ．
　③**時間**：被曝時間を短縮する．

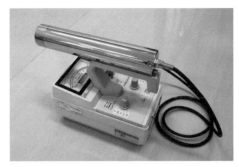

図8-24　サーベイメータ

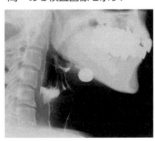

国試に出題されています！

問　ある検査画像を示す．

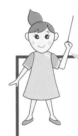

この検査はどれか．1つ選べ．
（第29回/2020年）

a　嚥下圧検査
b　超音波検査
c　嚥下造影検査
d　嚥下内視鏡検査

答　c

9章 救命救急処置

SECTION 1

全身管理とモニタリング

Ⅰ バイタルサインの把握

バイタルサインとは，**意識，呼吸，脈拍，血圧，体温の5つの徴候**をさし，人間の全身状態を表す基本的な指標である．

Ⅱ モニタリング

モニタリングは，患者の現在の状態を知り，今後の状態を推測するために行われるため，その値がどのように推移するか傾向を知ることが大切である．

生体応答は，(1)自律神経系応答(呼吸・循環)，(2)内分泌系応答，(3)免疫系応答に分けられる．このうち，自律神経系応答である呼吸や脈拍，血圧などのバイタルサインは応答速度が速く，過剰な応答がただちに致命的な状態へとつながるため，最も重要な応答である．自律神経系の応答を適切に把握するために，バイタルサインのモニタリングを行う．手術室や集中治療室においては生体モニタ（**図9-1**）を利用する場合もある．

1. 呼吸のモニタリング

1) 呼吸

胸郭および横隔膜（腹部）の動きから，呼吸の数，深さ，リズム，型をみる．

(1) 呼吸数

成人の安静時における基準値は12〜20回/分である．

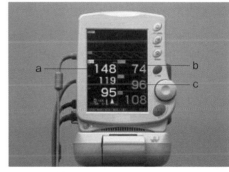

図9-1 生体モニタ
a：BP（血圧），b：HR（心拍数），
c：SpO₂（経皮的動脈血酸素飽和度）

(2) 呼吸の異常

①**呼吸困難**：呼吸をするのに努力を要する状態．咽頭や気管の狭窄でみられる吸気性呼吸困難と，喘息など細小気管支の狭窄でみられる，呼気性呼吸困難がある．

②**頻呼吸**：呼吸数が増加した状態（24回/分以上）

③**徐呼吸**：呼吸数が減少した状態（11回/分以下）

④**過呼吸**：1回換気量が増加した状態（深い呼吸）激しいスポーツの後などにみられる．

⑤**過換気**：1回換気量と呼吸数の両方が増加した状態で，精神的なストレスなどの状況下で起こりやすい．

⑥**無呼吸**：呼吸が停止した状態（10秒以上の呼吸停止がみられる）

⑦**奇異呼吸**：気道閉塞時にみられる呼吸の型で，吸気時に胸部が陥凹し，腹部が膨隆す

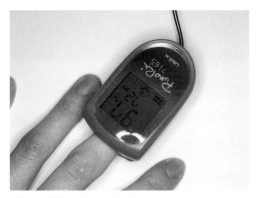

図9-2 パルスオキシメータ

表9-1 脈拍

対象	脈拍数基準値（回/分）
新生児	70～170
乳児	80～160
幼児	75～130
学童	70～110
成人	60～80

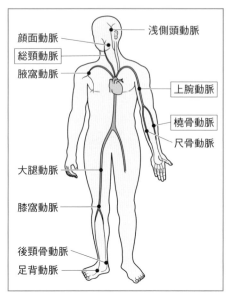

図9-3 脈拍測定部位

る．呼気時はこの逆となる．

⑧**起坐呼吸**：呼吸困難のため臥位でいることができず，患者が自分で座位をとる．心不全や肺水腫などの症例の際にみられる．

⑨**あえぎ呼吸（下顎呼吸）**：下顎を動かして努力性の呼吸をしている状態で，状態が非常に悪い患者でみられる．

⑩**チェーン・ストークス〈Cheyne-Stokes〉呼吸**：弱い呼吸から次第に数と深さを増し最大に達した後，徐々に数と深さを減らし無呼吸（十数秒から数分間）となるサイクルを繰り返す．重症の心疾患，脳疾患，薬物中毒などでみられる．

⑪**失調性呼吸（Biot 呼吸）**：一過性の無換気と深呼吸の反復の状態．脳腫瘍，髄膜炎，脳外傷でみられる．

⑫**クスマウル〈Kussmaul〉呼吸**：呼吸数と深さが両方増大した状態．糖尿病性昏睡でみられる．

2. 経皮的動脈血酸素飽和度（SpO₂）（図9-2）

パルスオキシメータのプローブ（センサー）部を指や耳介に装着して非侵襲的に**経皮的動脈酸素飽和度**と**脈拍数**をモニターできる．基準値の個人差はあるが，96～99％とされる．高齢者では95％程度を示す人もいるため，平常時の値から3～4％以上の大幅な低下を認めた場合や90％以下への低下は低酸素症を意味し，**チアノーゼ（全身の皮膚が暗紫色になった状態）**がみられる．

3. 循環のモニタリング

1) 脈拍

通常は橈骨動脈で測定する．橈骨動脈で測定不可能な場合には総頸動脈，上腕動脈などで拍動を触知する．示指，中指，薬指の3指を橈骨動脈上に置き，数，リズム，大きさ，緊張度をみる（**図9-3**）．

正確に1分間測定を基本とするが，15秒間の脈拍数を数えて4倍することもある（**表9-1**）．

・頻脈：100回/分以上（成人）
・徐脈：50回/分以下

2) リズム

一定間隔で規則的に拍動するのが正常で，これを整脈という．**不整脈**とは，拍動間隔に何らかの不規則性がみられる状態で，心疾患の重要な所見の1つである．この不整脈の種類の診断

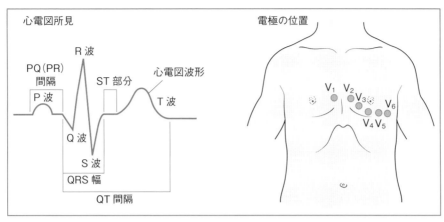

図9-4　心電図の波形と電極の装着部位

には心電図が必要となる.

3) 心電図

　心臓の筋肉（心筋）が血液を送り出すために収縮する際，微小な電流が発生する．その電流をとらえるため，通常胸部に6カ所，両手足首にそれぞれ1つずつの電極を取りつけて計測する．その波形を図形として描き出すのが心電図である（**図9-4**）．また，歯科治療中のモニタリングでは，3点で計測する3点誘導が一般的である（**図9-5**）.

4) 血圧

　血圧計には，手動式血圧計〔水銀柱式（Riva-Rocci型）・アネロイド（Tycos）型など〕と，自動血圧計とがある．手動式では，まず触診法で最高血圧（収縮期血圧）を推定し，その後，聴診法で最高血圧（収縮期血圧）と最低血圧（拡張期血圧）を測定する.

(1) 測定方法（**図9-6**）

・食事は検査の1時間前までには済ませる.
・トイレは検査5分前までには済ませる（トイレを我慢すると値が高く出る）.
・安静状態で仰臥位または，座位にさせる.
・測定時には，上腕の測定部位を心臓の高さと同じ高さにする.

A. 触診法（拡張期血圧は測定できない）

①マンシェット（圧迫帯，カフ）の下端が肘関節の約2cm上に位置するように上腕に巻く．この時，指が2本程度入る程度にし，緩すぎないように注意する.

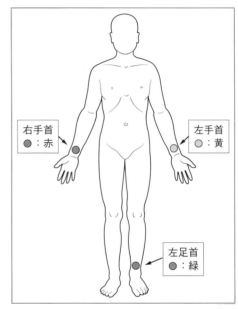

図9-5　心電図計測の3点誘導における色別導子の装着部位

②橈骨動脈を触診しながらマンシェット内圧を上昇させる.
③橈骨動脈の脈が触れなくなった時点よりも20〜30mmHg高い所までマンシェット内圧を上昇させた後，次第に内圧を低下させ，脈拍が再び触れ始めた時の圧を最高血圧（収縮期血圧）とする.

B. 聴診法

①②：触診法と同様
③聴診器を上腕動脈の上に置く（聴診器はマ

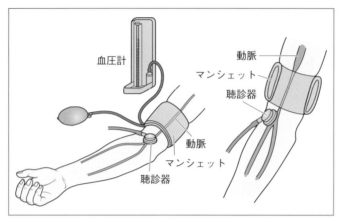

図 9-6　血圧測定方法

表 9-2　Japan Coma Scale（3-3-9 度方式）による意識障害の評価

	判定	状態
I　刺激をしなくても覚醒している状態：軽度意識障害	0	意識清明
	1	だいたい意識清明だが，いまひとつはっきりしない（現在の場所，日時などを思い出せない状態）
	2	見当識障害がある
	3	自分の名前，生年月日を思い出せない状態
II　刺激すると覚醒する状態：中等度意識障害	10	普通の呼びかけに反応して開眼する状態
	20	大きな声または体をゆさぶると開眼する状態
	30	痛み刺激を加えつつ呼びかけを繰り返すと辛うじて開眼する状態
III　刺激をしても覚醒しない状態：高度意識障害	100	痛み刺激を与えると払いのける動作をする
	200	痛み刺激を与えると手足を動かしたり顔をしかめたりする
	300	痛み刺激に全く反応しない

＊覚醒（開眼）様式により 3 群に分け，さらに呼びかけや疼痛刺激に対する反応様式により 3 つに分類される．軽度意識障害：1 桁，中等度意識障害：2 桁，高度意識障害：3 桁で合計 9 段階に分類されるため，3-3-9 度方式ともよばれることがある．

ンシェットの中に入れない）．

④血管音（コロトコフ音）が消失するまでマンシェット内圧を上げる．

⑤少しずつマンシェット内圧を低下させ，コロトコフ音が最初に聞こえた値を収縮期血圧（最高血圧）とする．

⑥さらにマンシェット内圧を低下させ，コロトコフ音が消失する値を拡張期血圧（最低血圧）とする．

(2) 血圧値の分類（p.115，表 1-4 参照）

収縮期血圧 100 mmHg 以下を低血圧とするのが一般的である（高血圧ほどの明確な定義はない）ショックの診断基準での血圧低下は収縮期血圧 90 mmHg 以下である．

3. 中枢神経系のモニタリング

中枢神経系のモニタリングで重要視されるのが意識レベルの把握である．

客観的な指標として用いられる Japan Coma Scale（JCS）による意識障害の分類が一般的である（表 9-2）．

SECTION 2 救命救急処置

心肺停止状態の患者を救命し社会復帰に導くためには，「**救命の連鎖**」とよばれる**4つの要素**がうまく組み合わさり，機能することが重要である（**図9-7**）.

Ⅰ 一次救命処置

特別な器具を用いずに，一般市民でも心肺停止に遭遇した際に，ただちに行うことのできる救急処置である. **気道確保，人工呼吸，胸骨圧迫心臓マッサージおよび自動体外式除細動器（AED）を用いた除細動，窒息に対する気道異物除去**が含まれる.

1. 一次救命処置（BLS）の手順（**図9-8**）

1）気道確保
①頭部後屈法とあご先挙上法の併用が基本
②外傷などで頸髄損傷の可能性がある場合には下顎挙上法
③口腔内異物があれば掻き出し
④気道異物はハイムリック法（反応のある傷病者のみが適応）で対応

2）人工呼吸
①口対口人工呼吸
②ポケットマスクによる呼気吹き込み人工呼吸
③バッグバルブマスク（**図9-9**）による人工呼吸

3）胸骨圧迫
①圧迫部位：正中で胸骨の下半分を圧迫する. 「胸の真ん中」あるいは「左右乳頭を結ぶ線の真ん中」とする.
②圧迫方向：垂直方向. 成人（胸骨が少なくとも5cm沈み込む程度の強さ），小児や乳児（胸の厚さ1/3沈む程度）
③圧迫回数：100〜120回/分

Ⅱ 二次救命処置

マニュアル除細動器を用いた除細動，静脈路確保と救急薬品の投与，気管挿管といった**高度な気道確保**など一次救命処置に引き続いて行われるべき処置である.

1. 酸素療法

低酸素症の予防または治療の目的で高濃度の酸素を投与する. 心肺機能停止，チアノーゼ，動脈血酸素飽和度90%以下などが適応となる. フェイスマスクは5L/分程度，鼻カニューレは1〜2L/分の酸素を投与できる.

2. 静脈路の確保と点滴法

救急薬品を投与するためのルートとして，静脈路の確保は重要である.

静脈確保の部位は可動部位ではなく，太くて蛇行していないものが望ましい. 手背の皮静脈

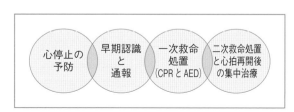

図9-7　救命の連鎖

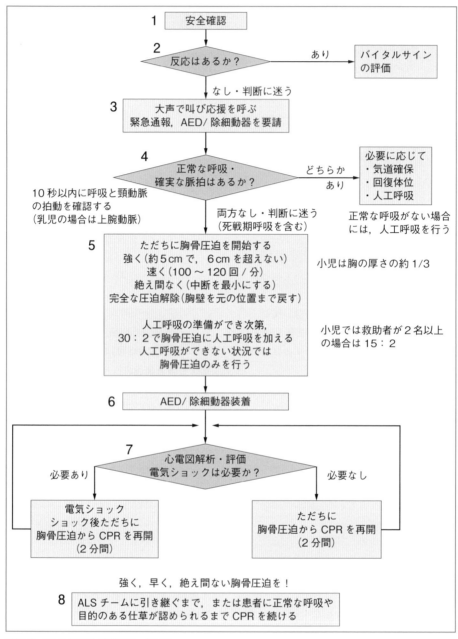

図9-8　BLSのアルゴリズム（2020）

や手首の橈側皮静脈がよく用いられる.

Ⅲ AED（自動体外式除細動器，図9-10）の取扱い

①電源を入れる（以後はAEDの音声指示に従う）.

②電極パッドを胸に貼る.

③心電図解析を行う.

④AEDの指示に従って通電ボタンを押す.

⑤通電後はただちに胸骨圧迫からBLSを再開.

⑥5サイクルのBLS後（約2分後）にAEDが再度解析を行うので，指示があれば通電する.

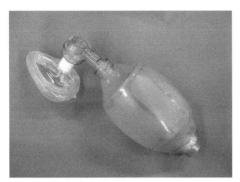

図9-9　バッグバルブマスク

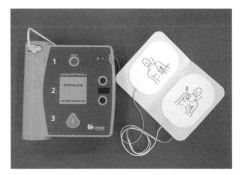

図9-10　AED

Ⅳ　全身的偶発症への対応

1. 神経原性ショック（血管迷走神経反射）

歯科治療中の全身的偶発症の中で最も多い.

1) 自覚症状

悪寒，悪心，めまい，脱力感

2) 他覚症状

血圧低下，徐脈，顔面蒼白，冷汗，嘔吐，意識レベル低下

3) 原因

歯科治療に対する不安，恐怖. 歯科治療時の痛み刺激.

4) 治療

水平位，酸素吸入，下肢挙上，保温，輸液，昇圧薬投与

2. 過換気症候群

呼吸数と換気量が増加し（過換気），血中の炭酸ガス量が減少して呼吸性アルカローシスとなった結果，多彩な症状を示す. 若年女性に比較的多い.

1) 自覚症状

呼吸困難感，空気飢餓感，手足や口周囲のしびれ感，めまい，不安，興奮

2) 他覚症状

血圧正常，頻脈，過換気，四肢の強直性痙攣，助産師の手つき

3) 原因

歯科治療に対する不安，恐怖，歯科治療時の痛み刺激

4) 治療

息こらえ，ベンゾジアゼピン系薬物の静脈注射，呼気再吸入（紙袋を使用　※現在はあまり推奨されていない）

3. 薬物アレルギー（アナフィラキシーショック）

薬物に対するアレルギー反応. 薬物を抗原とした抗原・抗体反応（即時型アレルギー）や遅延型アレルギーがあるが，即時型のうちの**アナフィラキシー反応**が最も症状が重篤で致命的である.

1) 自覚症状

悪寒，悪心，めまい，脱力感

2) 他覚症状

血圧低下，頻脈，冷汗，嘔吐，意識レベル低下

3) 皮膚症状

皮膚発赤，蕁麻疹，顔面浮腫など

4) 原因

薬物（抗菌薬，鎮痛薬，エステル型局所麻酔薬，防腐薬，酸化防止薬など）に対するⅠ型（アナフィラキシー型）アレルギー反応

5) 治療

水平位，酸素吸入，大量輸液，抗アレルギー薬（副腎皮質ステロイド，抗ヒスタミン薬，アドレナリン）投与.

4. 低血糖

1) 自覚症状

手足のふるえ，冷汗，動悸，過呼吸

2) 他覚症状

全身けいれん，顔面蒼白，皮膚・口腔粘膜湿潤，昏睡

3) 原因

血糖値が 50 mg/dL 以下で低血糖昏睡が発症する．糖尿病の既往歴や空腹時の歯科治療など患者に対する配慮が必要．

4) 治療

経口的に砂糖，ジュース，アイスクリームなどの糖質を投与．

昏睡・意識消失に対しては，気道確保，人工呼吸，専門医との連絡．

5. 高血圧緊急症

1) 自覚症状

頭痛，嘔気，嘔吐，めまい，動悸，発汗，耳鳴り

2) 他覚症状

高血圧脳症，脳出血，心不全

3) 原因

何らかのストレス（歯科治療時含む）などによる交感神経の活性化，急激な寒さ，痛みや苦しい状態で頭蓋内圧（脳を収める頭蓋骨のなかの圧力）が高くなったことが原因．

4) 治療

最高血圧 160〜200 mmHg（自覚症状軽度）歯科診療を中止し，経過観察する．

最高血圧 200 mmHg 以上（自覚症状重度）経過観察で無効な場合，降圧薬の投与．

6. 脳血管障害

1) 症状

意識障害，運動障害，精神・神経症状を起こす．

2) 原因

脳卒中とよばれる脳血管障害は，主に脳血管の血流障害あるいは出血などにより脳実質に障害が起こる．脳梗塞（アテローム血栓性脳梗塞，ラクナ梗塞，心原性脳梗塞），一過性脳虚血発作（TIA），頭蓋内出血（脳出血，くも膜下出血）．

3) 治療

脳血管障害は高血圧と密接な関連性があり，高血圧患者の歯科治療時には細心の注意を要す

る．薬物療法には，抗血栓療法（抗血小板療法・抗凝固療法）がある．

安静，呼吸の管理と酸素吸入，早期に主治医への応援要請，専門施設への移送．

7. 誤飲および誤嚥

誤飲とは飲むべきものではないものを飲むことであり，異物は食道または胃にある．一方**誤嚥**とは，飲み込み損ねることであり，異物は喉頭から気管，気管支に存在する．

1) 症状

- ・**誤飲**は異物が食道入口部や喉頭蓋谷部に存在すると，嚥下時違和感やのどの痛みを自覚することがある．
- ・**誤嚥**は異物が喉頭と気管に存在する場合には咳反射が発現するが，異物が気管支に入った場合には，咳反射は消失する．必ずエックス線写真で異物の存在部位を確認する．

2) 治療

エックス線写真で位置を確認して専門医の診察を求める．

- ・**誤飲**の場合，ほとんど異物は便とともに排出されるが，鋭利な異物は摘出しなければならないこともある．
- ・**誤嚥**の場合，異物はすべて摘出しなければならない．放置すると肺炎を起こす．

10章 口腔機能管理

SECTION

1

基礎知識

I 口腔健康管理の意義と目的

口腔健康管理の概念（**図 10-1**）を示す．口腔

健康管理は**支持療法（サポーティブケア）**の位置づけもあり，がん治療や脳，心臓疾患等に欠かすことのできない治療法の1つとされてい

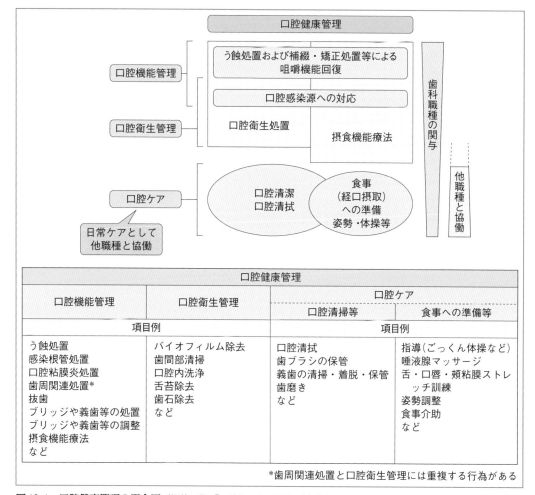

図 10-1　口腔健康管理の概念図（櫻井　薫：「口腔ケア」に関する検討会の進捗と今後の展開．日本歯科医師会雑誌，69（4），286-287，2016．/住友雅人：日本歯科医学会が提案する新しい「口腔ケア」の概念．日本歯科評論，877，10-11，2015．一部改変）

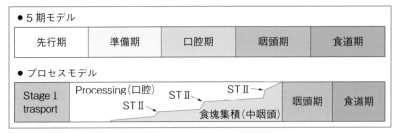

図10-2 摂食嚥下のモデル

表10-1 咀嚼時の中枢機能

咀嚼動作	動作の内容	関係する中枢
咀嚼運動開始	捕食して食塊を臼歯へ輸送	大脳皮質
咀嚼のリズム調整	咀嚼動作の間隔を調整	大脳皮質咀嚼野
咀嚼のパターン調整	食物の性状に応じたパターンを調整	パターン発生器

る．歯科医師と歯科衛生士が協働することで患者の口腔健康状態を維持，向上し，ひいては全身の健康の回復を目指すことが口腔健康管理の目的である．

Ⅱ 口腔機能の種類

1. 摂食嚥下機能

摂食嚥下とはいわゆる「食べる」や「飲み込む」という一連の身体動作である．咀嚼，嚥下のほか，呼吸，栄養摂取，服薬，コミュニケーションなどの身体的・社会的・精神的側面など多岐にわたる動作や役割が関連する．摂食嚥下障害は脳血管疾患，精神疾患，神経疾患，口腔・咽頭がんなどにより機能が障害されることで生じることが多く，患者に与える影響が広範囲であることから，生活の質（QOL）の低下に大きく影響する．

摂食嚥下には嚥下の**5期モデル**や**プロセスモデル**の理解が重要である（**図10-2**）．

【5期モデル】

①**先行期**：視覚，聴覚，触覚などの情報により食べ物を認知・判断する時期

②**準備期**：食物を口腔に取り込み（捕食），咀嚼し，食塊形成をする時期

③**口腔期**：食物を咽頭へ送り込む時期

④**咽頭期**：嚥下反射が起こり，食塊が咽頭から食道へ送られる時期

⑤**食道期**：重力と蠕動運動により食塊が胃へと送られる時期

【プロセスモデル】

液体の嚥下では「期」と食塊の位置で定義される「相」は一致するため5期モデルでの解釈が有用であるが，固形物の嚥下ではこれら「期」と「相」がずれることがあるため，ずれを考慮したモデルが確立されている．

①食物の捕食後に，その食物を臼歯部まで運ぶ（Stage Ⅰ transport）

②食物を咀嚼し，唾液と混和する（Processing）

③咀嚼した食物を順次咽頭へと送る（Stage Ⅱ transport）

④咽頭へと送り込まれた食物は，嚥下までそこで蓄積し，最終的に口腔内で咀嚼された食物と一緒になって嚥下される（swallowing）

※プロセスモデルでは，古典的な5期連続モデルと異なり，Processingと口腔からの送り込み（Stage Ⅱ transport）のステージがオーバーラップしているのが特徴である．

摂食嚥下にかかわる生理機能を制御している中枢は脳の**視床下部**（体内の恒常性の維持）と**辺縁系**（外部環境への適応）に存在している．咀嚼時のそれぞれの中枢機能を**表10-1**に示す．

表10-2　下顎運動に関わる筋[51]

運動	筋とその動き
開口運動	顎二腹筋 顎舌骨筋：舌骨の位置固定 外側翼突筋（下顎） オトガイ舌骨筋 ※開口中は閉口筋の活動は抑制されている
閉口運動	咬筋 内側翼突筋 側頭筋：下顎の位置を維持する
前進運動	内側翼突筋
後退運動	側頭筋後腹 咬筋深部 顎二腹筋 オトガイ舌骨筋
側方運動	側頭筋後腹 外側翼突筋（下顎）

2. 発音・構音機能

人は言葉を発するとき，まず意図をもって大脳で言葉を想起し，運動神経を介して発声筋が動く，肺から呼気が排出され，空気が咽頭・口腔を通過する際に呼気の音の変化が形成されて言葉となるという過程を経る．

「話す」には主に3つの解剖学的な器官系（呼吸器官系・喉頭器官系・調音器官系）が関与する．呼吸器官系では横隔膜の働きにより，肺から気管支へ，気管を通って呼気として空気が送り出される．次に喉頭の中でも声帯において有声化（声帯が内転，外転を繰り返すことで喉頭原音をつくる）される．そして，舌，口唇，軟口蓋，歯などの構音器官が可動することにより共鳴特性が決定されることで「言葉」として聞き手に伝わる．

3. 運動機能（『ポイントチェック①』参照）

上顎を基準にした際の下顎の三次元的かつ相対的，解剖学的な位置関係を**下顎位**とよぶ．安静時は上下の歯は接触することなく，1〜1.5mmの隙間（**安静空隙**）が存在し，この状態を**下顎安静位**とよぶ．一方で，閉口し上下顎歯列が接触した状態を**咬頭嵌合位**という．

下顎頭が前上方部にあり，関節円板の最薄部を介して関節結節の後斜面に対向している位置を**中心位**（この際に歯が接触しているかどうかは考慮しない）という．中心位において上下歯列が接触している場合は**中心咬合位**という．

下顎運動の特徴として，顎関節は**回転運動**と**前後運動**（滑走運動）の2つの運動に加えて，**側方運動**（咀嚼する側とは反対の下顎頭が前下内方に移動することで生じる回転運動）がある．下顎の前後運動の際には**関節円板**も一緒に移動する．下顎の運動範囲は顔面の筋を含む軟組織，歯列によって制限を受け，最外側に沿う経路を**下顎限界運動**という．限界運動における下顎切歯の軌跡を描記した図形を**Posselt〈ポッセルト〉の図形**とよぶ．

下顎運動に関わる筋として咀嚼筋（咬筋，側頭筋，外側翼突筋，内側翼突筋）があり，加えて舌骨上筋群のうち下顎骨に付く顎二腹筋，顎舌骨筋，オトガイ舌骨筋も関係するとされている[50]（**表10-2**）．

4. 感覚機能

口腔は感覚器の1つであり，口腔の感覚は口腔内の多様な器官に存在する受容器によって感じとられている．口腔の感覚は歯の感覚（歯の圧覚，歯の位置感覚，歯髄の感覚，象牙質の感覚，口腔顔面領域の関連痛），口腔粘膜の感覚（機械感覚，温度感覚，痛み），味覚などに大別される（**表10-3**）．

味覚は基本的に5種類（**甘味，塩味，酸味，**

表 10-3　歯と口腔の感覚[51]

種類	受容器	働き
歯の圧覚	歯根膜の神経線維の末端部	歯に加えられた機械的な刺激によって活動電位が発生する
歯の位置感覚	歯根膜の神経線維の末端部の方向特異性	刺激が加えられた場所や方向に関する情報を大脳に伝える
歯髄の感覚	歯髄神経	温度刺激もしくは炎症が刺激となって感覚が生じる
象牙質の感覚	歯髄神経	動水力学説に従って刺激が生じる
口腔顔面領域の関連痛	中枢神経系の神経細胞	複数の感覚情報が重複して投射されることで関連痛が生じる
口腔粘膜の機械感覚	機械受容器	機械刺激に対して反応する
口腔粘膜の温度感覚	温度受容器	温度刺激で反応する．口腔では冷刺激に対する受容体が多い
口腔粘膜の痛み	粘膜内の無髄の神経線維	粘膜に炎症が起こると，細い神経線維の終末部に存在する受容体が活性化される

苦味，うま味＝5つの基本味）とされている．味覚は摂取可能な食物かどうか判断するための摂食行動の制御，味覚刺激が消化液の分泌を促す消化促進，体液組成の変動状態に応じて味覚が変化する体液組成の恒常性維持，視覚・触圧覚・温度感覚・嗅覚との複合的な情報により影響を受ける食の総合的認知の1つ，などに関連する．

　味覚を感じとる化学物質の最小濃度を味覚閾値とよび，検知閾（水ではない何かとしかわからない濃度）と認知閾（5つの基本味のどれかわかる濃度）が存在する．しかし，味覚は一定の刺激を与え続けることで閾値が上昇する順応という現象が起こるため，次第に味を感じとりにくくなる．

　味覚の受容器は味蕾であり，唾液中に溶けた味物質が味蕾に結合することで感覚刺激の伝達が起こる．

5. 唾液分泌機能

　大唾液腺は耳下腺（漿液性の唾液），顎下腺（漿液性と粘液性の唾液），舌下腺（主に粘液性の唾液）がある．小唾液腺は口唇腺，頰腺，口蓋腺，舌腺（前舌腺，Ebner〈エブネル〉腺，後舌腺）に区別される．唾液分泌は自律神経によって調整されており，副交感神経と交感神経が唾液腺に分布している．1日の唾液分泌量は1.0～1.5 L で，口腔内に刺激が及んだ際に出る唾液を刺激時唾液，刺激のない状態での唾液を安静時唾液とよぶ（『ポイントチェック①』参照）．

Ⅲ　口腔機能と関連する組織・器官

　口腔は，食べる，話す，表情をつくる，呼吸をするなどヒトの生活に欠かせない多くの機能をもつ器官である．これらは多くの器官や組織が連動して行われる（『ポイントチェック①』参照）．

1. 顔面頭蓋

　上顎骨，口蓋骨，頰骨，下顎骨，舌骨，顎関節

2. 口腔

　口唇，頰，口蓋，口腔底，舌，歯列，唾液腺

3. 筋群・神経支配

　表 10-4 に示す．

4. その他

　鼻腔，咽頭，喉頭，食道など

表10-4　摂食嚥下に関わる主な筋と神経支配[23]

筋群	筋の名称	神経
口腔周囲筋の表情筋群	口腔前庭を形成	顔面神経支配
咀嚼筋群	咬筋，側頭筋，内側翼突筋，外側翼突筋	三叉神経支配
舌骨上筋群	顎舌骨筋，顎二腹筋，茎突舌骨筋，口蓋垂筋，オトガイ舌骨筋	顔面神経，三叉神経，舌下神経
舌骨下筋群	胸骨舌骨筋，胸骨甲状筋，甲状舌骨筋，肩甲舌骨筋	頸神経
舌筋群	内舌筋（上縦舌筋，下縦舌筋，横舌筋，垂直舌筋），外舌筋（オトガイ舌筋，舌骨舌筋，茎突舌筋）	舌下神経
軟口蓋の筋群	口蓋帆張筋，口蓋帆挙筋，口蓋垂筋，口蓋舌筋，口蓋咽頭筋	三叉神経，舌咽神経，迷走神経
咽頭の筋群	内外2層の横紋筋	舌咽神経，迷走神経
喉頭の筋群	声帯-輪状甲状筋，後輪状披裂筋，外側輪状披裂筋，甲状裂筋	迷走神経

Ⅳ　成長・発育と老化

1. 顎・顔面

　小児における口腔の発育段階は，**無歯期**，**乳歯列期**（下顎乳中切歯萌出の7カ月頃），**混合歯列期**（永久歯萌出開始の6歳頃），**永久歯列期**（上顎第二乳臼歯脱落の11歳頃）に分類される．乳歯列期では**哺乳う蝕**や**乳歯外傷**，混合歯列期では生理的な正中離開による**みにくいアヒルの子の時代**，永久歯列期では**若年性歯周炎**などの発育過程ごとに異なる問題が起こる．また近年では，ライフステージに応じた口腔機能管理の推進において，**口腔機能発達不全症**という疾患名が新設された．口腔機能発達不全症は「正常な定型発達児が獲得し得る機能を獲得できていない状態」と定義され，「食べる機能」「話す機能」「その他の機能」が十分に機能獲得できておらず，かつ明らかな摂食機能障害の原因疾患がなく，個人因子あるいは環境因子に専門的関与が必要な状態とされている．

2. 歯・歯列

　ヒトの歯には**乳歯**と**永久歯**の2種類がある．乳歯の後に生え変わる永久歯を後続永久歯，乳歯の後方に生える永久歯を加生歯という．根尖が完成する前の永久歯を幼若永久歯とよぶ．幼若永久歯のエナメル質は石灰化が不完全で，う蝕に対する抵抗性は低い．萌出後，唾液中のカルシウムやリンなどを取り込んで成熟（**萌出後成熟**）していく．この時期のフッ化物の応用は，エナメル質の石灰化を促進し，耐酸性を増強するため，う蝕予防効果を発揮する．また，幼若永久歯では外来刺激に対する歯髄反応が鋭敏で，修復象牙質の形成も盛んであり，年齢とともに歯髄腔の容積は小さくなる．

1) 歯の発育段階

　歯の発育段階は開始期，増殖期（蕾状期，帽状期），組織分化期・形態分化期（鐘状期），添加期・石灰化期にわかれる．その後，萌出期（骨内萌出→口腔内萌出），咬耗期となる．咬耗期は歯が機能することで歯が摩耗する時期で，歯ぎしりは摩耗を促進させる習癖である．歯の発育時期に障害を受けると発育段階に応じた障害が現れる．

　乳歯は生後7カ月頃に下顎乳中切歯が萌出を開始，2歳半頃に上顎第二乳臼歯が萌出して，3歳頃に20本の全乳歯が萌出を完了する．一般的には，下顎乳中切歯→上顎乳中切歯→上顎乳側切歯→下顎乳側切歯→上顎第一乳臼歯→下顎第一乳臼歯→上顎乳犬歯→下顎乳犬歯→下顎第二乳臼歯→上顎第二乳臼歯の順に萌出する．永久歯は6歳頃に下顎中切歯が萌出を開始，13歳頃に上顎第二大臼歯が萌出して28本の永久歯が萌出を完了する（『ポイントチェック①，④』参

照).

2) 歯列の発育

歯列の発育は①**無歯期**，②**乳歯列期**，③**混合歯列期**，④**永久歯列期**にわかれる．咬合の発育評価には **Hellman〈ヘルマン〉の咬合発育段階**が用いられる．歯の萌出開始を C（Commence），萌出完了を A（Attain）とし，側方歯群交換期を第一大臼歯萌出完了（ⅢA）と第二大臼歯萌出開始（ⅢC）の間（between）のⅢB としている（『ポイントチェック④』参照）．

3) 口腔・顎顔面の老化

生体諸組織の老化現象によりさまざまな退行性変化が現れる時期である．歯と咬合については，う蝕や歯周疾患に起因した**歯数の減少**，**咬耗**，**第二象牙質・第三象牙質**の発生や**くさび状欠損**，歯根透明象牙質の出現，セメント質の肥厚などがみられる．下顎骨では，特に多数歯欠損では外斜線，顎舌骨筋線，オトガイ棘付近まで顎骨の吸収が進む．また，下顎管の壁も肥厚によりエックス線写真での確認が難しくなってくる．上顎骨においては，歯の喪失による**歯槽突起**の吸収により**上顎洞**との距離が短くなる，切歯管の開口部である**切歯窩**や**大口蓋管**が拡大することで義歯装着時の疼痛を伴うなどの変化が起こる．顎関節では**下顎頭**の大きさの変化，**下顎窩と関節結節**の骨吸収により咬合採得が難しくなる．口腔粘膜は**重層扁平上皮**が薄くなり，傷つきやすくなる．唾液腺は萎縮傾向にあり，唾液量も減少しやすい．咀嚼機能は，**表情筋**や**咀嚼筋**の筋力低下に伴い減退する．上咽頭は多列線毛上皮，中咽頭・下咽頭の内面は重層扁平上皮で覆われており，加齢とともに萎縮する．

3．ライフステージにおける口腔健康管理

口腔の健康を保つためには，ライフステージに合わせた口腔健康管理が重要となる．個人の**セルフケア**のみならず，専門家による**プロフェッショナルケア**と**パブリックヘルスケア**をうまく活用することが推奨される．

1) 乳児期～幼児期前期

わが国では**母子保健法**に基づき，**1 歳 6 か月児**と **3 歳児健康診査**において歯科健診を実施することになっており，幼児の口腔の異常を早期発見，回復するための方策がとられている．**母子健康手帳**には小児科医により 6～7 カ月時の項目で口腔疾患の有無，9～10 カ月時には歯の萌出や形・色，口腔疾患の有無に関する質問事項があり，「歯科診療所を受診するように」という項目が含まれている．また，近年，う蝕は減少しているものの，放置された重度かつ広範なう蝕がある場合には，**ネグレクト**や**小児虐待**の可能性があることにも注意が必要である．

2) 幼児期後期

乳歯列が完成しており，**フッ化物配合歯磨剤**，**フッ化物歯面塗布**，**フッ化物洗口**の応用を検討する．この時期は**隣接面う蝕**，**口腔習癖**などにも注意が必要である．

3) 学童期

乳歯列の交換期であり，**学校保健安全法**により，**就学時の健康診断**と毎年行われる**定期健康診断**において歯科健診を行うことが定められている．

4) 思春期

口腔清掃不良によって歯周疾患が発症する時期である．

5) 青年期～壮年期

う蝕，歯周疾患の発症により，早ければ歯の喪失や口腔機能の低下が現れる時期でもあり，高齢期における口腔の QOL（生活の質）を維持するためにも重要な時期である．また，かかりつけの歯科診療所を決めておくことも重要な口腔健康管理の 1 つといえる．

6) 高齢期

加齢や障害による口腔機能の低下により栄養不足となり全身の虚弱につながる．口腔機能の維持・向上をはかることや，疾病や障害による機能低下に対しては，口腔機能の評価および訓練で機能の回復をはかり，QOL につながるよう支援する．

Ⅴ　リハビリテーション

リハビリテーションとは，基本的生活の動作の回復や障害の予防を目的として，運動療法，物理療法，日常生活動作練習，装具療法などを

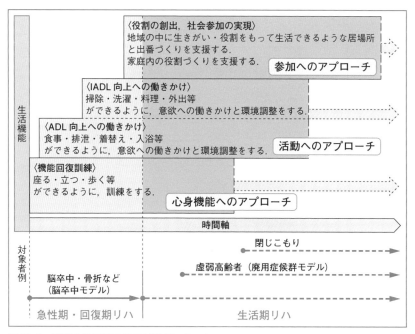

図 10-3　脳卒中や骨折のリハビリテーション

（国際機能分類を基に厚生労働省老健局老人保健課が作成した資料）

組み合わせて介入し，疾病や障害の治療のみならず，社会への参加，心の問題も含めてサポートする包括的，全人的アプローチであると定義される．疾患や段階，個人の能力に応じて介入の意図が変化し，医学的リハビリテーション（主に病院），社会的リハビリテーション（主に福祉施設），職業的リハビリテーション（主に就労支援施設）に分類されることもある．がんや脳卒中，骨折などのリハビリテーションであれば病気の進行度，回復具合に合わせて介入内容が変化する（**図 10-3**）．

リハビリテーションに関わる主な職種として，理学療法士（PT），作業療法士（OT），言語聴覚士（ST）などがあり，歯科医師・歯科衛生士は歯や口腔の専門家として摂食嚥下リハビリテーションやリスクマネジメント（安全管理）において重要な役割を果たしている．

1. 国際障害分類（ICIDH）

1980 年に **WHO**（世界保健機関）が提唱した国際障害分類（International Classification of Impairments, Disabilities and Handicaps：

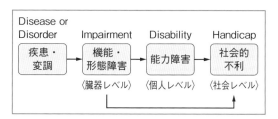

図 10-4　ICIDH における障害の構造

ICIDH）によると障害は「機能・形態障害（impairment）」，「能力低下（disability）」，「社会的不利（handicap）」の 3 つの階層からなると定義されている（**図 10-4**）．

2. 国際生活機能分類（ICF）

2001 年に**国際生活機能分類**（International Classification of Functioning, Disability and Health：**ICF**）が国際障害分類に変わるものとして WHO から提唱されている（**図 10-5**）．

Ⅵ　全身疾患との関連

高齢になるに従い，疾病の罹患率が上がるだ

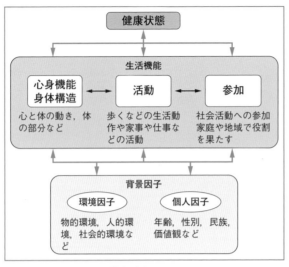

図 10-5　ICF における構成要素

けでなく，加齢に伴う**老化**によって，身体的・精神的・社会的な機能の回復が妨げられやすくなる．高齢者では数日間の臥床によって二次障害である**廃用症候群**（筋力低下，骨粗鬆症，拘縮，心機能低下，起立性低血圧，換気障害，褥瘡，精神機能低下，尿路結石など）が進行する．加えて高齢者に対する医療では，併存疾患（別々の疾患に同時に罹患していること）や合併症（ある疾患の治療や検査，リハビリテーションに続発して起きる症状や疾患のこと）も治療やリハビリテーションの障害となることが多々ある．歯科治療においても併存疾患を抱える高齢者が増加していることからも，幅広い医学に関する知識が求められるようになっている．

Ⅶ　歯科衛生士の役割と多職種連携

歯科衛生士は三大業務（**歯科予防処置，歯科保健指導，歯科診療補助**）を通して，広く口腔の健康に寄与する職業である．近年では，摂食嚥下リハビリテーションや周術期等口腔機能管理などを通した，栄養サポートチーム（NST）との協働，さらには歯科訪問診療を含めた地域包括ケアシステムの構築など歯科診療所以外での活動の範囲が増え，他職種と連携する機会が増加している．

チーム医療における歯科衛生士の役割は，口腔衛生管理，口腔機能管理を行うための評価，計画，実施を担う専門職として歯科医師等と協働することである．この計画の中には，歯科衛生士が，他職種と協議したり，他職種へ依頼や指導を行うことも含まれている．

SECTION 2　評価

Ⅰ　口腔機能の評価

　近年，口腔機能の定義について研究と見解の統一化が進んでいる（**図10-6**）．また，口腔機能検査も普及しつつある（**図10-7**）．

　また，平成30年度には，**口腔機能低下症**という疾患名が新設された．①口腔衛生状態不良，②口腔乾燥，③咬合力低下，④舌口唇運動機能低下，⑤低舌圧，⑥咀嚼機能低下，⑦嚥下機能低下の7項目のうち3項目以上該当する場合，口腔機能低下症と判定される．

1. 口腔機能低下症の検査
1) 口腔衛生状態不良（口腔不潔）

　口腔内不潔とは，口腔内で微生物が異常に増加した状態と定義され，その結果として誤嚥性肺炎をはじめとする口腔内感染症などを引き起こす可能性がある状態である．口腔細菌数は**口腔細菌カウンタ**や代替法として舌苔付着度**Tongue Coating Index（TCI）**などで評価す

ることができる．TCIが50％以上の場合，口腔衛生状態不良（口腔不潔）と判定する．

2) 口腔乾燥

　口腔乾燥は，口腔内の異常な乾燥状態，あるいは乾燥感を伴った自覚症状をさし，その病態は，主に唾液由来の水分が不足することから，生体の恒常性に寄与する機能が欠落し，さまざまな障害が惹起される状態とされている．**口腔水分計**や代替法としてサクソンテストによって評価することができる．

3) 咬合力低下

　咬合力の低下は，咀嚼能力と相関が高く，残存歯数や咬合支持と関連が強いが，筋力の低下も影響を受ける．感圧フィルムを使用した評価方法では，デンタルプレスケール®：200N/デンタルプレスケールⅡ®：500N以下の場合，代替

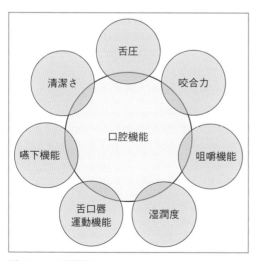

図10-6　口腔機能
（Gerodontogy. 35（4）：317-324, 2018）

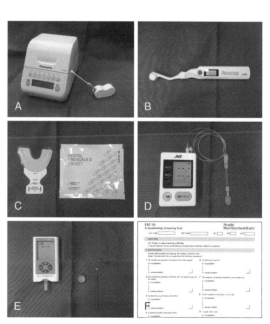

図10-7　主な口腔機能検査の器具
A：口腔細菌カウンタ，B：口腔水分計，C：感圧フィルム，D：舌圧測定器，E：グルコース溶出量計測器，F：簡易嚥下評価ツール（EAT-10）質問用紙

法として現在歯数が残根と動揺度3の歯を除いて20本未満（19本以下）である場合，咬合力が低下していると判断することができる．

4）舌口唇運動機能低下

舌口唇運動機能低下は，全身疾患や加齢変化によって，脳・神経の機能低下や口腔周囲筋の機能低下が生じた結果，舌口唇の運動機能を示す速度や巧緻性が低下し，摂食行動，栄養，生活機能およびQOLなどに影響を及ぼす可能性がある状態である．

5秒間で/pa//ta//ka/をそれぞれ繰り返し発音させ，1秒当たりのそれぞれの音節の発音回数を計測する**オーラルディアドコキネシス**によって評価することができる．6.0回/秒未満の場合に舌口唇運動機能低下と判定する．

5）低舌圧

低舌圧は，舌を動かす筋群の慢性的な機能低下により，舌と口蓋や食物との間に発生する圧力が低下した状態である．低舌圧の進行に伴って健常な咀嚼と食塊形成および嚥下に支障を生じ，必要栄養量に見合うだけの食物摂取ができない状態にいたる可能性がある．

舌圧検査は**舌圧測定器**を用いて最大舌圧を計測する．舌圧測定器で計測される最大舌圧は，口蓋前方部において舌圧プローブのバルーンを，舌と口蓋との間で随意的に最大の力で数秒間押し潰して発生させたときに測定される圧力である．最大舌圧が30 kPa未満で低舌圧と判定する．

代替法としては舌トレーニング用具による評価法も存在する．

6）咀嚼機能低下

加齢や健康状態，口腔内環境の悪化により，食べこぼしや嚥下時のむせ，噛むことができない食品が増え，食欲低下や食品多様性が低下する．咀嚼機能低下は，これがさらに悪化した状態で，咬合力や舌の運動能力が低下し，結果的に低栄養，代謝量低下を起こすことが危惧される．

グミゼリー咀嚼後のグルコース濃度を測定する方法（**咀嚼能率検査**）で測定することができる．溶出グルコース濃度が100 mg/dL未満で咀嚼能力低下と判定する．

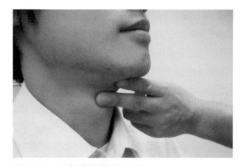

図10-8　反復唾液嚥下テスト
第2指と第3指で甲状軟骨を触知し，30秒間に何回嚥下できるかをみる．

代替法としてはグミゼリー咀嚼後の粉砕の程度を視覚資料と照合して評価する**咀嚼能率スコア法**がある．スコアが2以下の場合に咀嚼機能低下と判定する．

7）嚥下機能低下

嚥下機能低下は，加齢による摂食嚥下機能の低下が始まり，明らかな障害を呈する前段階での機能不全を有する状態と定義されている．

嚥下機能低下の評価は，嚥下スクリーニング質問紙（EAT-10）を使用する．合計点数3点以上の場合を嚥下機能低下と判断する．

代替法として自記式質問票（聖隷式嚥下質問紙）による評価法もある．Aが1つ以上の場合を嚥下機能低下と判定する．

2．摂食嚥下機能検査
1）スクリーニング検査
(1) 反復唾液嚥下テスト（RSST：Repetitive Saliva Swallowing Test，図10-8）

唾液を嚥下し，その回数によって摂食嚥下障害の有無を判定する．

・目的：摂食嚥下障害の有無を判定
・方法：30秒間にできるだけ唾液を嚥下してもらう．そのときに喉頭挙上を触診して確認する．
・判定：3回未満であれば摂食嚥下障害の可能性が高いと判定する．

(2) 改訂水飲みテスト（MWST：Modified Water Swallowing test）

水飲みテストは3〜100 mLの水を使った検査法で，誤嚥などの危険を伴うおそれが大きい

ため改訂された方法で，<u>3 mL の水</u>を使用して行う方法．

・目的：直接訓練が開始可能かを判定

・方法：3 mL の冷水を患者の舌下部に入れ，嚥下してもらい，嚥下後に「アー」と発声してもらいその状態を評価する．

> ［評価］
>
> 1. 嚥下なし，むせる and/or 呼吸切迫
> 2. 嚥下あり，呼吸切迫（不顕性誤嚥の疑い）
> 3. 嚥下あり，呼吸良好，むせる and/or 湿性嗄声
> 4. 嚥下あり，呼吸良好，むせない
> 5. 4 に加え，反復嚥下が 30 秒以内に 2 回可能
>
> <u>4 点以上は直接訓練開始可能</u>，4 点以上の場合は 2 回行い低いほうをその評価点とする．

(3) 段階的フードテスト（FT：Food test）

食形態の異なる食物を利用したスクリーニングテスト．

・目的：口腔内での<u>食塊形成</u>と<u>咽頭への送り込み</u>機能を評価

・方法：小スプーン 1 杯（約 4 g）のプリン，かゆ，液状食品を舌の上に乗せ，食べた後に口蓋や舌背を中心に口腔内の残留部位と残留量によって評価する．

・評価：改訂水飲みテストと同じ基準で判定．1 回目の評価が 4 点以上の場合は再度試行し，悪いほうを評価点とする．

(4) 頸部聴診

頸部（輪状軟骨の外側部分）に聴診器を当て，被験食品を嚥下させ，**呼吸音**や**嚥下音**と聴き取る．

湿性音，嗽音があるときは誤嚥の疑いがある．

(5) 咳テスト

咳嗽反射テスト

2) 精密検査

(1) 嚥下造影検査（VF：Videofluoroscopic examination of swallowing）

エックス線造影撮影装置を使用し，造影剤や造影剤入り食物を食べ，飲み込むところを撮影する．食物の誤嚥や咽頭残留の有無を評価し嚥下関連器官の運動が障害されているかを診断する．

(2) 嚥下内視鏡検査（VE：Videoendoscopic evaluation of swallowing）

鼻から，直径 3.5 mm 程度の**内視鏡**を挿入し，咽頭の様子を観察する検査．**誤嚥や咽頭残留の有無**を観察し，それらを防ぐ方法や，適応となる訓練方法を探していく．

Ⅱ 歯科治療の必要性

近年の歯科医療は，歯科診療所のみならず歯科訪問診療，急性期・回復期病院での歯科診療など多岐にわたる．したがって，従来のう蝕や歯周病の治療のみが歯科医療従事者に求められているわけではなく，対象者の全身疾患やライフステージに応じた歯科医療の提供が重要である．例として，がん患者に対する歯科医療においては，周術期では口腔に関連する合併症の予防，社会に復帰してからは再発や続発症の予防，再発してからは身体機能の低下に応じた口腔のケアを提案するなど，歯科医療従事者の役割が変化していく．歯科医療従事者の包括的，全人的な視点が必要である．

Ⅲ編 歯科診療補助論

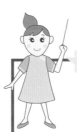

国試に出題されています！

問 口腔に関連した QOL の評価はどれか．1 つ選べ．（第 31 回/2022 年）

a FIM
b SGA
c MMSE
d GOHAI

答 d

Ⅰ　摂食嚥下障害

1. メカニズム（※一般的な嚥下5期モデルについて，p.242参照）

1) **先行期**：先行期では，食欲や認知機能などを含めた精神状態や上肢の運動機能なども影響する．

2) **準備期**：食塊の形成には舌や頬粘膜のみならず，唾液の分泌機能も重要となる．また，口唇の閉鎖などの協調運動も不可欠である．

3) **口腔期**：舌尖部を硬口蓋に押しつけ，口腔・鼻咽腔を閉鎖し，口腔内を陰圧にすることで口腔後方の咽頭へと食塊を送る．数秒での動作の中で多数の神経，筋が協調運動を行うため，呼吸機能をも含めたタイミングの調整が重要である．

4) **咽頭期**：咽頭，喉頭，食道入口部が関連する．声門閉鎖とともに嚥下性の無呼吸が起こる時期である．

5) **食道期**：食塊通過後は食道入口部が閉鎖し逆流を防止する．

2. 摂食嚥下障害の要因

摂食嚥下障害はさまざまな病態によって引き起こされる（**図10-9**）．嚥下障害は嚥下に関与する組織，器官に問題はないが動作が悪いことによって起きる**機能的障害**と構造そのものに異常がある**器質的障害**がある（**表10-5**）．

3. 間接訓練と直接訓練

摂食嚥下リハビリテーションの大まかな流れは，診察→スクリーニングテスト→口腔衛生状

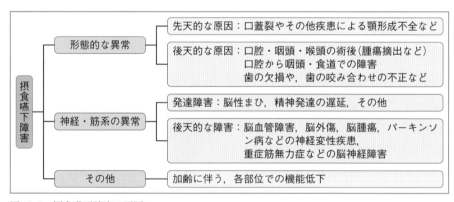

図10-9　摂食嚥下障害の原因

（公益社団法人長寿科学振興財団：健康長寿ネット）

表10-5　嚥下障害の病態

機能的原因	中枢神経	延髄嚥下中枢障害	球麻痺
		両側上位運動ニューロン障害	仮性球麻痺
	末梢神経		喉頭麻痺
	筋疾患		筋力低下
器質的障害	先天的構造異常：奇形　など		
	後天的構造異常：腫瘍，炎症，外部からの圧迫，外傷，術後		

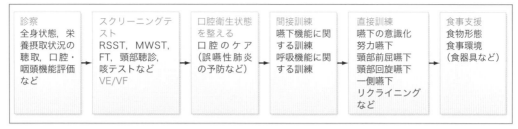

図10-10　摂食嚥下リハビリテーションの流れ[25]
臨床ではそのときの状況に応じて必要な段階の処置を選択して行う.

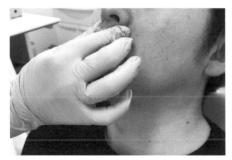

図10-11　マッサージの様子

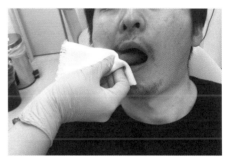

図10-12　舌のROM（可動域）訓練の様子

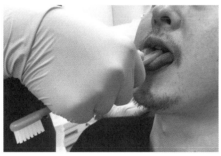

図10-13　歯ブラシの柄を使用した舌の筋機能
　　　　　訓練の様子

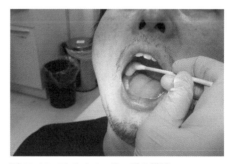

図10-14　アイスマッサージの様子

態を整える→間接訓練→直接訓練→食事支援と
なる（**図10-10**）.

1）嚥下機能に関する間接訓練

（1）マッサージ

　実際に触ってみて固い感触のある部分をほぐ
すようにマッサージする（**図10-11**）.

（2）ROM（可動域）訓練

　口唇，頰，舌や頸を含め，可動域を動かす動
きを繰り返す（**図10-12**）.

（3）筋機能訓練

　嚥下に関わる筋の筋力を鍛える訓練であり，
廃用性の筋力低下が生じている症例については

有効である（**図10-13**）.

（4）Shaker〈シャキア〉法

　頸部にある口頭挙上に関わる嚥下関連筋を刺
激するための筋機能訓練であり，水平位の状態
から頭部のみを挙上する.

（5）開口訓練

　最大開口させることで喉頭挙上に関わる筋を
鍛える方法.

（6）アイスマッサージ

　口腔・咽頭への刺激方法，食事前の準備運動
として行われる（**図10-14**）.

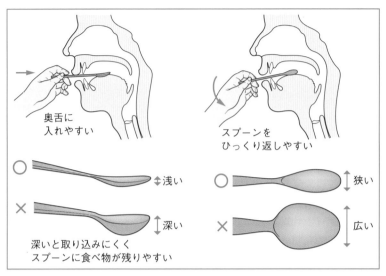

図 10-15　スプーンの選択

2）呼吸機能に関する間接訓練

（1）深呼吸（ブローイング訓練）

深呼吸はリラクセーションや胸郭可動域の維持，気道分泌物・誤嚥物の排出促進，咳嗽機能改善などの効果がある．

（2）胸郭可動域訓練

深呼吸の指示が通らない場合などに，上肢の挙上や体軸を捻転させることが胸郭可動域訓練となる．

（3）咳嗽訓練

実際に誤嚥したときに誤嚥物を排出するために重要である．

（4）発声訓練

声を出すことで，声帯の動きが刺激され，咳嗽機能の向上が図れる．

3）直接訓練

（1）Think swallow（嚥下の意識化）

食塊を嚥下する際に，「嚥下の動きを意識する」ように指示する．

（2）Effortful swallow（努力嚥下）

「舌に力を入れて，努力して嚥下してください」という指示で行う．

（3）頸部前屈嚥下

下を向くことで，咽頭収縮力の増加と喉頭蓋谷の開大などの効果が得られる．

（4）頸部回旋嚥下

回旋させた方向と反対の梨状窩を食物が通過しやすくなる．

（5）一側嚥下

健側を下にした側臥位をとり，重力を利用して健側に食物を通過させる．

（6）リクライニング

リクライニング位で嚥下をすると，咽頭収縮力が高まることや食物が食道へ流入しやすくなる効果が期待できる．

4．食事環境・食物形態

1）食事環境，食具の選択

食事の際は，テレビを消し，病室であればカーテンをひくなど静かな環境を整える．また，食物が認識しやすい食器の形態，色を選択し，食具も把持しやすく，一回量が少なめになるものを選択する（図 10-15）．

2）食物形態

水分に増粘剤を入れることで誤嚥しにくくなる．粘性は食物の種類によって異なるため，一定にすることが難しいが，粘性を高くしすぎると送り込みしにくくなる難点もある．おおよその見込みとして，スプーンですくって落としたときに軽く糸を引く程度が目安となる（図 10-16）．また，異なった形態の食物を同時に摂取す

るいことは避ける.

5. 摂食介助法

(1) スプーンでの介助方法

舌背の上にきちんと食物がおかれ，取り込み時に口が閉口していることが重要である（**図10-17**）.

(2) スプーンを持たせる方法

習熟している動作から入ることでスムーズに嚥下動作へと移行できる（**図10-18**）.

(3) ゼラチンゼリーのスライス法

スライスしたゼリーをそのまま飲み込むことで，口腔，咽頭残留を予防，解消できる.

6. 食事の観察（ミールラウンド）

嚥下障害のある患者の食事では常に誤嚥，窒息の危険性がある．患者や入所者が食事している様子を多職種で観察することを**ミールラウンド**という.

1) 経過観察

力強くむせている，誤嚥性肺炎の既往歴がない，体力や免疫機能も問題ない場合には誤嚥は経過観察のみでよい.

2) ドレナージ

肺内に入った誤嚥物を重力によって中枢気道へ誘導排出する．座位の場合，解剖学的形態から右肺底部に入ることが多いため，右肺を上にした体位をとると，効果的に排出できる可能性がある.

3) 窒息

チョークサインを見逃さず，背部叩打，ハイムリック法を試みると同時に，ドクターコール，119番通報が必要となる.

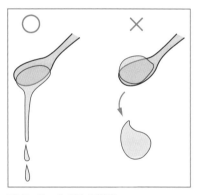

図10-16　とろみの目安

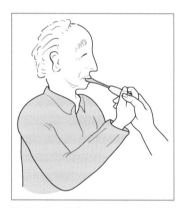

図10-18　スプーンを手に持たせる方法
本人にスプーンを持たせて一緒に手を持って食べさせる.

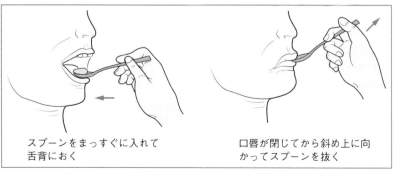

スプーンをまっすぐに入れて舌背におく

口唇が閉じてから斜め上に向かってスプーンを抜く

図10-17　スプーンでの介助方法

口腔アセスメント【OHAT】 ★赤枠で囲まれた項目にチェックがつく場合は歯科依頼を検討しましょう.								
スコア	①口唇	②舌	③歯肉・粘膜	④唾液	⑤残存歯	⑥義歯	⑦口腔清掃	⑧歯痛
0点健全	■正常 ■湿潤 ■ピンク	■正常 ■湿潤 ■ピンク	■正常 ■湿潤 ■ピンク	■湿潤 ■漿液性	■歯・歯根のう蝕または破折なし	■正常 ■義歯、人工歯の破折なし ■普通に装着できる状態	■口腔清掃状態良好 ■食渣、歯石、プラークなし	■疼痛を示す言動的、身体的な兆候なし
1点やや不良	■乾燥 ■ひび割れ ■口角の発赤	■不整 ■亀裂 ■発赤 ■舌苔付着	■乾燥, 光沢 ■粗造, 発赤 ■部分的(1〜6歯分)腫脹 ■義歯下の一部潰瘍	■乾燥 ■べたつく粘膜 ■少量の唾液 ■口渇感若干あり	■3本以下のう蝕、歯の破折、残根、咬耗	■1部位の義歯、人工歯の破折 ■毎日1〜2時間の装着のみ可能	■1-2部位に食渣、歯石、プラークあり ■若干口臭あり	■疼痛を示す言動的な兆候あり：顔を引きつらせる、口唇をかむ　食事をしない、攻撃的になる
2点病的	■腫脹や腫瘤 ■赤色斑, 白色斑, 潰瘍性出血 ■口角からの出血, 潰瘍	■赤色斑 ■白色斑 ■潰瘍 ■腫脹	■腫脹, 出血(7歯分以上) ■歯の動揺, 潰瘍 ■白色斑, 発赤, 圧痛	■赤く干からびた状態 ■唾液はほぼなし ■粘性の高い唾液 ■口渇感あり	■4本以上のう蝕、歯の破折、残根 ■非常に強い咬耗 ■義歯使用無しで3本以下の残存歯	■2部位以上の義歯、人工歯の破折 ■義歯紛失、義歯不適のため未装着 ■義歯接着剤が必要	■多くの部位に食渣、歯石、プラークあり ■強い口臭あり	■疼痛を示す身体的な兆候あり：頬・歯肉の腫脹、歯の破折、潰瘍、歯肉下膿瘍 ■言動的な兆候もあり
評価								

図 10-19　口腔アセスメント〈OHAT〉

(松尾浩一郎, 中川量晴. 口腔アセスメントシート Oral Health Assessment Tool 日本語版〈OHAT-J〉の作成と信頼性, 妥当性の検討. 障害者歯科. 37：1-7. 2016. 改変)

7. 口腔衛生管理

　口腔内の衛生環境を整えることはあらゆる疾患を抱えた患者にとって必要なことである. 一般的なスケーリング, 機械的歯面清掃が可能であれば実施する. また, 日常的な口腔清掃が難しい患者に対しては, 歯科衛生士が清掃の介助(口腔衛生管理)を実施する. 基本的なプラーク, 痰, 痂皮, 剝離上皮の除去を行うことは同じで, 基本的手技としては口腔内の観察→保湿→歯面清掃→清掃補助用具の使用→粘膜の清掃→(洗浄)→保湿である.

　口腔の観察, アセスメントには OHAT (Oral Health Assessment Tool) を用いることで評価の均一化ができ, 必要に応じた介入頻度を決定できる (**図 10-19**).

1) 口腔清掃自立度の確認

　基礎疾患や全身疾患の治療中の患者では口腔清掃ができない状況がある. その際には**改訂BDR 指標**にて把握することが重要である (**表10-6**). また, 本人, 家族, 介助スタッフへ自立度合いに合わせた口腔清掃の依頼と内容を考える.

2) 口腔周囲の感覚異常

　マッサージやストレッチなどで異常感覚の緩和, 除去 (**脱感作**) を行いながらアプローチをする方法がある.

3) 口腔疾患, 口腔粘膜への対応

　全身疾患のある患者や高齢者ではさまざまな要因で口腔疾患, 口腔粘膜疾患を発症していることがあるため見落とさないことと, 病変部に配慮した口腔衛生処置を実施する (**図 10-20**).

4) 口腔乾燥への対応

　高齢者では老化に伴う唾液分泌量の減少, 疾患の治療による薬剤や放射線治療に伴う唾液腺の障害により口腔乾燥が起こる. 原因がはっきりしている場合は原因の除去が推奨されるが, 多くの場合, 困難であるため, スプレータイプやジェルタイプの保湿剤を患者の状況に合わせて検討することが望ましい.

表 10-6　改訂 BDR 指標

	自立	一部介助	全介助
BDR指標	B　歯磨き（Brushing）		
	a　ほぼ自分で磨く 　　a1：移動して 　　a2：寝床で	b　部分的には自分で磨く 　　b1：座位を保つ 　　b2：座位を保てない	c　自分では磨けない 　　c1：座位，半座位をとる 　　c2：半座位もとれない
	D　義歯着脱（Denture Wearing）		
	a　自分で着脱する	b　着脱のどちらかができる	c　自分ではまったく着脱しない
	R　うがい（Mouth Rinsing）		
	a　ブクブクうがいをする	b　水を口に含む程度はする	c　水を口に含むこともできない
口腔と義歯の清掃自立状況	自発性		
	a　自分から進んで清掃する	b　いわれれば自分で清掃する	c　自発性はない
	習慣性		
	a　毎日清掃する 　　a1：1日2回以上 　　a2：1日1回程度	b　ときどき清掃する 　　b1：週1回以上 　　b2：週1回以下	c　ほとんど清掃していない
	有効性（部位到達・操作・時間）		
	a　清掃具を的確に操作し口腔内をほぼまんべんなく清掃できる	b　清掃部位への到達や刷掃動作など，一部の清掃行為で有効にできない傾向がある	c　清掃部位への到達や刷掃動作など，多くの清掃行為で有効にできていない

【有効性の判断基準】
主に以下の3点から観察
　①清掃具（毛先）の基本的な部位到達性：有歯顎部位について上下前後左右内外への到達，義歯は裏表と鉤歯部位への到達性で判断
　②基本的な操作性：全面での刷掃動作ができている，義歯では義歯洗浄剤の使用ができる
　③適正な持続時間：おおむね歯牙もしくは義歯を清掃するにたる時間，清掃行為を持続することができる（最低約1分程度）

（厚生労働省：口腔機能の向上マニュアル．2015）

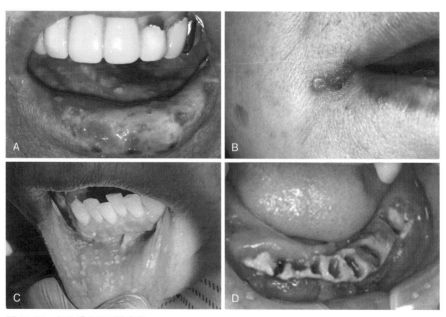

図 10-20　さまざまな口腔疾患
A：口腔粘膜炎，B：ヘルペス性口角炎，C：口腔カンジダ症，D：薬剤関連顎骨壊死

5) 剝離上皮への対応

特に経口摂取が困難となった患者においては，痰や痂皮性の付着物が口腔内に蓄積することが多い．無理に剝がすことで出血したり，疼痛を伴うことがあるため，保湿剤を使用したうえで，スポンジブラシなどで清掃するとよい．

6) 易出血性の場合

全身状態が悪い患者やがん治療後の患者，終末期の患者では口腔粘膜が極度に傷つきやすく，簡単に出血することがある．保湿を励行し，刺激の少ない方法でのケアが求められる．

7) 口臭への対応

高齢者や全身状態の悪化した患者では生理的口臭の増悪（口腔乾燥，清掃不良，口呼吸），全身状態からくる口臭（肝硬変，糖尿病など），壊死した組織や感染巣からの口臭，口腔がん，他臓器がんの口腔内転移などによる口臭が問題となる．

8) オーラルジスキネジアへの対応

原因不明の場合や向精神薬などによって出現する反復性や常動性の不随意的な口腔の運動のことを**オーラルジスキネジア**といい，口腔衛生処置を困難にすることがある．タイミングをはかって，安全に留意したうえでの介入が必要となる．

9) 開口障害への対応

神経性の開口障害や頭頸部悪性腫瘍治療後の瘢痕による開口障害には，筋緊張をほぐす**Kポイント**へのマッサージや**バイトブロック**を活用した介入が必要である．また，清掃用具は小さめのものを活用することで器具が到達しやすくなる．

10) 拒否のある患者への対応

認知症，精神疾患などが原因で口腔衛生処置に協力が得られないことがある．協力の得られやすい時間帯，環境を模索するとともに，患者との**ラポールの形成**にも注力する必要がある．

Ⅱ　発音・構音機能訓練

言語機能の障害は，主に脳の言語野の問題から生じる失語症や吃音症などが含まれる．一方，音声（発声・発語）機能の障害は，主に音声器官の問題から生じ，**構音（発音）障害**，痙攣性の発声障害などが含まれる．

構音機能の発達は成長に伴い変化するため，3歳頃まで経過観察を行い，「問題が長期化する」，「顕著になる」などの場合，構音訓練を行う．

状態に応じて歯科的対応を検討し，**言語聴覚士**と連携をとりながら，吸指癖・舌突出癖などの習癖除去の方法などを指導する．

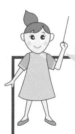

SECTION 4　対象別の指導法

Ⅰ　ライフステージに対応した指導

1. 乳幼児期

　口腔機能の基礎をつくる時期．食べる機能，表情の表出などの口腔領域の発達状況に気づきを与えながら親子の健やかな関係づくりを支援する．

1）哺乳期

　乳児の口腔形態が哺乳に適応していること，形態の変化が機能の発達に関与しており，哺乳行動から離乳への準備段階を理解してもらう．

- ①乳児の口腔形態と哺乳：新生児の口腔内は哺乳に適した形態をしている（吸啜窩，顎間空隙，ビシャの脂肪床）．
- ②原始反射による哺乳行動（探索反射，吸啜反射，咬反射，口唇反射）がある．
- ③2カ月頃から指しゃぶり，口あそびは哺乳反射の減退や口から食べる機能につながる重要な行動．
- ④5～6カ月頃に原始反射が消失，前歯の萌出，口腔の広がりにより離乳の開始となる．

2）離乳期

　乳幼児の歯の萌出，口の動き，手指機能の発達などと離乳食の進め方が関連していることに気づいてもらう．離乳食を食べさせるのではなく，食べる機能を引き出すように支援する．

（1）5～6カ月：「捕食機能の発達」

- ・食物の取り込み（下唇を内転させて取り込む）．その後，口を閉じることで口蓋に押しつけて嚥下する．
- ・食形態は滑らかにすりつぶしたもの（どろどろ状）．
- ・スプーンからの取り込み（捕食）．口の中に入れ込むのではなく，下唇に置いて取り込み（捕食）の動きを引き出す．舌の前後運動がみられる．

（2）7～8カ月：「押しつぶし機能」

- ・口に取り入れられた食物を上顎前口蓋に押しつぶし，唾液と混ぜて食べる．
- ・口角が左右に引かれ舌尖で口蓋前方部に押しつける．舌の上下運動がみられる．
- ・食物形態は舌でつぶせる硬さ（ペースト状）．
- ・多くの味や舌触りに慣れていくよう食品の数を増やす．

（3）9～11カ月：「すりつぶし機能」

- ・舌でつぶせないものは左右の臼歯の歯肉に運ぶ．舌の左右運動がみられる．
- ・口角を右左と分けて引き，上下を合わせて食物をつぶす動作がみられる．
- ・下顎の側方運動がみられる．
- ・すりつぶしと唾液に混ぜて食塊をつくり飲み込む．
- ・歯ぐきでつぶせる硬さ（指で押してつぶせる硬さ）の食品．
- ・コップで液体が飲めるようになる（上唇に水が触れると，ぶくぶくから啜れるようになる．スプーンやレンゲで始める）．
- ・食事のリズムをつくり出す．楽しい食卓の雰囲気づくりが大切．

3）幼児前期（12カ月～3歳：「歯食べ期」）

食事の自立への支援をする．空腹をつくり出し，食欲をつくり出す．自己主張の表出も強くなる．生活リズムと間食のとり方に注意し，食べる環境をつくることを支援する．

- ・手づかみ食べにより手と口の協調を学習する．
- ・前歯の萌出に伴い一口量をかみ切る．自分の一口量をつかんでいく．スプーンやフォークの使用開始．
- ・乳臼歯の萌出は1歳6カ月頃より始まる．臼歯でかみつぶすことは困難．軟飯・軟菜（煮た野菜），肉はひき肉などにする．乳臼

歯の萌出状況をみて食事形態を変える．かみこなせないものは丸呑みになる．

・**食事姿勢**：足はしっかり床につける．肘関節がテーブルにつく高さ．

・3歳で乳歯列が生えそろう．さまざまな食品が食べられるようになり，食形態に合った咀嚼機能が発達する．

4）幼児後期（3〜5歳）

乳歯列完成後は，さまざまな食品を食べ体験を増やす．また，他人と食卓を囲み協調し食事のマナーを身につける．しっかりかんで食べる習慣を身につける．この時期「食べない」「かめない」「飲み込まない」問題が多い．口腔の問題を含め，姿勢，生活習慣，習癖など，全体からアプローチする．

・箸を使用できる．

・食材に応じたかみ方，食べ方ができる．

・おいしさを味わえる．

・家族や周りの人々との交流の場としての食事であること．

・十分な咀嚼により歯列の成長がみられる（発育空隙，咬耗）．

【指導のポイント】

保護者への指導が中心となるため，保護者と小児の関係など**家庭環境**を含めた広い視点で小児を捉え，口腔健康管理で必要な項目の優先順位をあげて指導する必要がある．特に**口腔機能発達不全症**に対する指導の場合は，患児の年齢や発達を考慮し，保護者にも理解できるわかりやすい説明が不可欠となる．

2．学齢期

乳歯列から永久歯への交換期にあたり，歯・口腔の成長・変化が著しい時期．乳幼児期に獲得した口腔機能を生涯にわたり使い続けることができるよう支援する．

1）低学年（小学校1・2年）

・6歳臼歯の萌出への気づきとその重要性を知る．

・6歳臼歯のセルフケアの方法を身につける．

・前歯部の交換期で発音・咀嚼の困難さが生じる．舌癖などの口腔習癖の予防に気づかせる．

・交換期は一時的な咀嚼の障害が起こりやすいためゆっくり食べる．

・食べ方を学ぶ．

・よくかむ習慣をつける．

2）中学年（小学校3・4年）

・前歯部がかみ合ってくる．前歯での捕食を十分活用する．

・口呼吸，下位舌，逆嚥下の習慣などの改善をはかる（**MFT**〈口腔筋機能療法〉：歯列を取り巻く口腔周囲筋の機能を改善する訓練法のこと）．

・側方歯群の交換による咀嚼力の低下のため，食事時間，水分での流し込み，好き嫌い，丸呑みなどの食習慣の悪化を防ぐ．

・食べにくい口腔環境に対し食べる意欲を減退させないよう配慮する．

・ゆっくり食べる．

・よくかんで食べる．

・みんなで食べる．

3）高学年（小学校5・6年）

・第二次性徴が始まる．ホルモンの影響で歯肉炎が発症しやすい．

・口腔内の観察と，歯肉の状態に気づかせ，セルフコントロールの方法を身につける．

【指導のポイント】

ある程度の疾患の成因が理解できるようになるため，この時期は結果が数値として現れやすい検査項目を選択するなどの工夫が効果的である．

3．思春期

永久歯列が完成する．十分な機能は備えているが，精神的な不安定さもあり，食習慣に影響が出やすい．心身のバランスに留意した対応を行う．

・思春期性歯肉炎の発症．歯肉の状態の変化に気づき，予防のためのセルフケアを実践する．

・部活や塾など，1人での食事や簡易な食事による栄養バランスの悪化に気づく．

・スポーツによる事故への予防対策を行う．

・思春期のやせ願望と骨粗鬆症との関係の知識をもつ．

・定期的な歯科受診の必要性を理解する．

【指導のポイント】

心身ともにほぼ成人となり，自立的な生活リズムが確立されるが，審美的な問題に対して過剰に周囲を意識する多感な時期である．心理面に配慮しながら，自分の歯・口をセルフチェックし，自己管理するとともに，かかりつけ歯科医による定期的な歯科受診に結びつくように支援する必要がある．

4. 成人期

成人期の生活習慣や食行動はその後の高齢期における健康に大きな影響がある．50歳代からの歯の脱落の主な原因である歯周病の予防には，早い段階からの予防処置が重要である．

1) 若年層

・朝食抜きやダイエットなど十分な栄養が取れていないことが多い．食事の重要性を気づかせる．
・歯周病の予防や口腔の健康のため定期的なプロフェッショナルケアを受ける．
・歯周病の予防を中心としたセルフケアの方法を身につける（ブラッシング方法，補助用具の使用）．
・第三大臼歯萌出の際の炎症の原因や抜歯，ケアの方法などの知識をもつ．
・全身疾患と口腔疾患や口腔細菌の関係を知る．

2) 中高年層

・肥満と健康障害のリスクを知る．
・咀嚼の重要性を気づかせる．よくかんで食べる習慣を身につける．
・歯周病の進行による歯の喪失，機能の喪失を予防する．
・修復物周辺や歯頸部，根面う蝕の発生・進行による歯の喪失を予防する．
・定期的な歯科受診と歯周病予防のためのプロフェッショナルケアを受ける．

【指導のポイント】

疾患の成り立ちについてはほとんど理解できることが多い反面，歯科疾患になりやすい習慣や習癖が固定されており，1度の指導では変化が見込めないことがある．単に歯磨きの方法を指導するのではなく歯科衛生過程の観点から指導方法を検討し，環境や社会的，精神的要因など幅広い観点からアプローチをすることが効果的である．自己効力感（**セルフエフィカシー**）や責任や意識の所在（**ローカスオブコントロール**）などの評価を取り入れ，新たな介入の糸口や行動変容を探ることが必要となる．

5. 高齢期

・定期的な受診による口腔の健康維持をはかる．
・口腔機能の変化に気づく（硬いものや繊維のあるものがかめなくなった．水やお茶でむせる，体重が減った等）．また，その訴えに気づく（**フレイル**の予防）．
・口腔機能の評価と機能向上の方法を支援する．
・肺炎などの感染症予防のためにも口腔内を清潔にしておくことが重要であることを理解する．
・口腔清掃の方法や手段について支援を行う．
・機能低下に際しての食事形態，食事介助などの支援を行う．

(1) **フレイル**：加齢に伴い，心身の機能が徐々に低下し虚弱に傾き，要介護状態に陥ることを，フレイル「虚弱（frailty）」とした（日本老年医学会，2014）．

フレイルは，①健康な状態と要介護状態の中間時点である，②適切な介入により機能を取り戻す時期である，③骨格筋を中心とした身体的フレイル，精神/認知の虚弱，社会的な虚弱が複雑に絡み合って負の連鎖を起こす．

(2) **オーラルフレイル**：加齢に伴う口腔機能一連の低下をオーラルフレイルという（**図10-21**）．オーラルフレイルや**口腔機能低下症**（p.249参照）を早期に発見し，対応することが必要である．

【指導のポイント】

高齢者では全身疾患や老化によって，治療すべき歯科疾患があったとしても優先順位が高くない場合があるため，広い視野で問題点を把握し，環境調整やハードルを下げることで達成可能な目標を患者やその家族，周囲のスタッフと

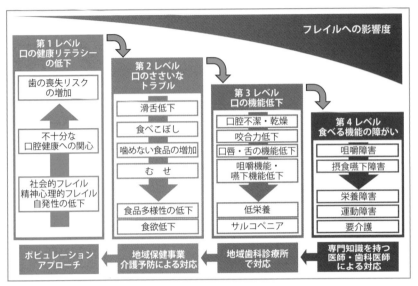

図 10-21　オーラルフレイル概念図 2019 年版
（公益財団法人日本歯科医師会：歯科診療所におけるオーラルフレイル対応マニュアル2019年度版.
オーラルフレイルとは. 2019. https://www.jda.or.jp/dentist/oral_flail/pdf/manual_all.pdf）

一緒に見つけることが歯科衛生士としての重要
な役割となる.

Ⅱ　障害児者への指導

　障害の程度によって困難な動作が多岐にわた
るため，「何ができないか」，ではなく「何がで
きるのか」に焦点を当てた指導が望まれる．特
に薬物を用いない**行動管理方法**が重要である.
具体的な行動療法としては，**刺激統制法，TSD
法**などの脱感作，好ましい行動をほめる**オペラ
ント条件付け，モデリング法**などの適応行動が
とれるように導く．また，障害児者と保護者と
の関係性にも注意を払い，家庭環境等にも配慮
した指導が望ましい.

1. 発達期の問題

・発達期の摂食嚥下障害では，先天的な原因
　疾患によるものが多く，正常な発達が遅れ
　たり，停止状態になったりしている．この
　ため小児期では，健常児が摂食嚥下機能を
　獲得していく過程をたどらせていくような
　発達療法的アプローチが必要.
・障害児には多く「かまない」「丸呑みする」

「舌が出る」「むせる」「チューブが外れな
い」「口から食べない」などの訴えがある.
どこのステージの問題か評価を行う.
・原因としては，感覚過敏，鈍麻，心理的拒
　否，長期間のチューブ栄養，薬剤，食事介
　助方法（姿勢），食物形態の不適などの問題
　を抱えている.
・自分で食べることを目標に支援していく.

2. 間接訓練のポイント

(1) 姿勢のコントロール
　座位保持椅子など安定した姿勢を保つ.
(2) 感覚調整障害への対応
　感覚が過敏な場合と低反応の場合がある．触
覚過敏は，脳性麻痺，知的障害，発達障害児に
みられる．触覚の刺激は動かさない圧迫が有効
（**脱感作**）．遊びの中で自ら触れて慣れ，受容し
ていく.
(3) 鼻呼吸の訓練
(4) 嚥下の促通
　歯肉マッサージ（ガムラビング），味覚刺激
(5) 筋および軟部組織のストレッチ
(6) 自動運動に可動域拡大と機能の改善
　遊びの中で表情筋や口唇閉鎖，鼻咽腔閉鎖，

呼吸の訓練などを実施

3．直接訓練のポイント

哺乳（乳児嚥下）や経管栄養から固形食摂取への移行は，嚥下訓練など呼吸をはじめとする全身状態をアセスメントしてから行う．また，嚥下反射が起こらない，反射の遅延，呼吸の協調不全がある場合は直接訓練の対象ではない．

安全な嚥下には，頭頸部が安定していることや姿勢のコントロールが重要である．

1）捕食の練習
- 頭部の安定姿勢，前方からの介助が基本．舌機能の発達レベルに応じてリクライニング位をとる．
- 本人の好みの食物を使用する．下唇に乗せ，口唇閉鎖により取り込む（顎・口唇閉鎖の介助）．
- スプーンは小型で浅いものを使用する．食物形態はペースト状が適切である．

2）押しつぶしの練習
- 下顎を安定させる．足底を床につける．肘をテーブルに置く．
- 舌でつぶせる硬さ，口唇で捕食し舌尖にあることを確認する．

3）咀嚼の練習
- 姿勢は**垂直座位**．
- 食物形態はかみやすくまとまりのあるもの．
- 前歯での咬断の練習，咀嚼・食塊形成の練習（口唇閉鎖の介助），食塊移送の練習（一口量や姿勢の介助）．

4）自食の練習
- 手づかみ食べ，食具食べの練習：スプーンの柄の太さの調整．
- 水分摂取の練習：上唇に水分が触れることがポイント（スプーンから始めてコップで摂取する練習）．

4．リスク管理

(1) **誤嚥のリスク管理**：背部叩打法，吸引の装置．
(2) **呼吸のリスク管理**：閉塞性換気障害，拘束性換気障害が起こりやすい．下顎や頸部の姿勢管理による気道確保．姿勢，薬物療法による緊張の緩和，胸部の関節可動域訓練など．
(3) **栄養のリスク管理**：経管栄養の栄養バランスの崩れからの出血や感染の注意．
(4) **口腔衛生管理の重要性**：ブラッシングやその他の口腔の管理は口腔疾患の予防，全身の感染症予防としての重要性とともに，他者とのコミュニケーション，口腔の緊張緩和，感覚の明瞭化など口腔機能の訓練としても重要．

Ⅲ　配慮を要する者への指導

1．全身疾患を有する者

全身疾患と口腔の関連性は多岐にわたる．なかでも，頭頸部領域・呼吸器領域・消化器領域等の悪性腫瘍，心臓血管疾患などの手術，がん等に係る放射線治療，化学療法もしくは緩和ケアを要する患者は周術期等口腔機能管理の適応とされる．

そのほか，**シェーグレン症候群，糖尿病，敗血症，骨吸収抑制薬服用患者，感染性心内膜炎，動脈硬化，糖尿病**なども口腔との関連性が高い疾患であり，歯科治療・口腔健康管理の際には特に配慮が必要である．主な疾患に対する指導のポイントを**表 10-7** に示す．

2．緩和ケア，ターミナルケア

緩和ケアとターミナルケアは混同されやすい用語ではあるが，定義が異なる．主に**ターミナルケア**が「死に方」に焦点を当てているのに対し，**緩和ケア**は「生き方」に焦点をあてている．WHO（世界保健機関）による緩和ケアの定義は，「生命を肯定し，死にゆくことを自然な過程と捉える」である一方で，日本医師会はターミナル期を「治療方針を決める際に，患者はそう遠くない時期に死に至るであろうことに配慮する」と定義していることからもわかる．

1）WHO（世界保健機関）の緩和ケアの考え方
近年の緩和ケアの考え方は，がんと診断されたときから緩和ケアが始まるとされており，がん治療早期から患者の困り事にアプローチするようになった（**図 10-22**）．

2）緩和ケアの介入範囲
緩和ケアが対象とする介入の範囲は広く，健

表 10-7　主な全身疾患を有する者への指導のポイント

疾患名	症状・特徴	指導のポイント
1) 虚血性心疾患		
（1）狭心症	胸痛，胸部違和感，息切れ，呼吸困難の訴え	・口腔衛生管理は，全身状態の安定した時期（足踏みや室内歩行が可能）より開始，口腔清掃のセルフケアの指導を行う．
（2）心筋梗塞	胸痛，胸内圧迫感，顔面蒼白，悪心，嘔吐	・手術直後は，呼吸状態を確認しながら，水分を誤嚥させないよう口腔衛生管理を実施．抗血栓薬の投与がある場合は，出血しやすいため，処置時には注意する．
2) 脳血管疾患	・急性期は ICU（集中治療室）や SCU（脳卒中治療室）での治療→薬剤の静脈内投与や投薬管理 ・呼吸障害のある場合→気道確保や人工呼吸管理	・服薬の情報，後遺症（意識障害，運動機能，摂食嚥下機能）の確認． ・意識障害の評価（JCS）を理解しておく（p.236，**表 9-2** 参照）． ・人工呼吸器関連肺炎（VAP）に注意が必要． ・口腔衛生管理の体位（側臥位，セミファーラー位，仰臥位）および頭部の傾斜に注意． ・口腔機能低下や嚥下障害がある場合は急性期から口腔機能管理を行う． ・軽度な障害では，歯ブラシの握り方の工夫や義歯の着脱法などセルフケアのアドバイスを行う．
3) 化学・放射線療法を受けている患者	・口腔粘膜炎や疼痛・唾液腺障害による口腔乾燥・味覚障害	・ナディア期（化学療法中の血球数が 1 番少ない状態）には積極的な歯科治療を避ける．
	・放射線療法では，口腔粘膜に偽膜様潰瘍，易出血状態，開口障害，骨壊死など	・適切な口腔衛生管理により，感染を防ぎ，疼痛コントロールを行う． ・唾液腺のマッサージ，含嗽剤の使用，口腔粘膜の保湿など． ・メンタルヘルスケア
4) 高血圧症	・降圧薬のカルシウム拮抗薬（ニフェジピンや塩酸ニカルジピン）による歯肉増殖	・定期的な観察と適切な口腔衛生管理
5) 糖尿病	・多飲，口渇 ・5〜10 年で腎機能が悪化 ・抵抗力低下による口内炎，口角炎，歯周病の進行・重度化	・血糖のコントロールが重要（HbA1c 7%未満を目標） ・定期的な口腔衛生管理→炎症のコントロール

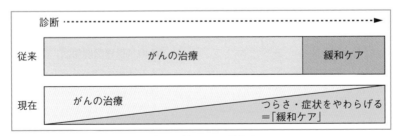

図 10-22　WHO（世界保健機関）の緩和ケアの考え方

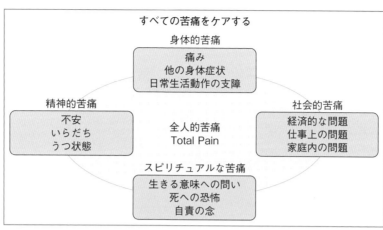

図 10-23 緩和ケアが対象とする範囲
(Saunders, C. M., ED. The management of terminal illness, 2nd ed. London, Edward Arnold, 1985.)

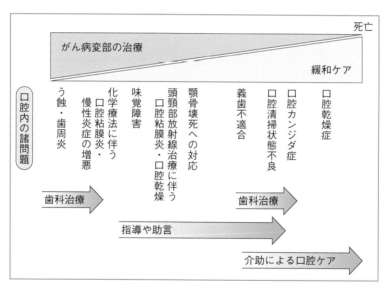

図 10-24 病態進行に応じて必要とされる歯科医療の変遷
（上野尚雄ほか：がん患者の口腔マネージメントテキスト. 文光堂, 東京, 2016.）

康に関連した QOL（生活の質）に関与するすべてに介入するといっても過言ではない（図 10-23）.

3) 口腔健康管理の介入内容の変化

緩和ケア，いわゆる終末期において，患者は死が近づくにつれて日常の生活動作（ADL）が悪化していき，それまでできていたことができなくなる．それにつれて歯科医療従事者の関わり合い，介入対象も経時的に変化していく（図

10-24）.

4) 死亡までに残存する機能

口腔の機能は他の身体機能と比較して，死亡するまで維持されることが多いとされており，最期まで話す，口から水分をとることができる，といった人間の尊厳に関わる口腔の機能を維持することが歯科医療従事者の役目になる.

5) 緩和ケアにおける口腔のトラブル

緩和ケアを必要とする患者は極度に全身状態

が悪化していることが多く，口腔乾燥，口腔カンジダ症，口臭，黒毛舌，口腔内出血，知覚過敏，咳，嚥下障害，口腔粘膜炎などがみられる．緩和ケアを行う場合は，特に1人の人間の存在を尊いものとして尊重し，すべてを介助するのではなく，残存している機能を活かした口腔清掃方法を提案することも重要である．ときにそれは，患者家族への指導であってもよく，患者家族にとっては**グリーフケア** * になる場合もある．そのためには患者の**ナラティブ** * な情報と終末期を迎えるまでのエピソードを考慮した口腔健康管理が望まれる．

＊グリーフケア：さまざまな「喪失」を体験し，グリーフ（深い悲しみ）を抱えた人に寄り添い，支援すること．

＊ナラティブ：患者の経験や出来事の語りや物語のこと．

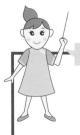

国試に出題されています！

問　8歳の男児．口唇の乾燥を主訴として来院した．日頃から口を開いたままでいることが多いが鼻咽腔疾患は認められず，嚥下機能に問題はないという．初診時の側貌写真を示す．

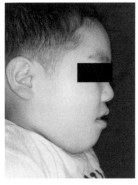

歯科保健指導の内容はどれか．2つ選べ．（第30回/2021年）

a　姿勢の調整
b　軟食の推奨
c　口輪筋の訓練
d　鼻呼吸の促進

答　c, d

■参考文献

1) 全国歯科衛生士教育協議会監修：最新歯科衛生士教本　歯・口腔の健康と予防に関わる人間と社会の仕組み1　保健生態学　第3版．医歯薬出版，東京，2019．
2) 歯科衛生士国家試験対策検討会編：ポイントチェック歯科衛生士国家試験対策⑤歯科予防処置論/歯科保健指導論/歯科診療補助論　第5版．医歯薬出版，東京，2018．
3) 全国歯科衛生士教育協議会監修：最新歯科衛生士教本　歯周病学　第2版．医歯薬出版，東京，1999．
4) 全国歯科衛生士教育協議会監修：最新歯科衛生士教本　歯科予防処置論・歯科保健指導論　第2版．医歯薬出版，東京，2020．
5) 榊原由紀田郎ほか著：新歯科衛生士教本　歯科予防処置　第2版．医歯薬出版，東京，1999．
6) E. M. ウィルキンス著/遠藤圭子ほか監訳：ウィルキンス歯科衛生士の臨床　原著第11版．医歯薬出版，東京，2015．
7) 中垣晴男，加藤一夫，石飛國子，高阪利美編：歯科衛生士のための齲蝕予防処置法　第2版．医歯薬出版，東京，2017．
8) 「歯科口腔保健の推進に資するう蝕予防のための手法に関する研究」班編：フッ化物洗口マニュアル（2022年版）．厚生労働省．2022．
9) フッ化物応用研究会編：う蝕予防の実際　フッ化物局所応用マニュアル．社会保険研究所，東京，2017．
10) 全国歯科衛生士教育協議会監修：最新歯科衛生士教本　歯科衛生学総論．医歯薬出版，東京，2012．
11) 中島　丘，長坂　浩，松田裕子：みがこう！コミュニケーション・センス　歯科医院での医療安全のために．医歯薬出版，東京，2017．
12) 水木さとみ著：歯科医院経営実践マニュアルvol.16心理セラピストが贈る魔法のコミュニケーション．クインテッセンス出版，東京，2008．
13) 全国歯科衛生士教育協議会監修：最新歯科衛生士教本　心理学．医歯薬出版，2007．
14) 高江洲義炬編：保健医療におけるコミュニケーション・行動科学．医歯薬出版，東京，2011．
15) 日本歯磨工業会編：歯磨剤の科学　第6版．日本歯磨工業会，東京，2013．
16) 荒川浩久ほか編：スタンダード口腔保健学　第4版．学建書院，東京，2014．
17) 全国歯科衛生士教育協議会監修：最新歯科衛生士教本　口腔保健管理．医歯薬出版，東京，2003．
18) 前田隆秀編：小児歯科マニュアル．南山堂，東京，2005．
19) 高野　陽ほか編：改訂8版母子保健マニュアル．南山堂，東京，2008．
20) 上田礼子著：子どもの発達のみかたと支援．中外医学社，東京，2001．
21) 舘村　卓：臨床の口腔生理学に基づく摂食・嚥下のキュアとケア．医歯薬出版，東京，1994．
22) 坂本元子編著：栄養指導・栄養教育．第一出版，東京，2006．
23) 田角　勝，向井美惠編著：小児の摂食嚥下リハビリテーション　第2版．医歯薬出版，東京，2014．
24) 中垣晴男ほか著：臨床家のための口腔衛生学　第4版．永末書店，京都，2009．
25) 全国歯科衛生士教育協議会監修：最新歯科衛生士教本　高齢者歯科　第2版．医歯薬出版，東京，2013．
26) 前田実男：歯科訪問診療・はじめの一歩から〈保険点数2014年改定対応〉．日本歯科新聞社，東京，2014．
27) 全国歯科衛生士教育協議会監修：最新歯科衛生士教本　歯科診療補助論　第2版．医歯薬出版，東京，2017．
28) ICHG研究会ほか編：新・歯科医療における感染予防対策と滅菌・消毒・洗浄．医歯薬出版，東京，2015．
29) 日本歯科医学会監修：エビデンスに基づく一般歯科診療における院内感染対策マニュアル改訂版．永末書店，東京，2015．
30) 尾﨑哲則，白土清司，藤井一維編：歯科衛生士のための歯科医療安全管理．医歯薬出版，東京，2014．
31) 全国歯科衛生士教育協議会監修：最新歯科衛生士教本　歯科材料．医歯薬出版，東京，2017．
32) 石川達也ほか編：新歯科衛生士教本　歯科診療補助　歯科材料の知識と取り扱い．医歯薬出版，東京，1994．
33) 全国歯科衛生士教育協議会監修：最新歯科衛生士教本　歯の硬組織・歯髄疾患　保存修復・歯内療法．医歯薬出版，東京，2010．
34) 全国歯科衛生士教育協議会監修：最新歯科衛生士教本　歯科機器．医歯薬出版，東京，2017．
35) 長尾正憲ほか編：新歯科衛生士教本　歯科補綴学．医歯薬出版，東京，1993．
36) 全国歯科衛生士教育協議会監修：最新歯科衛生士教本　咀嚼障害・咬合異常1　歯科補綴．医歯薬出版，東京，2009．
37) 全国歯科衛生士教育協議会監修：最新歯科衛生士教本　咀嚼障害・咬合異常2　歯科補綴　第2版．医歯

薬出版，東京，2020.

38）細井紀雄ほか編：コンプリートデンチャーテクニック　第6版．医歯薬出版，東京，2011.

39）全国歯科衛生士教育協議会監修：最新歯科衛生士教本　顎・口腔粘膜疾患　口腔外科・歯科麻酔．医歯薬出版，東京，2011.

40）全国歯科衛生士教育協議会監修：最新歯科衛生士教本　咀嚼障害・咬合異常2　歯科矯正．医歯薬出版，東京，2011.

41）全国歯科衛生士教育協議会監修：最新歯科衛生士教本　小児歯科　第2版．医歯薬出版，東京，2021.

42）新谷誠康ほか：小児歯科学ベーシックテキスト第2版．永末書店，京都，2019.

43）木村光孝ほか：最新歯科衛生士マニュアル新編小児歯科学　第2版．クインテッセンス出版，東京，2009.

44）千野正一ほか：脳卒中患者の機能評価SIASとFIMの実際．シュプリンガー・フェアラー，東京，1997.

45）加藤伸司，下垣　光，長谷川和夫ほか：改訂長谷川式簡易知能評価スケール（HDS-R）の作成．老年精神医学雑誌，2：1339-1347，1991.

46）森　悦朗，三谷洋子，山鳥　重：神経疾患患者における日本版 Mini-Mental State：a practical method for grading the cognitive state of parents for the clinician，J Psychiatr Res 12：189-198，1975.

47）日本障害者歯科学会編：スペシャルニーズデンティストリー　障害者歯科　第2版．医歯薬出版，東京，2017.

48）全国歯科衛生士教育協議会監修：最新歯科衛生士教本　歯科放射線．医歯薬出版，東京，2009.

49）和気裕之，依田哲也監修・編集委員/岡本俊宏ほか編集委員：有病者歯科治療ハンドブック　医科×歯科．デンタルダイヤモンド社，東京，2020.

50）東理十三雄編：臨床歯科全身管理ハンドブック．南江堂，東京，1991.

51）全国歯科衛生士教育協議会監修：歯科衛生学シリーズ　口腔の構造と機能　口腔解剖学・口腔組織発生学・口腔生理学．医歯薬出版，東京，2022.

52）日本摂食嚥下リハビリテーション学会ほか編：日本摂食嚥下リハビリテーション学会eラーニング対応第4分野　摂食嚥下リハビリテーションの介入　Ver.2　Ⅱ直接訓練・食事介助・外科治療．医歯薬出版，東京，2015.

53）末髙武彦編著：デンタルスタッフの衛生学・公衆衛生学．医歯薬出版，東京，2016.

54）公益社団法人日本歯科衛生士会監修：植田耕一郎ほか編著：歯科衛生士のための摂食嚥下リハビリテーション　第2版．医歯薬出版，東京，2019.

55）日本摂食嚥下リハビリテーション学会医療検討委員会：訓練法のまとめ（2014年版）．日摂食嚥下リハ会誌，18（1）：55-89，2014.

歯科衛生士国家試験ポイントチェック⑤
歯科予防処置論／歯科保健指導論／歯科診療補助論
令和4年版出題基準準拠

ISBN 978-4-263-42308-0

2023年3月20日　第1版第1刷発行
2024年1月20日　第1版第2刷発行

編　集　歯科衛生士国家試験
　　　　対　策　検　討　会

発行者　白　石　泰　夫

発行所　医歯薬出版株式会社

〒113-8612 東京都文京区本駒込1-7-10
TEL. (03)5395—7638(編集)・7630(販売)
FAX. (03)5395—7639(編集)・7633(販売)
https://www.ishiyaku.co.jp/
郵便振替番号 00190-5-13816

乱丁，落丁の際はお取り替えいたします　　　印刷・三報社印刷／製本・皆川製本所
Ⓒ Ishiyaku Publishers, Inc., 2023. Printed in Japan

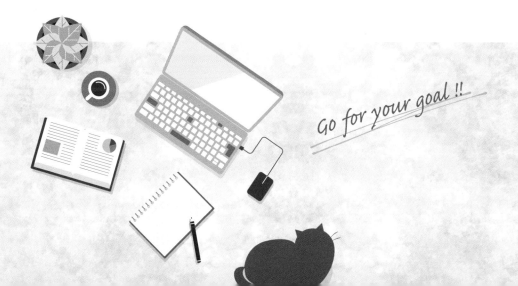

Go for your goal !!